Sabrina Thaden
Neues Leben, neues Ich

Bibliografische Information der Deutschen Nationalbibliothek
Die Deutsche Nationalbibliothek verzeichnet diese Publikation in der Deutschen Nationalbibliografie; detaillierte bibliografische Daten sind im Internet über http://dnb.d-nb.de abrufbar.

2. Auflage

Königsberger Str. 16, 55218 Ingelheim am Rhein

Lektorat: Marie Schumacher
Korrektorat: Milena Fuchs
Umschlaggestaltung: Nadine Nagel
Autorenfoto: useone International
Grafiken: Daria Piskun
Satz und Layout: Davina Maichel

ISBN: 978-3-98641-181-7

www.telemach-verlag.de

Sabrina Thaden

Neues Leben, neues Ich

Der Schlüssel zum Erfolg für Adipositas-Betroffene

Telemach-Verlag

Inhalt

Vorwort von Tetje Mierendorf

Mit Motivation und Selbstverantwortung zum persönlichen Wunschgewicht

Sie haben eine Lebenserwartung von zwei Jahren!«
Bäm! Auch wenn es nur ein Lebenserwartungstest aus dem Internet war, über den ich zufällig in den sozialen Medien gestolpert war, hatte er eine gewisse Aussagekraft. Immerhin wurde dieser Test von einer Universität herausgegeben und basierte auf statistischen Daten und Studien; zudem musste ich sehr viele Fragen zu Lebensstil, Ernährung, Sport und Bewegung, Vorerkrankungen bei mir und in der Familie, privaten Verhältnissen und beruflicher Situation sowie zur eigenen Zufriedenheit beantworten.

Da stand also die Zahl: 44. Zu diesem Zeitpunkt war ich 42 und meine Tochter zwei Jahre alt – es blieb mir also gerade mal noch die Dauer eines Handyvertrages, um meine geliebte Tochter aufwachsen zu sehen; dann wäre Schluss für mich – und meine Tochter Halbwaise.

In der Nacht nach dem Testergebnis hatte ich einen Traum: Meine Tochter hatte endlich das Fahrradfahren gelernt und fuhr im Park in unserem Viertel ihre erste Runde. Neben ihr lief meine Frau, die sich freute, dass unsere Tochter ein Stück Unabhängigkeit gewonnen hatte. Und neben meiner Frau lief der glückliche Familienvater und drehte sich grinsend zu mir um. Es war nicht ich – ein anderer hatte mich ersetzt! Ich spielte keine Rolle mehr im Leben meiner Familie. Ich war nicht mehr da.

Ich wachte auf. Es war der 14. Februar 2014, 5 Uhr morgens. Ich machte mir einen Plan, wie ich mein Leben verändern würde, um endlich abzunehmen. Das höchste gemessene Gewicht lag bei 174,4 Kilogramm, aber sicher hatte ich zu Spitzenzeiten noch deutlich mehr gewogen. Abgenommen habe ich, bis ich 97 Kilogramm wog; also rund 77,5 Kilogramm insgesamt.

Ich wurde sehr oft gefragt, was denn mein Trick sei; wie ich mich motiviert und wie lange ich gebraucht hätte. Doch das sind gleich drei falsche Fragen, die mir immer wieder zeigen, dass der Fragesteller wahrscheinlich nicht dauerhaft erfolgreich abnehmen wird. Es gibt nicht den einen Trick, den man beachten muss, auch wenn Werbeversprechen uns das immer wieder weismachen wollen.

Hat die Lebensmittelindustrie wirklich ein Interesse an schlanken Menschen, die nicht das Verlangen haben, immer mehr Süßes zu sich zu nehmen? Hat die Pharmaindustrie ein echtes Interesse daran, Menschen dauerhaft von Medikamenten unabhängig zu machen? Fragen, die man sich wohl leicht selbst beantworten kann. Warum sollte der Dealer ein Entzugsprogramm für seine Kunden entwickeln? Es geht um Geld.

Für den persönlichen Erfolg aber geht es um etwas anderes: Nämlich darum, dass jeder Einzelne Verantwortung für sich selbst übernimmt – und diese nicht abwälzt auf Ärzte, die Lebensmittel- oder Pharmaindustrie, die Eltern, die Gene, die schlechte Kindheit oder was auch immer.

Ja, das alles können starke Komponenten sein, die zu Übergewicht oder einer Essstörung geführt haben. Aber es nützt ja nichts. Denn an der Situation kann niemand anderes etwas ändern als die betroffene Person selbst. Sicherlich mit Unterstützung, aber es liegt ganz allein in der Verantwortung jedes Einzelnen.

Motivation mag eine wichtige Initialzündung sein, so wie es bei mir der Lebenserwartungstest und mein Traum waren. Aber Motivation vergeht. Sie muss schnellstmöglich ergänzt werden mit einer neuen

Selbstverständlichkeit im Umgang mit dem eigenen Körper; das betrifft die Themen Sport, Stress, Schlaf und Ernährung. Die neuen, gesünderen Routinen müssen genauso selbstverständlich werden wie das Zähneputzen oder Händewaschen.

Natürlich habe auch ich einen Alltag zu bewältigen und immer mal wieder meine Schwierigkeiten mit der Umsetzung. Auch habe ich Phasen, in denen es nicht gut läuft und in denen ich wieder zunehme. Gerade jetzt beim Schreiben dieser Zeilen bin ich wieder in einer Zeit, in der mein Körper nicht in dem Korridor ist, in dem ich mich wohlfühle. Solche Perioden gibt es, aber man darf deswegen niemals denken: »Jetzt ist es auch egal!«

Solch eine Aussage wäre der erste Schritt in Richtung Krankheit und schließlich in den vorzeitigen Tod. Ja, ich formuliere es bewusst so harsch; auch, weil es in der Vergangenheit kein Arzt mir gegenüber so drastisch formuliert hat. Aber die Statistiken sprechen für sich. Wir nehmen zu, die Krankheiten und die damit einhergehende Sterblichkeit auch. Damit komme ich zum nächsten Punkt. Die meisten Menschen denken, sie müssten das Abnehmen nur für ein paar Wochen durchhalten und dann wären sie für immer glücklich. Nein.

Das Übergewicht zu kontrollieren, bleibt eine lebenslange Aufgabe. Daher ist die Frage »Wie lange hast Du gebraucht?« überflüssig, weil man eben nie fertig ist. Man ist auch nicht automatisch glücklicher, nur weil man weniger wiegt. Das Leben wird aber im wahrsten Sinne des Wortes deutlich leichter mit weniger Gewicht.

Ich bin seit meiner Veränderung aktiver, nehme wieder am Leben teil, meine Emotionen haben sich, ohne die ständige Betäubung durch Zucker, wieder normalisiert und ich kann mich wieder über Erlebnisse freuen. Ich sage immer, ich stehe nicht mehr am Spielfeldrand des Lebens, sondern laufe auf dem Platz auf und ab und kämpfe um den Ball.

Ich habe mich fürs Leben entschieden und meinen Lebensstil komplett umgestellt. Wie ich das gemacht habe, habe ich in meinem Buch

Halbfettzeit: Mein neues Leben ohne Rettungsringe[1] beschrieben. Wer es als Ergänzung zu diesem Buch haben möchte, kann es gern bei mir bestellen unter: tetje@tetje.com. Dieser Hinweis in eigener Sache sei mir verziehen.

Als ich am Anfang meiner Reise zu mir selbst stand, hätte ich mir ein Buch wie dieses gewünscht. Ein Buch, das mir zeigt, welche Faktoren Übergewicht beeinflussen, welche Zusammenhänge bestehen und was man gegen Adipositas und deren Folgeerkrankungen wirklich tun kann. Hier werden die einzelnen Verfahren wunderbar erklärt. So können Sie leichter und ohne externen Einfluss zu einer vernünftigen und nachhaltigen Entscheidung darüber kommen, welches Vorgehen am besten zu Ihrer individuellen Situation passt. Denn seien Sie sich sicher: Auch eine Klinik, die Ihnen zu helfen verspricht, muss Geld verdienen – und nicht immer entsprechen deren Interessen Ihren eigenen. Unabhängige Aufklärung ist hier also das höchste Gut. Ihr Körper, ja Ihr gesamtes Leben, ist es wert, dass Sie sich die Zeit nehmen, sich damit zu beschäftigen. Jeder Körper ist anders und reagiert unterschiedlich auf bestimmte Reize. Und jeder Körper verändert sich.

Was heute funktioniert, kann in zehn Jahren plötzlich wirkungslos sein, weil die Hormone uns wieder dazwischenfunken. Wie gesagt, es ist ein Lebensthema, das uns immer begleiten wird. Wenn wir das akzeptieren, ist schon sehr viel gewonnen. Wie es so schön beschrieben wird in diesem Buch: **»Der Magen wird operiert, nicht der Kopf!«**

Das heißt, dass es Ihre Aufgabe sein wird, auch »den Kopf mitzunehmen« auf diese Reise. Ich suchte damals nach psychologischer Unterstützung. Die habe ich nicht bekommen, weil es einfach nirgendwo freie Kapazitäten gab. Im Gegenteil: Eine konsultierte Klinik wollte mir direkt eine bariatrische Operation »andrehen«, ohne vorher ein wirklich tiefgehendes Gespräch mit mir zu führen.

Der Arzt sagte zu mir: »Und wegen der Krankenkasse machen Sie sich mal keine Sorgen, Herr Mierendorf. Die verlangt so ein psychiatrisches Gutachten, aber das ist nur so pseudomäßig.« Beschäftigen Sie sich daher eingehend mit Ihrem Körper, mit den Verfahren, die gut für Sie sind, und auch mit den sozialen Folgen, die eine körperliche Veränderung mit sich bringt!

Vielleicht denken Sie ja auch, dass Sie gar keine Zeit für sich selbst haben, weil Sie sich um die Familie kümmern müssen. Ja, das mag sein, aber denken Sie daran, dass Sie Ihren Lieben als Pflegefall oder gar tot keine Hilfe mehr sein können – im Gegenteil.

Aber zurück zum Positiven: Sie sind ein wertvoller Mensch und es ist nie zu spät für eine Veränderung. Allein die Tatsache, dass Sie jetzt dieses Buch lesen, zeigt, dass Sie etwas verändern wollen. Und das kann niemand anderes für Sie übernehmen als Sie selbst!

Nach der Abnahme werden Sie mit anderen Augen gesehen und auch Sie werden die Welt um sich herum anders wahrnehmen. Ihr Charakter wird sich vielleicht verändern, eventuell möchten Sie dann auch andere Menschen um sich herumhaben, neue Inspiration suchen. Vieles wird sich verändern. Nicht von heute auf morgen; aber Sie werden Ihr neues Leben immer mehr an sich heranlassen und sich irgendwann fragen, warum Sie diese Veränderung nicht schon sehr viel früher angegangen sind. Es wird nicht einfach, aber es lohnt sich!

Ach ja: Ich habe den Lebenserwartungstest nach meiner Gewichtsreduktion noch mal gemacht. Das Ergebnis: 91.

Ich wünsche Ihnen von Herzen ganz viel Erfolg und ein dauerhaft glückliches, neues Leben!

Ihr
Tetje Mierendorf

Einleitung

»The Biggest Loser« – Was Ihnen niemand erzählt!

Was denken Sie über Adipositas? Die Medien beeinflussen die wahrgenommene Realität der Menschen sehr stark. Was Sie über die Gesellschaft wissen und denken, das schöpfen Sie oft aus den Medien. Umso wichtiger ist es, mal darüber nachzudenken, was für ein Bild über Adipositas in den Medien vermittelt und was alles zum Thema Gewichtsabnahme ausgestrahlt wird.

Je nachdem, welche Medien Sie nutzen, könnten Sie seriöse Informationen zum Thema Gewichtsabnahme erhalten, die beschreiben, dass restriktive Diäten langfristig nicht funktionieren und eine dauerhafte Ernährungsumstellung sinniger ist. Dann gibt es aber auch Fernsehformate von großer Beliebtheit, die übergewichtige und adipöse Menschen in einem Abnehm-Lager zusammenleben lassen.

Die Kandidaten kämpfen gegeneinander – und gewonnen hat der, der am meisten abgenommen hat. Für die Zuschauer ist dies Unterhaltung pur, denn sie amüsieren sich auf Kosten der übergewichtigen Menschen, die sich auf beschämende Weise mit ihrem Gewicht durch unvorteilhafte Sportübungen quälen und dazu, in Bezug auf ihre Figur, blamable Kleidung tragen müssen.

Stark übergewichtige Menschen spüren oft ohnehin schon sehr viel Scham aufgrund ihres Körpers und werden dann noch im Fernsehen zur Unterhaltung der Zuschauer vorgeführt. Die

Einschaltquoten zeigen, dass Menschen sich gerne auf Kosten anderer unterhalten lassen. Darüber hinaus wird in der Gesellschaft das Bild produziert: »Jeder, der will, kann in kürzester Zeit abnehmen. Dazu bedarf es nur eiserner Disziplin bei der Ernährung und viel Bewegung.«

Doch wie wirkt sich ein solches Fernsehformat eigentlich auf die Teilnehmer selbst aus? Was passiert körperlich und psychisch mit einem adipösen Teilnehmer, der im Fernsehformat großartige Abnehmerfolge erzielte? Im Folgenden werden Ihnen beispielhaft zwei Personen vorgestellt, die während der Drehphase sehr erfolgreich abgenommen hatten:

Frau Beyer war 2010 in der erwähnten Fernsehshow dabei und sehr erfolgreich. Sie hatte bereits vor ihrem Fernsehauftritt zahlreiche restriktive Diätmaßnahmen durchgeführt, doch nach kurzer Zeit setzte der Jo-Jo-Effekt[2] ein. Frau Beyer ist seit der Kindheit übergewichtig und es besteht eine familiäre Veranlagung für Adipositas. Sie hatte ein starres (rigides) Essverhalten und ein sehr negatives Bild über ihren eigenen Körper. Scham und Schuld waren zentrale Gefühle. Während der Fernsehshow hat sie sich einerseits gut gefühlt, denn durch die Gewichtsabnahme bekam sie Anerkennung und während der gesamten Zeit wurde sie mental betreut. Jedoch war der Druck auch ziemlich hoch. So war es vor dem Wiegen üblich, einen Tag vorher nichts mehr zu essen und zu trinken, denn die Zahl auf der Waage hatte den größten Stellenwert. Bis heute sind Frau Beyers Gefühlsleben und ihre Motivation abhängig von dieser Zahl. Nachdem die Fernsehshow vorbei war, war auch die Betreuung vorbei und Frau Beyer fühlte sich (mental) alleingelassen. Durch den Jo-Jo-Effekt hatte sie bereits sieben Monate nach der Sendung ihr bisher höchstes Körpergewicht erreicht. Sie fühlte sich wie die größte Versagerin der Welt und ihr Selbstwertgefühl war auf dem niedrigsten Level. Ein paar Jahre später entschied sie sich für eine bariatrische Operation.

Herr Lehsten war immer ein Mensch der Extreme. Er hatte bereits traumatische Erlebnisse in der Kindheit durchlebt und 2012 dann sein Höchstgewicht erreicht. Emotionale Essentscheidungen waren ein wichtiges Thema und sein Stress- und sein Zuckerpegel waren regelmäßig zu hoch. 2014 war er in der Fernsehshow zum Abnehmen dabei. Als Mensch, der nur »ganz oder gar nicht« kannte, war er sehr erfolgreich und konnte in der Show über 50 Kilogramm Körpergewicht verlieren.

Er bekam allerlei Anerkennung durch das Programm und war begeistert. Nach der Show verfiel er in die Sportsucht und fand sich danach zunächst in der extremen Phase weiterer Gewichtsabnahme wieder. Diese Phase endete, als ein Schicksalsschlag die Familie traf und Herrn Lehstens Stresspegel wieder enorm anstieg. Er befand sich nun in der anderen extremen Phase: Sie war geprägt von völliger Zügellosigkeit beim Essen. Sein Körpergewicht erhöhte sich wieder stark. Dann entschied er sich für die erste bariatrische Operation. Darauf folgten erst eine erfolgreiche Gewichtsabnahme und dann plötzlich post-operative Komplikationen. Im Sommer 2023 erfolgte ein Redo-Eingriff – beim Redo-Eingriff handelte es sich in seinem Fall um die Umwandlung vom Schlauchmagen zum Roux-Y-Bypass.

Diese Fallbeispiele zeigen, dass ein Mensch in kürzester Zeit viel Körpergewicht abnehmen kann. Zum einen wird dadurch aber die Zellgesundheit deutlich verschlechtert, wie man dann bei einer Bioelektrischen Impedanzmessung (Körpermessung) sehen kann, denn diese Art der Gewichtsabnahme ist extrem ungesund. In diesem Fernsehformat geht es jedoch nur um diese schnellstmögliche Gewichtsabnahme sowie die Unterhaltung der Zuschauer, das Thema Zellgesundheit sowie das Thema nachhaltige Gewichtsreduktion spielen keine Rolle.

Zum anderen hat diese Extremform auch Auswirkungen auf die Psyche der Kandidaten. Die Kandidaten empfinden sich als Versager, wenn sie wieder zunehmen, das extrem rigide Essverhalten wird gefördert und zudem entstehen Störfaktoren im Ess- und Bewegungsverhalten. Auch wenn immer betont wird, dass während der Show psychologische Begleitung vor Ort sei und Menschen für die Teilnahme psychisch stabil sein müssten, ist anzumerken: Die hauptsächliche Betreuung müsste langfristig passieren, also auch nach der Sendung.

Aus Sicht der Teilnehmer kann es frustrierend sein, wenn das Körpergewicht während des Programms sinkt und es danach wieder zu einem Rückfall samt Jo-Jo-Effekt kommt. Diesmal stehen die Kandidaten nämlich in der Öffentlichkeit und eine anschließende Gewichtszunahme kann viele Scham- und Schuldgefühle auslösen.

Doch sind die Erfahrungen wirklich nur so einseitig oder gibt es auch positive Erfahrungen aus diesem Programm? Durch weitere Recherchen wurde aufgezeigt, dass das Programm auch viele positive Effekte haben kann. Es herrschte eine motivierende und gemeinschaftliche Atmosphäre im Camp, die sehr unterstützend war. Die stark übergewichtigen Menschen konnten Selbstwirksamkeit erleben. Das bedeutet, dass sie im Camp das Gefühl entwickeln konnten, die herausfordernde Situation rund um ihre Adipositas gut in den Griff zu bekommen.

Es wurde bestätigt, dass Essstörungen und traumatische Erlebnisse immer wieder ein präsentes Thema bei den Teilnehmern sind. Den Teilnehmern wurden bisher immer psychologische Therapiemöglichkeiten angeboten und die negativen Effekte von restriktiven Diätmaßnahmen wurden erklärt. Ein Ernährungstherapeut (Ökotrophologe) wurde aber bisher nie im Camp eingesetzt. Zwar gab es Bewegungstherapeuten, aber die Ernährungsbetreuung fand ausschließlich über die Ärzte statt. Den Teilnehmern sei immer wieder gesagt worden, wie wichtig beispielsweise das Trinken oder die Zufuhr der Kohlenhydrate sei, aber nicht jeder hätte sich daran gehalten. Wahrscheinlich hatte die Zahl auf der Waage einen zu mächtigen emotionalen Einfluss.

Warum melden sich adipöse Menschen in solch einem Fernsehformat an? Es meldet sich nicht jeder stark übergewichtige Mensch; außerdem haben die Personen, die sich anmelden, unterschiedliche

Persönlichkeitsstrukturen und Motive. Einige sind extrovertiert, andere werden vom Partner geschickt; es könnte aber auch weitere Gründe geben. Das wichtigste Kriterium, weshalb sie sich anmelden, ist häufig jedoch: »Sie sehen es als die letzte Chance, um endlich abnehmen zu können!«

Im Camp ist nicht alles schlecht und es steckt auch viel Engagement dahinter, es könnte aber auch einiges verbessert werden. Das wichtigste Thema wird vermutlich das Fokussieren auf die Zahl auf der Waage sein. Diese Zahl kann Menschen extrem stressen und es entsteht ein emotionaler Druck, sodass sie nichts essen und nichts trinken. Dies könnte auch ein relevanter Grund dafür sein, weshalb sich nach der Show einige Teilnehmer nicht mehr melden: weil sie sich aus Scham nicht trauen. Was wäre, wenn statt der Zahl auf der Waage eine Körpermessung (Bioelektrische Impedanzmessung) stattfinden würde? Wenn nicht die Person gewinnt, die am meisten abnimmt, sondern die, die die gesündeste Veränderung erreicht – zum Beispiel Muskelwerte verbessert, viszerales Bauchfett reduziert oder die Zellgesundheit hochgehalten? Das wäre auch ein tolles Vorbild für die Zuschauer!

Vom »Biggest Loser« zum Mental Coach

Herr Wittlake gewann im Jahre 2020 bei *The Biggest Loser*. Danach nahm er zwar wieder zu, hat es dann aber aus eigener Kraft geschafft – ohne bariatrische Operation und ohne Abnehmspritze – sein Körpergewicht zu reduzieren, indem er sein Seelenleben »aufgeräumt« hat. Lesen Sie seinen Gastbeitrag darüber, wie er seinen Weg im Umgang mit der Adipositas gefunden hat:
Ich bin froh und dankbar, in diesem Buch einen Beitrag schreiben zu dürfen. Wenn du dieses Buch gekauft hast, bist du entweder an der Thematik interessiert oder selbst betroffen. Bleib dran, suche weiter und du wirst deine Antworten finden. Investiere in deine Gesundheit, denn sie ist die Grundlage für alles andere im Leben. Ein Zitat lautet:

»Du hast zwei Leben – das zweite beginnt, wenn du verstehst, dass du nur eins hast.«

Ich möchte mich kurz vorstellen: Ich bin Daniel Wittlake. 31 Jahre meines Lebens habe ich gelebt, ohne wirklich zu leben. Bei einer Größe von 1,96 Metern wog ich 224 Kilogramm. Meine Gesundheit war schlecht, ich konnte kaum an Aktivitäten teilnehmen und auch keiner geregelten Arbeit nachgehen. Trotz aller Diäten, Shakes und Pillen nahm ich durch den Jo-Jo-Effekt immer wieder zu. Ich war verzweifelt und dachte über Operationen nach, erkannte jedoch auch deren Nachteile.

Im Frühling 2019 sah ich eine Anzeige der Fernsehshow »The Biggest Loser«. Ich nahm teil, gewann 2020 und verlor 104 Kilogramm in fünf Monaten. Doch nach acht Monaten hatte ich fast alles wieder zugenommen, da das strenge Programm nicht alltagstauglich war. Ich rutschte in eine Depression ab und stellte mir grundlegende Fragen über Diäten und die Diätindustrie.

Ich erkannte, dass das Mindset entscheidend ist. Diäten bekämpfen nur das Symptom Fett, aber nicht die Ursachen für übermäßiges Essen und Bewegungsmangel. Es ist wie Wasser aus einem Boot zu schöpfen, das ein Loch hat: Man muss das Loch finden und reparieren. Die Ursachen liegen oft tief im Unterbewusstsein und sind schwer allein zu bewältigen.

Durch Coachings fand ich meine Blockaden und löste sie. Nun habe ich dauerhaft 80 Kilogramm abgenommen, ohne Diäten oder Kalorienzählen. Ich lebe ohne Verzicht, habe einen halben Ironman gefinisht und gebe meinen Ansatz seit drei Jahren in meinem eigenen Coachingprogramm weiter. Es gibt auch einen anderen Weg als Diät oder Magen-OP. Wenn dieser dich interessiert, melde dich gern bei mir, das Erstgespräch ist kostenlos. Meine Geschichte kann zu deinem Erfolg führen.

Liebe Grüße Daniel Wittlake

Tel.: 015140766036
E-Mail: info@danielwittlake.com

Es ist beeindruckend, wie Herr Wittlake aus eigener Kraft eine solche Lebensveränderung und Gewichtsabnahme geschafft hat. Das »Mindset«, also die Denkweise sowie die innere Haltung, hatte dabei eine große Bedeutung. Darum soll es auch in diesem Buch gehen.

Inwieweit spielen Denkweisen, Überzeugungen und Verhaltensmuster eine Rolle beim langfristigen Gewichtsmanagement – sei es konservativ, aus eigener Kraft, oder per Adipositas-Operation beziehungsweise Abnehmspritze. Können diese unter Umständen die beste Wahl sein? Und was ist dabei zu beachten? Denn eines muss immer wieder bedacht werden: »*Der Magen wird operiert, nicht der Kopf!*«

Für wen ist dieses Buch?

Haben Sie Gewichtsprobleme? Dann sind Sie in dieser Gesellschaft nicht allein! Über die Hälfte der deutschen Erwachsenen haben Übergewicht und fast ein Viertel der Menschen leidet unter krankhafter Fettleibigkeit (Adipositas). Immer mehr Kinder haben Übergewicht und zugleich steigt die Anzahl der Patienten, die aufgrund von Anorexia nervosa (Magersucht) oder Bulimie (Ess-Brech-Sucht) behandelt werden müssen. Wie hoch der Leidensdruck durch das eigene Körpergewicht ist, ist individuell. Dazu ein Beispiel:

Herr Meyer ist 45 Jahre alt, hat Übergewicht und vor allem viel zu viel Bauchfett. Bisher leidet er nur an Bluthochdruck, was er mit Medikamenten unter Kontrolle hält, ansonsten genießt er sein Leben. Sein Leidensdruck bezüglich des Gewichts und Körpers ist also gering. Er verspürt daher keinen Drang, am Verhalten etwas zu verändern.

Frau Albers ist 30 Jahre alt und hat Kleidergröße 42 bei einer Größe von 1,70 Metern. Sie beschäftigt sich ständig mit ihrem Aussehen und Gewicht. Täglich steigt sie auf die Waage und definiert ihren Erfolg in der Ernährung anhand dieser Zahl. Frau Albers hat bereits eine Magenverkleinerung durchführen lassen und ist permanent unzufrieden mit ihrem Körpergewicht. Die ständige Gewichtskontrolle und das Essverhalten stressen sie massiv, ihr Leidensdruck ist also hoch.

Und Sie, wie sehr leiden Sie unter Ihrem Gewicht?

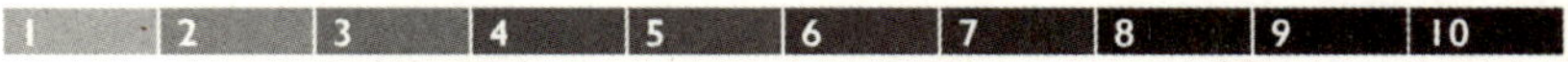

Abbildung 1: Skala Leidensdruck
1: Kein Leidensdruck, 10: Extremer Leidensdruck

Wenn Ihr Wert auf dieser Skala erhöht/hoch ist, dann werden Sie in diesem Buch viele hilfreiche Informationen dazu erhalten, wie Sie Ihren Lebensstil nachhaltig ändern können und gesund abnehmen.

Wir leben in einer Gesellschaft der Extreme. Einerseits stehen uns vielerlei Gesundheitsinformationen sowie -konzepte wie die Adipositasspritze zur Verfügung und in den sozialen Medien können wir Menschen folgen, die Bewegung, gesunde Ernährung und Schönheit perfekt in ihrem Alltag umsetzen. Andererseits steigt aber die Zahl der übergewichtigen Kinder immer mehr an und ernährungsbedingte Erkrankungen durch Fehlernährung wie beispielsweise Diabetes mellitus Typ II, Fettstoffwechselstörungen, Fettleber, Herz-/Kreislauferkrankungen sowie Gelenkerkrankungen nehmen zu. Da könnte man meinen, dass irgendwann die generelle Lebenserwartung, die in den letzten Jahrzehnten angestiegen ist, stagnieren oder sogar sinken wird.

Viele Experten im Gesundheitswesen diskutieren immer wieder die Gründe für die weltweit zunehmende Adipositas-Prävalenz[3]. Dabei ist die Lebensmittelindustrie mit den deutlich überhöhten Zucker-, Fett- und Salzmengen in vielen Gerichten immer wieder Thema. Deren Lobbyismus macht aber eine Änderung nahezu unmöglich. Auch zunehmender Bewegungsmangel, Stress und der Jo-Jo-Effekt nach dem Durchführen von Diäten werden immer wieder als Ursachen genannt, wenn es um die steigende Anzahl an Menschen mit Übergewicht geht.

Welche Faktoren explizit Einfluss auf das Körpergewicht nehmen, soll in diesem Buch ausführlich besprochen werden. Dabei wurde neben einer umfassenden Recherche zu medizinischen Studien auch meine umfangreiche Berufserfahrung als Ernährungstherapeutin eingebracht.

Aufgrund der steigenden Adipositas-Prävalenz und der Tatsache, dass sich immer mehr Menschen mit den Themen Körpergewicht, Abnehmen und Essverhalten beschäftigen, entwickelt sich ein sehr großer Markt für Diät- und Ernährungs- sowie Gesundheits- und Abnehmprogramme. Vor einigen Jahren war Fettabsaugen noch im Trend, aber mittlerweile haben sich immer mehr Adipositas-Kliniken etabliert, die sich auf verschiedene Methoden der Magen-Operation spezialisiert haben. Dieser Bereich hat sich in den letzten Jahren immer mehr erweitert und viele stark übergewichtige Menschen könnten meinen: »Ich werde operiert, nehme ab, bis ich mein Wunschgewicht erreicht habe, und bin dann endlich zufrieden und gesund!«

Wird es wirklich so einfach sein, dass die chirurgischen Maßnahmen oder neuerdings auch spezielle Diabetes-Medikamente wie das Semaglutid (siehe Kapitel 6 *Top oder Flop: Der neue Trend Abnehmspritzen*) das Adipositas-Problem in den Griff bekommen? Werden sie die Menschen zufrieden mit ihrem Körper und Gewicht machen? In diesem Buch soll es vor allem darum gehen, inwieweit der Kopf über Essverhalten und einen langfristigen Erfolg nach einer Adipositas-OP entscheidet und durch welche Faktoren innere Zufriedenheit tatsächlich entsteht.

Über die Autorin

Sabrina Thaden – Ernährungstherapeutin aus Leidenschaft

Mit einem Traum, der im Alter von zwölf Jahren begann, habe ich mich durch meine Begeisterung für Ernährung und Stoffwechselprozesse von einem Mädchen mit einer einfachen, aber bodenständigen Herkunft zu einer Expertin in Ökotrophologie entwickelt. Trotz

Skepsis und fehlendem familiären Rückhalt habe ich mit Resilienz und Zielstrebigkeit meinen Weg als Ernährungstherapeutin beschritten und mein Studium erfolgreich beendet. Meine ersten Berufserfahrungen begannen holprig, doch die Herausforderungen prägten mein Prinzip der persönlichen (Weiter-)Entwicklung, das ich heute in meiner Arbeit mit Adipositas-Patienten einfließen lasse.

2012 gründete ich meine Firma *Nutrition Master* und etablierte mich als Unternehmerin und Expertin für Adipositas und Ernährungstherapie vor sowie nach bariatrischen Operationen. Ich verstehe, dass Wissen allein nicht ausreicht – die Kluft zwischen Wissen und Handeln muss durch emotionale Prozesse und motivierende Gesprächsführung überbrückt werden. Bei Tausenden von Patienten und Fachexperten, die ich begleitet und geschult habe, lag und liegt mein Schwerpunkt auf langfristiger Verhaltensänderung sowie auf ernährungspsychologischen Konzepten.

Mein Alleinstellungsmerkmal: eine tiefe Leidenschaft für Ernährungspsychologie, gepaart mit meiner persönlichen Entwicklungsgeschichte, Resilienz und der Fähigkeit, komplexe Inhalte praxisnah zu vermitteln.

Wie verwenden Sie dieses Buch?

Für die meisten Menschen, die Körpergewicht verlieren wollen, hat die Zahl auf der Waage eine magische Funktion. Das bedeutet: Je nachdem, wie sich die Zahl auf der Waage entwickelt, bleiben sie weiterhin motiviert und setzen ihre geplanten Ernährungs- sowie Bewegungsziele weiterhin um – oder nicht. Viele Menschen deuten eine Gewichtsabnahme als Erfolg und denken, dass sie bezüglich Ernährung und Bewegung alles richtig gemacht haben. Gefühle wie Stolz, Hoffnung und Freude kommen auf. Ist jedoch Stillstand auf der Waage zu sehen oder erhöht sich die angezeigte Zahl sogar, dann sind die meisten Menschen gefrustet, verärgert, traurig und/oder verängstigt. Die Motivation lässt nach und alte Verhaltensweisen schleichen sich bei einer Diät oder Ernährungsumstellung wieder ein. Glaubenssätze wie »Nun ist es eh egal«, »Ich nehme zu, weil ich etwas falsch gemacht habe« oder »Ich schaffe es einfach nicht, ich bin einfach zu schwach« entwickeln sich im Kopf.

Egal, ob Sie vor einer Adipositas-Operation stehen, konservativ Ihr Essverhalten umgestellt haben und mehr Sport machen oder Abnehmspritzen verwenden wollen – gewisse Faktoren begünstigen das Abnehmen und andere verhindern eine Gewichtsreduktion. Welche Faktoren das sind und wie das Körpergewicht genau funktioniert, werden Sie im ersten Kapitel dieses Buches erfahren. Neben der Darstellung, wie Körpergewicht funktioniert, wird auch beschrieben, wie hilfreiche Denkansätze entwickelt werden können, um langfristig motiviert zu bleiben, die Ernährungs- und Bewegungsziele auch zu erreichen.

In den letzten Jahren entscheiden sich immer mehr Menschen für eine Adipositas-Operation. In diesem Buch werden die Operationen in allen Kapiteln in verschiedenen Zusammenhängen thematisiert und daher werden die gängigsten Verfahren auch direkt im ersten Kapitel vorgestellt. Die genauen Wirkmechanismen, die daraus resultierenden hormonellen Veränderungen, Fallbeispiele, Vorteile und sekundäre Operationen werden Ihnen dann im fünften Kapitel genauer beschrieben, wenn Sie durch die vorherigen Kapitel einen besseren Überblick über alle relevanten Faktoren erhalten haben.

Im zweiten Kapitel erfahren Sie, wie Adipositas entsteht und welche Faktoren sie aufrechterhalten. Warum funktionieren Diäten nicht und führen sogar zu Essstörungen? Wie weit verbreitet sind Essstörungen und was bedeutet rigides Essverhalten? Was passiert mit Menschen, die sich operieren lassen oder Abnehmspritzen nehmen, wenn der Kopf nicht durch eine Operation oder eine Spritze verändert wird?

Darüber hinaus wird Ihnen erklärt, inwiefern Stress, Schlaf- und Bewegungsmangel, Erkrankungen, die Mahlzeitenstruktur sowie traumatische Ereignisse und epigenetische Faktoren einen Einfluss haben und was daher bei einer operativen Entscheidung zu berücksichtigen ist. Viele adipöse Menschen haben durch die Medien das Gefühl, sie wüssten viel über gesunde Ernährung. Aber stimmt das wirklich? Diese Frage soll noch einmal näher betrachtet werden.

Vor einer Adipositas-Operation sind viele Menschen hoch motiviert, in ein besseres Leben zu starten. Sie haben ihr Wunschgewicht im Kopf und glauben, dass die Operation sie optimal bei der Umsetzung eines besseren Essverhaltens unterstützt. Jedoch ist ein wichtiges Thema auch hier noch einmal zu erwähnen: *Der Magen wird operiert, nicht der Kopf!*

In diesem Buch soll es im dritten Kapitel daher auch darum gehen, dass der Kopf nach einer Adipositas-Operation mitkommt; es geht um Gewichtsmanagement und Körperwahrnehmung. Viele Adipositas-Operierte verstehen sehr gut, dass sie ihre Ernährung umstellen und beispielsweise vorzugsweise eiweißreich essen sollten und Vitaminprodukte supplementieren müssen. Emotionale Essentscheidungen, Rückfälle in alte Gewohnheiten, viele Ängste und Ernährungsprobleme sind aber weiterhin möglich, trotz guter fachlicher Vorbereitung. Beispielsweise können auch operierte Patienten nach kurzer Zeit panische Ängste entwickeln, wenn die Zahl auf der Waage nicht ihren Wünschen entspricht oder die Waage nach zwei Monaten mal stehen bleibt.

Zunächst wird Ihnen daher ausführlich erklärt, wie Körpergewicht bei uns Menschen funktioniert und was Diäten anrichten. Vielleicht haben Sie schon mal gehört, dass Ihr Stoffwechsel nicht mehr oder nur noch eingeschränkt funktioniert. Was ist damit gemeint?

Hier spielen der Jo-Jo-Effekt und das Abspeichern des Höchstgewichts als neues »Normalgewicht« (Set-Point-Theorie) eine Rolle. Letzteres wird mit einer Adipositas-Operation verändert.

Außerdem lernen Sie, warum ein Gewichtsstillstand auch etwas Positives bedeuten kann – hier kommt die Körpermessmethode BIA ins Spiel, die für ein besseres Verständnis des vermeintlichen Paradoxons sorgt. Mithilfe der Bioelektrischen Impedanzmessung (BIA) wird Ihnen nämlich gezeigt, ob Abnehmen immer gleichbedeutend mit Erfolg ist. Soll »Hauptsache schlank, egal wie« Ihr neuer Lebensinhalt sein? Oder »Hauptsache unter 100 Kilogramm (UHU)« bei einem Ursprungsgewicht von über 200 Kilogramm?

Dann werden Sie Ihren Körper nur noch quälen und man sieht Ihnen äußerlich an, dass Sie leiden. In diesem Buch lernen Sie daher den Unterschied zwischen gesundem Gewichtsmanagement und größter beziehungsweise schnellster Gewichtsabnahme.

Diesbezüglich spielen auch Selbstakzeptanz und eine gesunde Körperwahrnehmung eine große Bedeutung. An Adipositas erkrankt zu sein, ist in dieser Gesellschaft schrecklich. Es herrschen viele Vorurteile und viele Menschen werden stigmatisiert. Daher leiden viele adipöse Menschen an einer Körperschemastörung und auch deren Körperwahrnehmung ist geringer ausgeprägt als die des Bevölkerungsdurchschnitts. Viele adipöse Menschen betreiben zudem oft wenig Selbstfürsorge und behandeln ihren Körper schlecht; nach dem Motto: »Wie kann man so einen dicken und hässlichen Körper nur pflegen?«

Im vierten Kapitel geht es dann in die Tiefe. In diesem Teil wird Ihnen gezeigt, mit welchen Methoden Sie Ihre neuen Verhaltensweisen entwickeln können. Oft herrscht zwischen dem Wissen darüber, wie Sie sich ernähren oder was Sie tun sollten, und der Umsetzung eine Kluft. In dieser Kluft befinden sich viele ungünstige Glaubenssätze, Emotionen und Gewohnheiten.

Ungünstige Glaubenssätze sind vermeintliche Wahrheiten über das Selbst und das Leben. Viele adipöse Menschen sprechen mit sich selbst oft in Form eines »inneren Kritikers«. Das bedeutet, sie schimpfen viel mit sich selbst, trauen sich wenig zu und konzentrieren sich immer auf das, was sie alles nicht schaffen und können. Dieser »innere Kritiker« ist oft dadurch entstanden, dass diese Menschen häufig Misserfolge erlebten – allein bei all den gescheiterten Diäten –, und deswegen dann stigmatisiert werden.

Sogar Ärzte sagen ihnen einfach nur: »Sie müssen sich disziplinieren und weniger essen, warum schaffen Sie das nicht?« Der »innere Kritiker« unterstützt Sie jedoch nicht, wenn es um die persönliche Entwicklung geht.

Stellen Sie sich vor, Sie würden mit Ihrem Kind so sprechen, wie Sie Gespräche mit sich selbst führen. Wäre Ihr Sohn oder Ihre Tochter motiviert? Wie Sie diesen Teufelskreis durchbrechen, wie Sie lernen, realistische Ziele zu setzen und viel mehr, erfahren Sie daher in Kapitel 4 *Mentales*.

Im fünften Kapitel werden dann, wie eingangs erwähnt, die Operationsverfahren, deren Wirkmechanismen sowie Vor- und Nachteile und vor allem der Einfluss auf den Kopf vertieft. Zunächst wird beschrieben, weshalb die Adipositas-Operation aktuell für die meisten Menschen die erfolgreichste Methode zur Gewichtsabnahme ist. Dabei werden die hormonellen Veränderungen betrachtet und welche positiven Effekte möglich sind. Für wen ist welche Methode geeignet?

Als Nächstes wird Ihnen erläutert, wie sich das Essverhalten nach einer bariatrischen Operation verändern wird und worauf Sie langfristig achten müssen, um beispielsweise auch dauerhaft die Portionen gering halten zu können. Beachten Sie bereits bei der Vorbereitung auf die Operation und beim Üben der neuen Verhaltensweisen, dass der Kopf nicht mitoperiert wird.

In diesem Kapitel wird Ihnen auch erklärt, welchen positiven Einfluss eine Adipositas-Operation auf Erkrankungen wie Diabetes mellitus Typ II haben kann. Zeitgleich lernen Sie aber auch, dass es vielerlei Einschränkungen geben wird und welche Veränderungen Sie anstreben müssen, um langfristig gesund zu bleiben und um Zweitoperationen zu vermeiden (Stichwort: Operationstourismus). Es wird auf Reflux-Problematiken eingegangen und sekundäre bariatrische Operationsmethoden werden vorgestellt.

Zudem werden Ihnen zwei Fallbeispiele gegenübergestellt, die Ihnen aufzeigen, wer langfristig von einer Adipositas-Operation profitiert und bei wem es eher problematisch sein wird. Durch diese Fallbeispiele sollen Sie verstehen lernen, was der Schlüssel zum Erfolg ist.

Im sechsten Kapitel werden dann Medikamente zur Gewichtsabnahme und die Abnehmspritzen vorgestellt. Abnehmspritzen könnten sich zu einem neuen Trend in der Gesellschaft entwickeln und die Adipositas-Operationen ablösen. Ist da etwas dran? Wie funktionieren Abnehmspritzen? Warum erfolgt eine Gewichtsabnahme und ist diese von Dauer? Welche Risiken und Nebenwirkungen sind vorhanden? Und wie wichtig ist die langfristige Verhaltensänderung bei diesem Thema? Auch hier wird sich anhand von Fallbeispielen zeigen, dass der Kopf nicht durch Spritzen verändert wird. Es sind bereits Fälle bekannt, in denen die Abnehmspritze angewendet wurde, nachdem die Patienten bereits bariatrisch operiert wurden. In diesem Kapitel werden daher auch Adipositas-Operationen und Abnehmspritzen gegenübergestellt. Dann können Sie sich selbst darüber klar werden, ob eine dieser Methoden für Sie geeignet ist und wenn ja, welche.

Das siebte Kapitel fasst die bereits aufgeführten Themen für Sie noch mal in einer Checkliste zusammen und veranschaulicht, wie Sie bei der Behandlung Ihrer Adipositas vorgehen und womit Sie sich individuell beschäftigen können. Ihnen werden Tipps vorgestellt, wie Sie qualifizierte Unterstützung für Ihre Adipositas-Therapie finden können. Eine verhaltensorientierte Ernährungstherapie sollte immer Teil der Behandlung sein. Zudem wird die Ernährungstherapie verschiedenen Ernährungsapps gegenübergestellt, denn man könnte meinen, dass diese Tools irgendwann das klassische Modell der Vorbereitung auf eine bariatrische Operation sowie auf die Begleitung der Ernährungsumstellung ablösen werden.

Abgeschlossen wird das Buch mit Hinweisen zu weiteren Anlaufstellen und Quellen, die Sie nutzen können, um eine fundierte Entscheidung bezüglich Ihres individuellen Adipositas-Behandlungsplans treffen zu können.

Dieses Buch enthält also viele praktische Übungen, um Sie dabei zu unterstützen, emotional und mental in eine neue Ernährungs-, Bewegungs- und Verhaltensumstellung zu gelangen. Es erzählt überdies sehr ausführlich aus der Praxis meiner individuellen Einzel sowie Gruppentherapiesitzungen mit Adipositas-Patienten und zeigt Ihnen insbesondere durch die vielen Fallbeispiele, dass Sie nicht allein sind. In den eben erwähnten individuellen Einzeltherapiesitzungen besteht beispielsweise die Möglichkeit, mit Kommunikationstechniken in die Tiefe beim Bearbeiten von Essverhalten zu gehen und langfristig individuelle Themen zu lösen. In Gruppentherapiesitzungen können Adipositas-Patienten sehr vom Austausch mit anderen Betroffenen profitieren und erleben Zuversicht, Selbstvertrauen und Akzeptanz.

Noch ein paar abschließende Hinweise:
Aus Gründen der besseren Lesbarkeit wird in diesem Buch bei Personenbezeichnungen und personenbezogenen Hauptwörtern die männliche Form (das generische Maskulinum) verwendet. Sämtliche Angaben beziehen sich jedoch selbstverständlich auf Angehörige aller Geschlechter.

Die im Buch geschilderten Patientenbeispiele beruhen auf wahren Geschichten, sind aber stark verfremdet, um die Anonymität der Patienten zu wahren.

Kapitel 1:
Einführende Vorstellung der Adipositas-Operationen

In den nächsten Kapiteln werden Ihnen immer wieder die verschiedenen Adipositas-Operationen begegnen und daher soll einführend kurz erläutert werden, welche Verfahren die gängigsten sind. Dies dient dem besseren Leseverständnis der nachfolgenden Kapitel. Im fünften Kapitel werden die Wirkmechanismen der Adipositas-Operationen, Fallbeispiele sowie alle Fakten, die rund um dieses Thema zu beachten sind, dann noch einmal ausführlich dargestellt.

Die Bariatrie ist ein fachübergreifendes Gebiet in der Medizin, welches sich mit der Behandlung, der Vorbeugung und den Ursachen von Übergewicht und insbesondere mit Adipositas beschäftigt. Adipositas-Chirurgie ist auch unter dem Begriff »bariatrische Chirurgie« bekannt. Am häufigsten werden heutzutage Magenverkleinerungseingriffe wie der Schlauchmagen (Sleeve-Resektion) und restriktiv-malabsorptive Verfahren wie der Roux-Y-Bypass oder der Omega-Loop-Bypass (»Mini«-Bypass; das »Mini« bezieht sich dabei aber nicht auf die Größe des Pouchs, sondern darauf, dass es sich hierbei um eine minimalinvasive Operationsmethode mit nur einer Nahtstelle handelt) durchgeführt.

Ein natürlicher, nicht-operierter Magen hat folgende Anatomie:

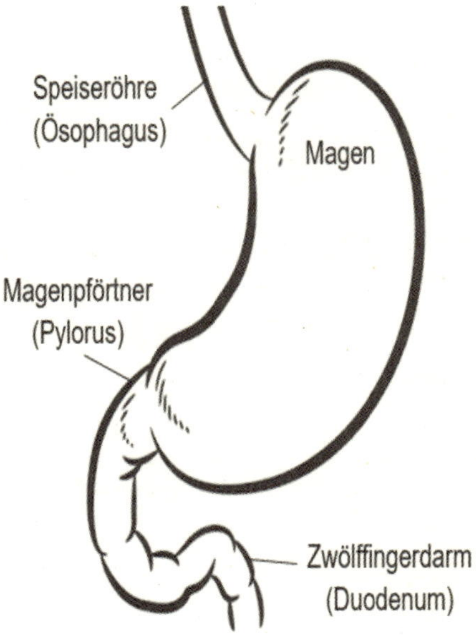

Abbildung 2: Magen-Darm-Trakt

In der Vergangenheit wurden *Magenbänder* (Gastric Bandings) operiert. Durch die Einengung des Bandes zwischen Speiseröhre und oberem Magen kann eine dauerhafte Gewichtsreduktion erreicht werden. Ein Silikonband wird dabei um den oberen Magen gelegt; wie groß der neue Durchmesser der Öffnung zwischen Speiseröhre und Mageneingang ist, wird dabei über einen Port geregelt.

Durch Auffüllen des Bandes mit Flüssigkeit über den Port kann die Öffnung verändert werden. Das Magenband eignet sich für Volumenesser, hat aber auch viele Nachteile. Dazu zählen Langzeitkomplikationen wie zum Beispiel das Einwandern des Magenbandes in den Magen oder die Materialabnutzung. Magenbänder werden daher heutzutage kaum noch operiert; denn auch die Gewichtsabnahme ist meist deutlich geringer als bei Schlauchmagen- oder Bypass-Operationen.

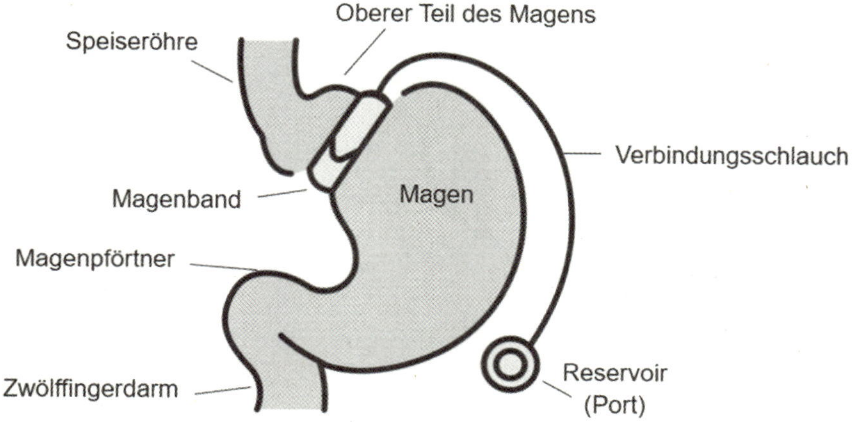

Abbildung 3: Magenband (Gastric Banding)

Beim *Schlauchmagen* (Sleeve-Resektion) wird entlang der kleinen Magenkurvatur ein schlauchförmiges Magenreservoir gebildet, welches durch Klammernähte vom Restmagen abgetrennt wird. Letzterer wird anschließend entfernt. Am Anfang kommt es zur deutlichen Nahrungsreduktion und das Hungergefühl sinkt vorübergehend. Der Magenpförtner bleibt erhalten. Ungefähr zwei Drittel[4] des Magens werden entfernt, der Magen ist also verkleinert und nur ein schlauchförmiger Rest bleibt übrig. Bei dieser Operation bewegt sich die Nahrung weiterhin auf normalem Wege nach unten: also durch die Speiseröhre, in den Mageneingang, dann durch den Schlauchmagen, Magenausgang, Zwölffingerdarm und in den Dünndarm. Die Verweildauer der Nahrung im kleinen Restmagen ist kürzer als in einem nicht-operierten Magen.

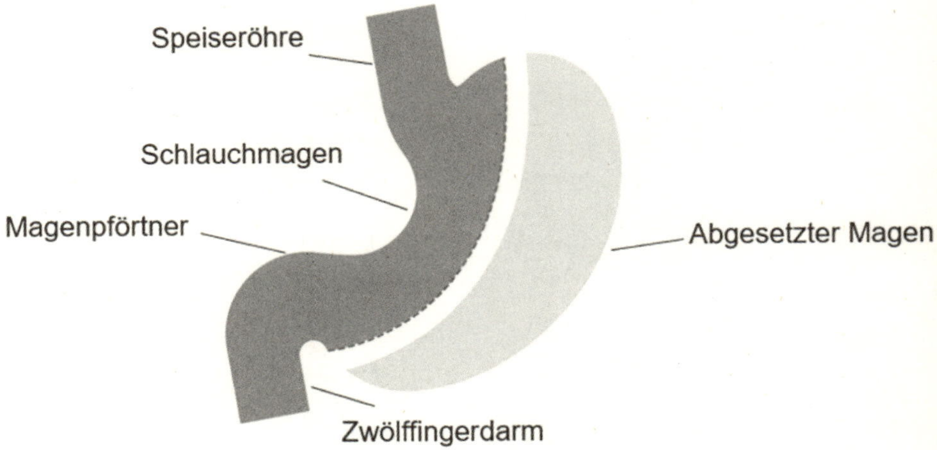

Abbildung 4: Schlauchmagen (Sleeve-Resektion)

Der Magenbypass bezeichnet Operationsverfahren, bei denen ein großer Teil des Magens und des Dünndarms umgangen und damit ausgeschaltet wird. Die wichtigsten Bypass-Operationen sind der Roux-Y-Bypass und der Omega-Loop-Bypass.

Der **Roux-Y-Magenbypass** ist prinzipiell reversibel. Vom Magen wird ein kleiner Vormagen, genannt Pouch, (etwa 15 bis 20 Milliliter) abgetrennt. Der Magen-Darm-Trakt wird durch zwei künstlich geschaffene Verbindungen (Anastomosen[5]) so umgeleitet, dass große Teile des Dünndarms umgangen werden. Die Verkleinerung des Magens begrenzt die aufgenommene Nahrungsmenge und auch im Dünndarm wird weniger Speisebrei absorbiert. Damit wird das Essen »schlechter« verdaut. Eine starke Gewichtsreduktion erfolgt. Der Roux-Y-Bypass[6] basiert auf drei Prinzipien:

- Auf einer Magenverkleinerung zur Verringerung der Verzehrmenge (Restriktion)

- Auf der Ausschaltung des wichtigen oberen Dünndarmteils, wodurch sich die Verdauungssäfte erst später mit dem Speisebrei vermengen (schlechtere Nährstoffaufnahme = Malabsorption)
- Auf einer neuroendokrinen Wirkung, das heißt es kommt zu einer Veränderung der Botenstoffe (Hormone) im Körper

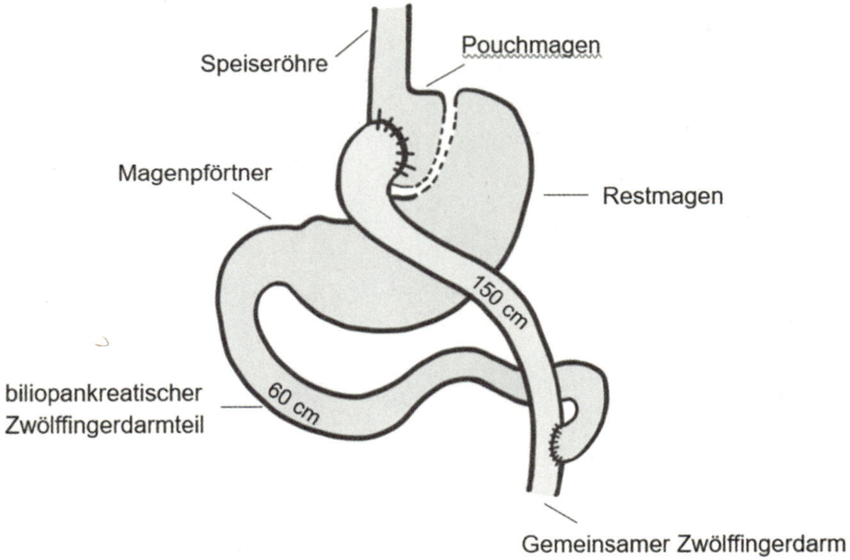

Abbildung 5: Roux-Y-Magenbypass

Der **Omega-Loop** wird auch als »Mini«-Bypass bezeichnet und ist eine weitere Variante des Magenbypasses, bei dem der Magen stark verkleinert und ein Großteil des Dünndarms umgangen wird. Im Vergleich zum Roux-Y-Bypass besteht hier nur eine Anastomose, wodurch die Operationszeit verkürzt ist. Beim Omega-Loop wird an der Innenseite des Magens ein schlauchförmiger, etwa 50 Milliliter fassender Pouch gebildet. Der Dünndarm wird ausgemessen und mit dem Magenpouch verbunden. Dabei wird eine bestimmte Strecke des Dünndarms (150 bis 200 Zentimeter) von der Nahrungspassage ausgeschlossen. Beim Omega-Loop wird der Dünndarm aber nicht durchtrennt. Ein weiterer Vorteil dieser Operationstechnik ist, dass sie auch bei extrem viszeraler Verfettung (Bauchfett) einfacher durchgeführt werden kann als der Roux-Y-Bypass.

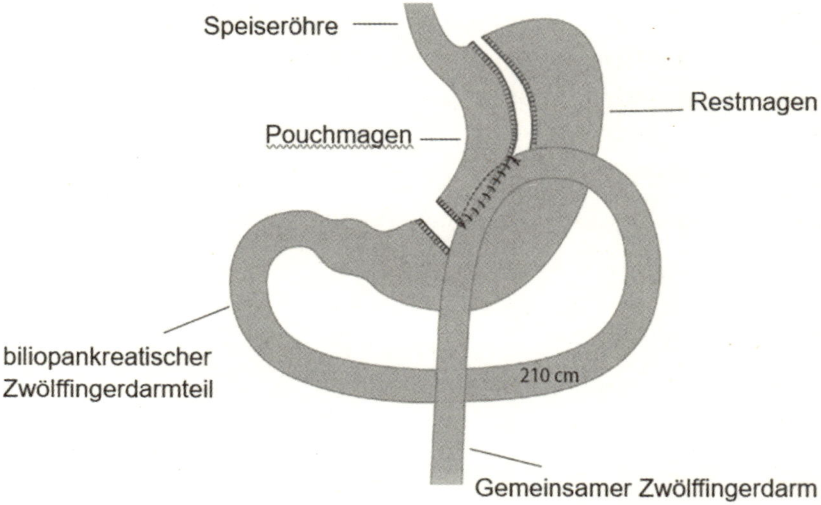

Abbildung 6: Omega-Loop-Bypass

Weitere Literatur:

Adipositas-Chirurgie (Bariatrische und Metabolische Chirurgie) bei Erwachsenen Prüfung der sozialmedizinischen Voraussetzungen (2017).

Begutachtungsleitfaden Medizinischer Dienst des Spitzenverbandes Bund der Krankenkassen (2017). »Adipositas-Chirurgie (Bariatrische und Metabolische Chirurgie) bei Erwachsenen, Prüfung der sozialmedizinischen Voraussetzungen«, Stand 06.10.2017.

Bariatrie. https://flexikon.doccheck.com/de/Bariatrie (besucht am: 09.08.2024, 12:41, MEZ).

Ethicon (2022), »Wissenswertes über die Adipositas-Chirurgie – Eine Information für Patient*innen«, Broschüre.

Prof. Dr. med. Stefan Schopf (2023). »Ratgeber Adipositas-OP. Dein Begleiter für die Zeit davor und danach. Endlich dauerhaft abnehmen«. humboldt-Verlag, Hannover.

Freedhoff, Y. et al. (2012). »Best Weight – Ein Leitfaden für das Adipositas-Management«. Papst, Science Publishers.

Kapitel 2: Adipositas-Faktoren

Was beeinflusst die Entstehung von Adipositas?

In unserer Gesellschaft hält sich folgende Denkweise über Fettleibigkeit: Stark übergewichtige Menschen sind durch mangelnde Disziplin selbst schuld an ihrem Gewicht.

Adipositas entsteht, weil die Menschen bei zu großen Portionen zu hochkalorisch essen; zu viele Kohlenhydrate, zu viele ungesunde Fette und zu wenige Ballaststoffe zu sich nehmen. Dazu bewegen sie sich viel zu wenig. Wenn fettleibige Menschen abnehmen wollen, müssen sie ein Kaloriendefizit erreichen: einfach weniger, kohlenhydratärmer und eiweißreicher essen und sich mehr bewegen.

Der Markt an Diätprogrammen und Diätprodukten ist so groß wie nie zuvor, und trotzdem scheint das Thema immer wichtiger zu werden. Trotz des Wissens über gesunde Lebensweisen werden die Menschen im Allgemeinen und auch Kinder im Speziellen immer dicker, und die Diätprogramme helfen nicht langfristig, sondern führen bei den meisten übergewichtigen Menschen zum sogenannten Jo-Jo-Effekt. Sind diese Menschen alle disziplinlos? Waren Sie bisher auch einfach nur disziplinlos? Oder wie funktioniert das alles mit der Waage genau?

In diesem Kapitel soll die Entstehung von Adipositas tiefergehend beleuchtet werden. Was ist Adipositas? Wie entwickelt sie sich und welche Prognosen zur Entwicklung gibt es? Welche Faktoren beeinflussen Adipositas? Eines sei vorweggenommen: Es sind nicht nur der Kalorienüberschuss, die Fehlernährung und der Bewegungsmangel; es ist unser kompletter westlicher Lebensstil, der als optimaler Nährboden für Adipositas gilt.

Was ist Adipositas?

Adipositas oder auch Fettleibigkeit ist eine über das Normalmaß hinausgehende Vermehrung des Körperfetts. Damit Adipositas konkret bestimmt werden kann, wird als Berechnungsgrundlage für die Gewichtsklassifikation der sogenannte Body-Mass-Index (BMI) angewendet. Der BMI ist der Quotient aus Gewicht und Körpergröße zum Quadrat (Kilogramm/m^2)[7]. Demnach haben normalgewichtige Menschen einen BMI zwischen 18,5 und 24,9. Adipositas wiederum beginnt ab einem BMI von 30.

Je nachdem, welche Studie in Betracht gezogen wird, variieren die Zahlen der adipösen Menschen in Deutschland um wenige Prozentpunkte. Vom Trend her zeigen aber alle Studien einen steigenden Verlauf an adipösen Menschen in Deutschland.

Die Ergebnisse der GEDA-Studie zu Adipositas **(BMI > =30)** in Deutschland, veröffentlicht vom RKI (2023)[8], zeigen folgende Entwicklung:

Jahr	Frauen	Männer
2003	12 %	12,4 %
2009	15,3 %	16,3 %
2010	15,4 %	16 %
2012	15,8 %	16,7 %
2014/2015	17,8 %	18,3 %
2019/2020	18,5 %	19,0 %
2022	18,4 %	19,3 %
2023	18,2 %	21,2 %

Tabelle 1: Ergebnisse der GEDA-Studie zu Adipositas **(BMI > =30)** *in Deutschland*

Die WHO (World Health Organization) erklärt überdies, dass acht Millionen Menschen in Deutschland einen BMI über 35 haben und zwei Millionen Menschen sogar einen BMI über 40. Auch steigt die Zahl der Kinder, die an Adipositas erkranken. Etwa 5,9 Prozent der Kinder und Jugendlichen unter 17 Jahren haben einen BMI über 30. Genauer lassen sich die Zahlen wie folgt darstellen:
Adipositas (BMI > = 30) in Deutschland 2014 bis 2017[9]:
5,5 Prozent der Mädchen bis 17 Jahre.
6,3 Prozent der Jungen bis 17 Jahre.

Mit den steigenden Adipositas-Prävalenzen steigen auch die Zahlen an bariatrischen Operationen. Immer mehr adipöse Menschen entscheiden sich für eine Magenverkleinerung oder andere magenoperative Eingriffe, um langfristig viel Körpergewicht verlieren zu können. Die Adipositas-Operation ist aktuell die erfolgreichste Methode, um langfristig Körpergewicht verlieren und stabilisieren zu können.

Erfahrungen zeigen, dass nur ein ziemlich geringer Teil an Personen mit einem BMI > 40 mithilfe einer konservativen Methode substanziell und nachhaltig Normalgewicht erreichen wird. Konservative Methode bedeutet, dass das Abnehmen langfristig ohne Adipositas- Operation oder Abnehmspritze gelingt. Eine dauerhafte Gewichtsabnahme wird durch Bewegung, Ernährungs- und Verhaltensumstellung erreicht.

Überdies zeigt eine Studie, die im The Lancet erschienen ist, dass Menschen nach einer bariatrischen Operation eine höhere Lebenserwartung haben werden. Wenn sie vorher keinen Diabetes mellitus Typ II hatten, dann haben diese eine höhere Lebenserwartung von 9,3 Jahren; mit Diabetes mellitus Typ II sind es immerhin 5,1 Jahre mehr.[10]

Ist die Adipositas-Operation also das Mittel der Wahl? Diese Frage wird im weiteren Verlauf dieses Buches analysiert.

Wie entsteht Adipositas?

Unsere westliche, moderne Gesellschaft schafft ideale Bedingungen, um adipös zu werden. Die meisten Menschen denken bei der Entstehung von Adipositas als Erstes an eine hochkalorische, kohlenhydrat- beziehungsweise fettreiche Ernährung sowie an Bewegungsmangel. Diese Aspekte sind korrekt, jedoch ist Adipositas komplexer und es gibt noch viele weitere Faktoren, die dick machen.

Die nachfolgenden Faktoren können das Körpergewicht erhöhen und dafür sorgen, dass das Gewicht konstant erhöht ist. Sie beeinflussen sich gegenseitig und können auch von weiteren Dingen beeinflusst werden.

Bitte kreuzen Sie an, welche Faktoren auf Sie persönlich zutreffen, um sich ein besseres Bild über Ihre Ausgangssituation machen zu können.

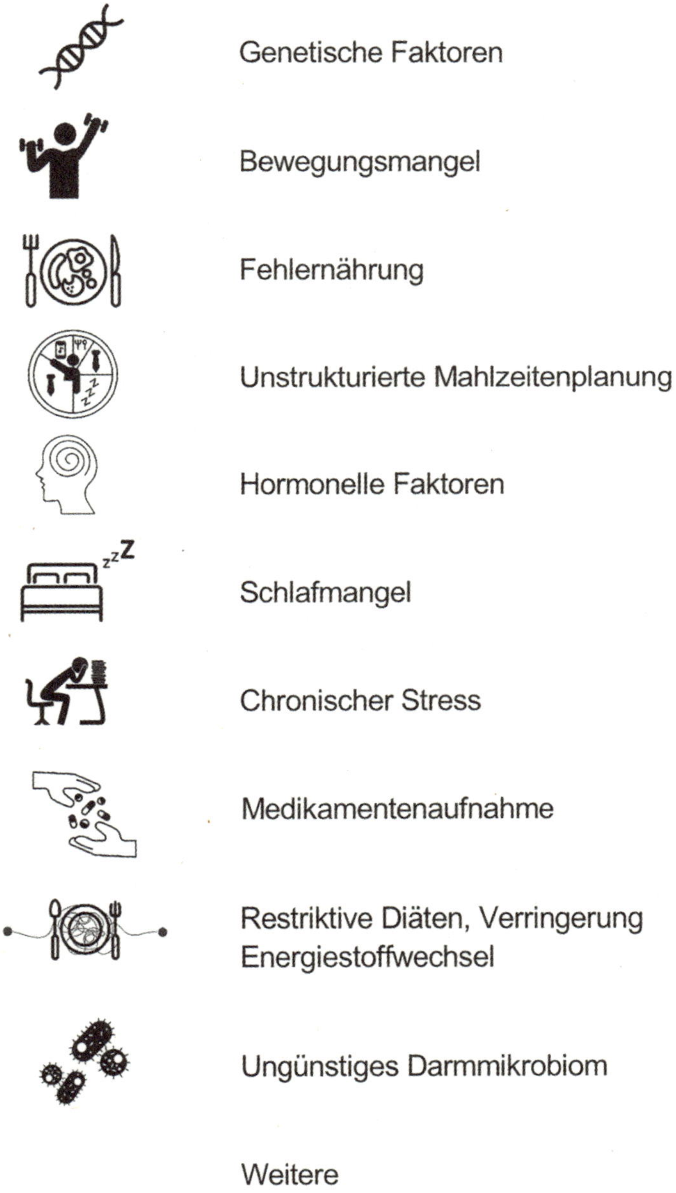

Abbildung 7: Adipositas-Faktoren im Überblick

Der Faktor Genetik

Inwieweit bestimmt die genetische Veranlagung, ob ein Mensch einen Hang zur Fettleibigkeit hat oder nicht? Gibt es Gene, die vorherbestimmen, ob jemand adipös wird oder nicht? Eines ist vorweg zu erwähnen: Wenn ein stark übergewichtiger Mensch in einem Anamnesegespräch nach der Herkunft befragt wird, zeigt sich oft folgende Situation: In den meisten Fällen liegt eine familiäre Disposition einer Fettleibigkeit vor. Häufig ist mindestens ein Elternteil übergewichtig oder adipös, Großeltern waren übergewichtig oder adipös und auch bei Geschwistern zeigt sich diese Tendenz. Heißt das also, dass bestimmte Gene so codiert sind, dass Adipositas eher ausbrechen kann, oder spielt die soziale Veranlagung eine größere Rolle? Unter sozialer Veranlagung sollen die Erziehung, die emotionale Bindung, das Vorbild der Erziehungspersonen und vor allem das emotionale Erleben im frühkindlichen Alter verstanden werden.

Es ist zwar bekannt, dass Übergewicht ein Stück weit in den Genen verankert ist, aber die genetischen Wirkmechanismen sind noch nicht vollständig geklärt. Bisher konnten molekulargenetische Studien nur einen kleinen Teil der Unterschiedlichkeiten beim Body-Mass-Index (BMI) erklären. Viele Genvarianten spielen bei der Streubreite des Körpergewichtes eine Rolle, jedoch trägt jede einzelne Variante nur wenig zum Körpergewicht bei. Es ist also ein komplexes Zusammenspiel und vieles ist abhängig von den Umweltbedingungen. Entscheidend ist nämlich auch, wie diese Gene reguliert werden.

Sogenannte »epigenetische« Einflüsse[11] können die Aktivität der Gene steuern und zu Übergewicht führen. So entdeckten beispielsweise die Wissenschaftler um Andrew Pospisilik vom Max-Planck-Institut für Immunbiologie und Epigenetik[12] einen epigenetischen Schalter, der bei zwei Menschen mit identischem Erbgut (wie eineiigen Zwillingen) bei dem einen zu Normal- und beim anderen zu Übergewicht führen kann.

Diese und weitere epigenetische Untersuchungen zeigen, dass bei der genetischen Codierung bestimmte Gene eingeschaltet werden können, die zu Übergewicht führen, ähnlich wie bei einer Art Lichtschalter. Ob die Gene für Übergewicht aktiviert werden, hängt dabei von verschiedenen Faktoren ab.

Bei Untersuchungen mit Mäusen, die unter streng kontrollierten, identischen Umweltbedingungen lebten, zeigten sich trotz ihrer genetischen Identität Gewichtsschwankungen. Die Forscher formulierten daher folgende These: Wenn der epigenetische Schalter erst einmal betätigt ist, ist das Körpergewicht für Normal- oder Übergewicht vorgegeben. Außerdem wollten die Forscher herausfinden, ob dieser epigenetische Schalter durch Ernährungsveränderungen, Stressminimierung oder Medikamente beeinflussbar ist. Auch in weiteren epigenetischen Studien[13] wurde gezeigt, dass bei einer bestimmten DNA-Formatierung eines Gens, das für Sättigung verantwortlich ist, das Risiko für Fettleibigkeit bei Frauen steigt. Dabei war die Versorgung mit wichtigen Nährstoffen wie etwa Folsäure und Eiweißbausteinen in der Embryonalentwicklung wichtig. Adipositas wird durch die Gene beeinflusst, aber es gibt noch viele offene Fragen dazu, wie es im Detail funktioniert.

Es ist interessant, inwiefern epigenetische Faktoren das Körpergewicht beeinflussen können. Schließlich ist zu beobachten, dass in bestimmten Ländern, etwa in Japan oder Korea, verhältnismäßig wenige Menschen an Adipositas leiden (3,8 beziehungsweise 3,9 Prozent, siehe OECD).[14] Auch in diesen Ländern werden die Menschen in der modernen Gesellschaft häufig einen hohen Stresspegel haben und nicht selten traumatische Erlebnisse. Hier wäre es spannend zu betrachten, ob deren Ernährungsverhalten, gerade die konservative asiatische Küche, einen epigenetischen Einfluss hat, da sich diese sehr von der westlichen Ernährung unterscheidet.

Darüber hinaus zeigen Studien, dass der Zuckerkonsum in den ersten 1 000 Tagen eines Kindes (also während der Schwangerschaft und in den ersten beiden Lebensjahren) einen entscheidenden Einfluss auf die langfristige Gesundheit hat. Dieser Zuckerkonsum hat Einfluss auf das Risiko, später an Diabetes mellitus Typ II sowie an Bluthochdruck und/oder an Adipositas zu erkranken.[15]

Lassen Sie uns folgende Hypothese formulieren: Was wäre, wenn die soziale Veranlagung durch frühkindliche Erziehung einen wichtigen Einfluss auf das Mindset, auf das Selbstwertgefühl und die Einstellung zu sich selbst sowie dem Leben hätte? Und können diese Einflüsse darüber hinaus dazu beitragen, ob jemand stark übergewichtig wird oder nicht; und wird dies außerdem auch von Generation zu Generation weitergegeben?

Schauen Sie sich diese Hypothese im Detail an: Stellen Sie sich einen Menschen vor, der in einem Elternhaus mit viel Liebe und Geborgenheit aufwächst. Die Eltern und auch die gesamte Familie besitzen hohe emotiona-le Kompetenzen. Bei hoher sozialer und emotionaler Kompetenz geht es um das Verstehen der Bedürfnisse des Anderen, das Vertrauen in die Fähigkeiten des Anderen, um bedingungslose Akzeptanz und Wertschätzung sowie um eine offene Kommunikation der eigenen Gefühle. Das Kommunikationsverhalten findet unter den Erwachsenen auf Augenhöhe statt; das Kind fühlt sich bedingungslos akzeptiert und wertgeschätzt. So kann es ein gesundes Selbstwertgefühl und eine gesunde Selbstakzeptanz aufbauen.

Menschen, die in diesem Haushalt aufwachsen, entwickeln also oft eine positive Weltansicht, ein gesundes Selbstwertgefühl und einen positiven Umgang mit sich selbst. Deren Mindset ist oft positiv. Es könnte sein, dass sie dadurch auch seltener krank werden und seltener von Adipositas betroffen sind. Auch wenn sie sich nicht so viele Gedanken um die Ernährung und Bewegung machen müssen, vielleicht auch nicht unbedingt immer genügend Gemüse und Vollkorn im Speiseplan haben, auch mal hochkalorisch essen, können sie innerlich ihr Körpergewicht besser regulieren. Diese Menschen haben oft eine hohe Resilienz (Widerstandsfähigkeit) gegen äußere Stressoren. Oft ist ihr Stresspegel nicht so erhöht, und man könnte meinen, dass diese Menschen Glück im Leben haben, weil sie viele positive Dinge anziehen. Eine perfekte Erziehung mit hoher emotionaler Kompetenz wird es nicht geben, aber in welchem Grad Letztere in der frühkindlichen Entwicklungsphase und auch in der Kindheit vorhanden war, wird Einfluss auf das spätere Leben haben.

Hier sei angemerkt, dass diese sozialen Kompetenzen nicht durch das »Helikopter-Verhalten«[16] vieler heutiger Eltern erreicht werden können. Erfahrungen aus der Praxis zeigen, dass die Kinder durch dieses Verhalten keine Selbstwirksamkeit erlernen können und oft auch nur ein schwaches Selbstwertgefühl entwickeln. Auch die Eltern setzen dieses Verhalten oft aufgrund eines mangelnden Selbstwertes und fehlender Selbstfürsorge um.

Die meisten adipösen Menschen haben ein geringes Selbstwertgefühl, eine geringe Selbstakzeptanz und eine geringe Selbstfürsorge. Der »innere Kritiker« in ihnen spricht sehr laut. In den meisten Fällen erlebten sie bereits in der Kindheit Abwertung, mangelnde Liebe sowie fehlende Wertschätzung und/oder fehlende Akzeptanz der eigenen Persönlichkeit. Traumatische Erfahrungen sind auch häufig von großer Relevanz. In den meisten Fällen werden die geringen emotionalen Kompetenzen auch an die nächste Generation »weitervererbt«. Dies machen die Menschen unbewusst, denn es gibt zu wenig Therapieprogramme, um aufzuzeigen, wie sie Techniken entwickeln können, um ihr Selbstwertgefühl sowie ihre Selbstakzeptanz aufzubauen, damit sie eine gesunde Emotionsregulation und weitere emotionale Kompetenzen erlernen können.

Dennoch wird nicht jeder Mensch, der mit emotionaler Vernachlässigung oder traumatischen Erlebnissen aufwuchs, eine Adipositas entwickeln. Stattdessen können beispielsweise psychische Störungen oder Suchterkrankungen Folgen dieser Erlebnisse sein, worauf in diesem Buch nicht näher eingegangen werden soll.

Traumatische Erfahrungen

Ein großer Teil der adipösen Menschen hat traumatische Erfahrungen erleben müssen. Unter einem seelischen Trauma wird eine schwere seelische Verletzung verstanden.[17] Sie wird meist durch außergewöhnlich belastende persönliche Erlebnisse ausgelöst und kann traumatisieren, wenn man die belastende Situation mit den eigenen Möglichkeiten nicht ausreichend bewältigen kann.

Betroffene Menschen sind Erfahrungen von starkem Kontrollverlust sowie extremer Angst und Ohnmacht ausgesetzt. Die meisten Menschen sind zunächst kaum in der Lage, solche Situationen »extremer« Hilflosigkeit zu verarbeiten. Ausgelöst werden kann ein seelisches Trauma durch Gewalttaten, Krieg und Katastrophen; aber auch Unfälle oder ähnliche Geschehnisse, die völlig unerwartet eintreten und in dem Moment nicht zu verarbeiten sind, können traumatisieren.

Viele adipöse Menschen erlebten traumatische Erfahrungen bereits in der Kindheit, wie zum Beispiel Vernachlässigung, Missbrauch, Ausgrenzung oder Mobbing, was sich stark seelisch manifestiert hat. Dabei besteht ein Zusammenhang zwischen traumatischen Belastungen aus der Kindheit, einer Impulskontrollstörung sowie Essstörungen, die dann eine Adipositas zur Folge haben können.

Untersuchungen zeigen auch, dass ein Zusammenhang zwischen traumatischen Erfahrungen und epigenetischen Effekten besteht. So können traumatische Einflüsse vor und rund um die Geburt sowie in späteren Lebensphasen genetische Faktoren beeinflussen. Epigenetik könnte eine Erklärung dafür sein, warum Traumafolgen über Generationen hinweg wirken können (wie etwa bei Kriegstraumata).

Fallbeispiel seelisches Trauma und Adipositas

Frau Augustin, Jahrgang 1974, konsultierte die Ernährungstherapie im Juni 2023, da ihr eine Revisionsoperation (siehe *Sekundäre bariatrische Operationen*) empfohlen wurde. Im Juli 2019 wurde bereits ein Omega-Loop operiert. Die Größe des Restmagens hatte sich ausgeweitet und sollte wieder verringert werden.

Zwar konnte Frau Augustin durch die erste bariatrische Operation ihr Höchstgewicht von 152 Kilogramm bei 1,65 Meter verringern und erzielte 2021 mit 98 Kilogramm auch ihr niedrigstes Körpergewicht; jedoch nahm sie seitdem wieder zu. Sie realisierte, dass die Verhaltensweisen, durch die sie adipös wurde, wieder präsent waren: ihre Essstörung und ihre Impulskontrollstörung.

Die Patientin erlitt bereits in der frühkindlichen Entwicklungsphase ein schweres Trauma und auch später erlebte sie traumatische Erfahrungen. Ihre Mutter war drogen- sowie alkoholabhängig und bekam ihre Tochter mit gerade mal 16 Jahren. Aufgrund der Suchtproblematik war es ihr nicht möglich, sich angemessen um die Bedürfnisse ihres Babys zu kümmern. Es scheiterte nicht nur an der Grundversorgung wie der regelmäßigen Einnahme von Essen, Trinken oder dem Gewickeltwerden; auch eine emotionale Bindung zwischen Mutter und Tochter wurde nicht aufgebaut. Frau Augustin konnte daher kein Urvertrauen entwickeln. Aufgrund der Vernachlässigung wurde sie schon mit drei Jahren in ein Kinderheim und dann in eine Pflegefamilie gebracht.

In der Pflegefamilie machte sie dann Missbrauchserfahrungen. Sie wurde von ihrem Stiefvater vergewaltigt. Zur Kompensation dieses Elends stopfte sie sich mit hochkalorischen Lebensmitteln voll. Sie aß, bis sie sich voll und schwer fühlte. Dies verschaffte ihr in Situationen der Ohnmacht oder Hilflosigkeit immer das Gefühl, dass alles in Ordnung war, und sie hatte dann immer etwas, um sich zu beruhigen. Sie baute sich quasi einen »Schutzpanzer« auf.

Als sie mit 18 Jahren auszog, begann Frau Augustin, extrem gezügelt zu essen und startete mit restriktiven Diäten, um abzunehmen.

Sie entwickelte eine rigide Ernährungskontrolle, bei der sie in der einen Phase extrem kontrolliert aß und in der anderen Phase ein emotional gesteuertes Essverhalten bei hochkalorischer Nahrungsaufnahme hatte. Über eine lange Zeit hinweg waren ihr Selbstwertgefühl und ihre Selbstakzeptanz sehr niedrig. Selbstfürsorge hatte sie in der Vergangenheit nie angewandt.

Frau Augustin war bereits mehrfach in psychologisch-therapeutischer Behandlung. Sie besitzt mittlerweile eine ausgezeichnete Selbstreflexion und die Fähigkeit, lösungsorientiert zu handeln. Sie übernimmt Selbstverantwortung, statt sich als Opfer zu sehen, und handelt bewusst statt automatisiert. Dadurch hat sie es trotz der traumatischen Erfahrungen geschafft, in leitender Funktion im Gastgewerbe zu arbeiten und eine partnerschaftliche Beziehung auf Augenhöhe zu führen. Ihre Impulskontrollstörung im Essverhalten sowie die Adipositas werden aber ihr Lebensprojekt bleiben, welches sie zwar mehr ins Gleichgewicht bekommen, aber nie komplett abschließen kann.

Die erneute Ernährungstherapie war ein Ansporn für Frau Augustin, sich das bisher Gelernte bewusst zu machen und auch die erlernten Techniken wieder zu üben. Durch therapeutische Maßnahmen hat sie gelernt, ihre Selbstakzeptanz aufzubauen; dadurch geht sie jetzt auch immer besser mit ihrem Körper um: Sie trainiert regelmäßig Techniken zur Umsetzung von Selbstfürsorge. Fachlich ist Frau Augustin ausgezeichnet informiert über die Umsetzung der speziellen Ernährung nach einer bariatrischen Operation.

In der Ernährungstherapie wurde ihr wieder alles bewusst und nach kurzer Zeit konnte sie es gut in ihren Alltag integrieren. Sie übte Techniken zur Emotionsregulation im Essverhalten und die Themen Kontrolle und Vertrauen wurden regelmäßig reflektiert. Ihr halfen Achtsamkeitsübungen und die Meditation, um eine Kraftquelle von innen heraus zu generieren.

Zwar wurde Frau Augustin eine Revisionsoperation angeraten, da sie wieder auf 111 Kilogramm zugenommen hatte, aber in den

Gesprächen reflektierte sie auch, was sie alles schon erreicht hat. Die erste Operation hatte ihren allgemeinen Gesundheitszustand und ihre Blutwerte deutlich verbessert, und es ist unwahrscheinlich, dass sie – aufgrund ihrer mentalen Ressourcen – je wieder ihr Höchstgewicht erreichen wird. Ob sie die Revision macht oder nicht, bleibt erstmal offen. Durch die erneute Ernährungstherapie konnte sie ihrem Rückfall entgegenwirken, und Rückfälle gehören zum Prozess der langfristig angelegten Verhaltensänderung dazu.

Mit diesem Beispiel soll gezeigt werden, dass Sie traumatischen Erlebnissen nicht völlig ausgeliefert sind. Trotz Trauma ist Ihr Leben nicht hoffnungslos und Sie können einen positiven Einfluss auf den weiteren Verlauf nehmen. Entscheidend ist aber auch, was Sie als Ihr langfristiges Ziel definieren.

Sie werden eine Adipositas und/oder ein traumatisches Erlebnis nie völlig heilen können – aber Sie können lernen, wie Sie damit umgehen und dies immer besser ins Gleichgewicht bringen, sodass Ihr alltägliches Leben nicht mehr beeinträchtigt wird. Sie können sich dahingehend entwickeln, dass die Adipositas-Disposition zwar weiterhin da ist, der Leidensdruck aber abnimmt und Sie dadurch mehr Zufriedenheit gewinnen.

Der Faktor restriktive Diäten

Restriktive Diäten, Verringerung des Energiestoffwechsels

Um eine gesunde Gewichtsreduktion anstreben zu können, ist es wichtig, zu verstehen, wie Diäten wirken und warum Diätprogramme einen negativen Einfluss auf den Energiestoffwechsel des Körpers haben.

Es existieren zahlreiche Diätprogramme, die sich in ihren Methoden erheblich voneinander unterscheiden – doch nur wenige Diätformen sind wissenschaftlich überprüft. Es ist schwierig, den tatsächlichen Langzeiteffekt von restriktiven Ernährungsinterventionen zu bewerten, da der signifikante Erfolg von Diäten in vielen wissenschaftlichen Studien nur für den kurzen Zeitraum der Intervention sowie höchstens ein bis zwei Jahre danach betrachtet wird. Die Langzeitwirkung wäre viel spannender, wird aber zu selten wissenschaftlich aktiv untersucht.

In den vorhandenen wissenschaftlichen Studien, wie beispielsweise einer Studie zu ketogenen Diäten, wird deutlich, dass Diäten für einen kurzen Zeitraum wirksam sind und Gesundheitsrisiken bereits reduzieren können.[18] Diese Verbesserungen können aber in den wenigsten Fällen langfristig gehalten werden – oftmals schlagen sie sogar ins Gegenteil um, sobald die Ernährungseinschränkungen wieder aufgehoben werden.

Was machen Diäten mit dem Stoffwechsel? Viele adipöse Menschen stehen in unserer Gesellschaft erheblich unter Druck und wollen eine schnellstmögliche sowie effektive Gewichtsabnahme erreichen. Da Menschen mit einem BMI weit über 40 häufig auch über 50 Kilogramm Übergewicht abnehmen müssen, ist es nachvollziehbar, dass ein Kilogramm Abnahme pro Monat für diese Personen viel zu wenig zu sein scheint. Für diese Menschen wirkt alles wie eine endlose Phase von Reduzierung und Ernährungsdisziplin, wobei nie wirklich ersichtlich ist, wann tatsächlich mal ein »normales sowie gesundes Körpergewicht« zu erreichen sein wird. Diese Menschen suchen dann nach Methoden, durch die sie schnellstmöglich viel Gewicht verlieren. So führen sie etwa Formula-Diäten[19] durch.

Im folgenden Fallbeispiel soll gezeigt werden, wie sich restriktive Diätprogramme bei Menschen mit Adipositas in der Praxis auswirken. Dabei wird der Krankheits- und Gewichtsverlauf von Frau Maler (BMI 45) vorgestellt.

Frau Maler ist 55 Jahre alt und seit ihrer Kindheit übergewichtig, da in ihrer Familie eine hochkalorische Ernährungsweise praktiziert wurde. Im Jugendalter entstand ein Leidensdruck durch das Übergewicht, und Frau Maler startete damals mit ersten starren Maßnahmen zur Reduzierung des Körpergewichts. Dabei führte sie beispielsweise restriktive Maßnahmen durch, bei denen die Ernährung sehr eingeschränkt war, es viele Ernährungsverbote gab und eine stark reduzierte Kalorienzufuhr vorgesehen war. Es handelte sich um Methoden wie die »Brigitte-Diät«[20], die »Ananas-Diät«[21], die »Atkins-Diät«[22], »Low Carb«[23], Trennkost oder auch Formula-Diäten. Als junge Erwachsene konnte Frau Maler bei diesen Diäten noch große Gewichtsabnahmen verzeichnen. Als erfolgreich bei Diäten sah sie sich, wenn sie laut Waage in kürzester Zeit viele Kilos verlieren konnte. Bei einer Formula-Diät nahm sie mit Mitte 20 in drei Monaten 18 Kilogramm ab.

Ab einer gewissen Zeit stagnierte das Gewicht aber bei jeder dieser genannten Maßnahmen, und es fiel Frau Maler immer schwerer, die starren Prinzipien dieser Diäten einzuhalten. Die Kalorienzufuhr erhöhte sich, zuvor verbotene Lebensmittel wurden wieder konsumiert und irgendwann schaltete der Kopf von Frau Maler auf eine »Egal«-Haltung um. Der Jo-Jo-Effekt folgte, bei dem sie nach jeder Diät wieder an Körpergewicht zunahm. Nach einer gewissen Zeit hatte sie jedes Mal sogar etwas mehr Körpergewicht auf der Waage als vor der Diät, was sie zunehmend frustrierte. Mit steigendem Alter fielen die Gewichtsverluste pro Zeiteinheit geringer aus. Dies bedeutet, dass Frau Maler ihre Ernährung immer strikter einschränken musste, um überhaupt noch eine für sie passable Gewichtsabnahme erreichen zu können. Dafür nahm sie anschließend aber auch immer schneller wieder zu, obwohl sie weder große Portionen verzehrte noch Convenience Produkte[24] konsumierte.

Vor 15 Jahren wurden bei ihr ein Lip- sowie ein Lymphödem[25] diagnostiziert und vor fünf Jahren die Schilddrüsenerkrankung Hashimoto[26]. Seitdem hat Frau Maler das Gefühl, dass sie Nahrung nur noch anschauen muss und davon zunimmt. Sie protokollierte ihre

Ernährung und laut DGE[27]-Berechnung verzehrte sie sogar eine Kalorienzufuhr unter ihrem Energieumsatz. Das jahrelange Diäten und die Erkrankungen der Schilddrüse sowie Lip- und Lymphödem hatten einen starken Einfluss auf ihren Energieumsatz.

In den typischen Formeln zur Berechnung der täglichen Kalorienmenge werden immer nur Alter, Geschlecht, Gewicht und Aktivität einbezogen. Faktoren wie der Einfluss von Diäten bleiben unberücksichtigt.

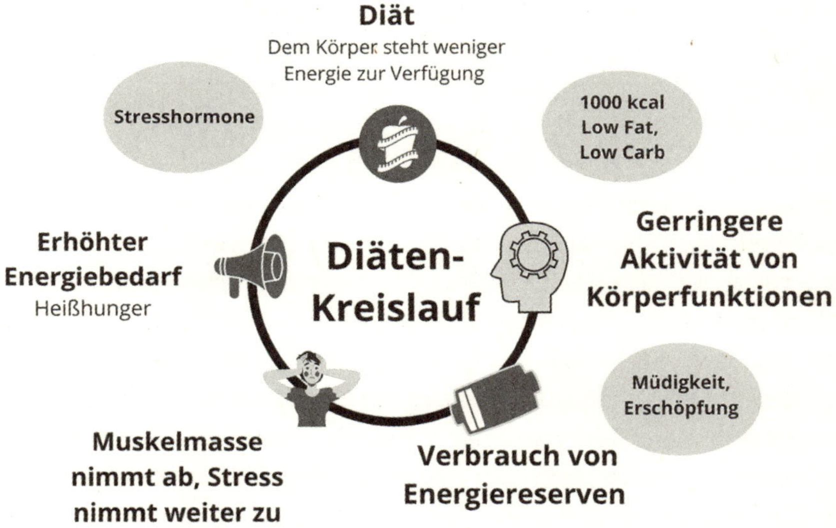

Abbildung 8: Der Diäten-Kreislauf

In der ernährungstherapeutischen Praxis wird Ihnen folgendes Prinzip erklärt: Bei einer Diät, beispielsweise einer Formula-Kur, ruft der Körper den Notstand aus. Denn der Mensch befindet sich eigentlich seit den 1960er-Jahren im Überfluss an Lebensmitteln und bewegt sich zu wenig.

Davor lebte der Mensch aber immer in einem Umfeld, das von Mangel an Nahrung geprägt war. Noch vor rund 100 Jahren, im Ersten Weltkrieg, hungerte eine Vielzahl der Menschen, die in den heutigen Wohlstandsländern wie Deutschland lebten; monatelang gab es etwa bei einer schlechten Ernte eine zu geringe Kalorienzufuhr, ähnlich wie bei einer Diät.

Die Menschheit überlebte durch folgende Strategie: Im Notstand infolge einer zu geringen Kalorienzufuhr wird Muskelmasse abgebaut und der Grundenergieumsatz gesenkt. Sobald wieder ein größeres Nahrungsangebot vorhanden ist, ruft der Körper nach Energie und füllt den Energiespeicher, vorzugsweise in Form von Fettreserven, auf. So konnten Hungerperioden, wie beispielsweise eine dreimonatige Winterphase nach schlechter Ernte und wenig Nahrung, in der Vergangenheit überlebt werden.

Dieses Programm ruft der Körper in jeder Diätphase wieder ab, weil sich die Gene nicht innerhalb weniger Generationen ändern – und unsere Großeltern oder Urgroßeltern kannten Hungersnot noch. Durch den ständigen Wechsel zwischen dem Diäthalten und dem »zu viel Essen« entsteht das »Weight Cycling«. Darunter wird verstanden, dass die diäthaltende Person ein starkes Auf und Ab an Körpergewicht erlebt. Im Trend entwickelt sich das Körpergewicht dabei immer weiter nach oben. Im Abschnitt *BIA-Messung* wird beschrieben, wie diese Person ihren Fettanteil zuungunsten des Muskelanteils nach jeder Diät erhöht. Umgangssprachlich wird gesagt, dass adipöse Menschen, die jahrelang viele starre Diätprogramme durchgeführt haben, ihren Stoffwechsel runtergefahren haben und dadurch kaum noch abnehmen können.

Fallbeispiel Diätenschrott

Frau Mirosavic konsultierte im Dezember 2022 zum ersten Mal eine Ernährungstherapie im Rahmen des Multimodalen Konzeptes

(MMK)[28], denn sie war zuvor in der Adipositas-Klinik vorstellig und strebte eine bariatrische Operation an. Dies war in ihren Augen die letzte Möglichkeit, um endlich eine erfolgreiche Gewichtsabnahme zu erreichen. Alle bisherigen Methoden waren erfolglos.

Frau Mirosavic setzte alle Hoffnungen auf eine bariatrische Operation, denn ihr Ziel war es, ein Normalgewicht und nie wieder Übergewicht zu haben, egal um welchen Preis. Frau Mirosavic war zum Zeitpunkt des Erstgesprächs 35 Jahre alt. Bei einer Größe von 1,65 Metern und einem Gewicht von 110 Kilogramm lag ihr BMI bei 40. Sie hatte keine Begleiterkrankungen und nannte als Wunschgewicht 70 Kilogramm. Sie hatte mit ihrer Mutter abgesprochen, dass sie sich beide operieren lassen, denn sie wollten endlich schlank sein. Ihre Mutter war zum Zeitpunkt ihres Anamnesegesprächs schon seit zwei Monaten operiert. Seitdem nahm diese endlich wieder Körpergewicht ab, hatte kein Verlangen nach Essen und es ging ihr laut eigener Aussage sehr gut.

Im ersten Anamnesegespräch ist es wichtig, dass der Ernährungstherapeut auch immer die Kindheit, die Beweggründe und bisherigen Erfahrungen mit Diätprogrammen gemeinsam mit den Betroffenen analysiert. Frau Mirosavic hatte als Kind im Leistungssport Eiskunstlauf trainiert, an sie wurden in Bezug auf Körper und Ernährung bereits damals hohe Anforderungen gestellt. Sie beschrieb, dass ihre Mutter ein hohes Schlankheitsideal verinnerlicht hatte und daher auch selbst regelmäßig auf Diät gewesen war.

Mit 18 Jahren lernte Frau Mirosavic ihren jetzigen Ehemann kennen. Dieser war immer schlank, arbeitete körperlich schwer im Handwerk und musste, wie sie erzählte, nie auf die Ernährung achten. Nach nicht einmal einem Jahr zog sie mit ihrem Mann zusammen und adaptierte seine hochkalorische Ernährung. Darüber hinaus übte sie keinen Sport mehr aus; eine Gewichtszunahme war die Folge. Frau Mirosavic beschrieb, dass sie sich hin- und hergerissen fühlte: Auf der einen Seite wollte sie mit ihrem geliebten Partner gut essen, ihm leckere Gerichte kochen und nicht krüsch[29] sein. Andererseits hatte sie aber auch ein strenges Schlankheitsideal im Kopf und begann daher mit strengen, starren Diätprogrammen. Immer wenn sie Körpergewicht zunahm, folgten Diäten.

Frau Mirosavic nahm hauptsächlich Medikamente und Appetitzügler ein, damit sie kein Hungergefühl mehr verspürte. In ihrer Vorstellung wollte sie durch das Hungern ihr Wunschgewicht erreichen und dann wieder langsam mit einer gesunden Ernährung beginnen.

Sie hatte die Illusion, dass hierdurch sowie durch die Einnahme von Tabletten überschüssiges Körperfett quasi »schmelzen« würde. Dann hätte sie wieder ein Normalgewicht und könnte danach einfach gesund essen wie andere normalgewichtige Menschen auch. Umso frustrierender war es dann natürlich, dass sie nach einer Hungerphase den Jo-Jo-Effekt erlebte und mehr zunahm als vor der Diät. Aus Frust habe sie dann einfach weiter gegessen – nach dem Motto: »Es ist egal, es bringt sowieso nichts.«

Viele übergewichtige und adipöse Menschen glauben fest an die Wirkung der Tabletten, wie es Frau Mirosavic all die Jahre getan hatte. Schließlich sind die Werbeversprechungen der Hersteller von Formula-Produkten, strengen Diätplänen und Abnehmtabletten darauf ausgerichtet, die (vermeintlich) perfekte Lösung für Menschen mit Gewichtsproblemen zu haben. Sie sprechen die Emotionen der Betroffenen an und spenden Hoffnung und Zuversicht.

Als Beispiel wird auf den Werbebroschüren von bestimmten Abnehmtabletten versprochen, dass bei ordentlicher Einnahme drei Kleidergrößen weniger in drei Monaten zu realisieren sind. Eine in den Werbematerialien aufgeführte klinische Wirksamkeitsstudie wird von beeindruckenden »Vorher-Nachher-Bildern« ergänzt. Mit rationalen Informationen über Stoffwechsel und Grundumsatz kann man Menschen eben weniger gut erreichen als mit Emotionen.

Auch Frau Mirosavic hat sich vorher nie eingehend mit den Themen *Stoffwechsel, Grundumsatz* und der Bedeutung einer *ausgewogenen Ernährung* beschäftigt. Sie war erfolgreich und fühlte sich motiviert, wenn die Zahl auf der Waage so schnell wie möglich nach unten ging. Bei einem Gewichtsanstieg war sie frustriert, ärgerte sich über sich selbst - die Motivation war dahin. Oft verdrängte sie diese Situation, nahm dadurch in kürzester Zeit viele Kilos zu und mied dann die Waage.

2014 und 2017 war Frau Mirosavic schwanger. Besonders in der ersten Schwangerschaft war die Gewichtszunahme sehr hoch und lag bei insgesamt 30 Kilogramm. Während der Schwangerschaft gönnte sich Frau Mirosavic das Essen und anschließend war sie wieder auf Diät.

Durch die starren Diäten mit anschließendem Kontrollverlust hat Frau Mirosavic auch ein rigides Essverhalten mit Störungsmustern im Essverhalten entwickelt. Zum Therapiestart befand sie sich in der ungezügelten Kontrollphase: Unregelmäßiges Essen am Tag mit kleinen Snacks, die sie nebenbei verzehrte, große Nahrungsportionen am Abend, ein sehr unachtsames Essverhalten und eine Trinkmenge unter einem Liter am Tag waren die Folge.

Betrachten Sie diesen Fall einmal aus der emotionalen Perspektive: Frau Mirosavic hat bereits in der Kindheit durch das Eiskunstlaufen gelernt, dass sie wertvoll ist, wenn sie eine tolle Figur und bestimmte Schlankheitsideale erreicht. Zusätzlich wurden schon im Elternhaus regelmäßig Diätprogramme durchgeführt.

Das prägt! Wenn Eltern sich für ihre Kinder ein gesundes Essverhalten wünschen, dann sollten sie selbst ein gesundes Essverhalten ohne starre Diäten vorleben. Eltern sind immer Vorbilder für ihre Kinder, auch wenn es um das Thema *Essverhalten* geht. Das ständige Scheitern der Diätprogramme reduziert das Selbstwertgefühl, frei nach dem Motto: »Schon wieder nicht geschafft, ich bin zu schwach!«

An dieser Stelle deswegen ein Rat an Ernährungstherapeuten und an behandelnde Kliniken: Wichtig wäre schon im MMK ein Modul zum Thema *Aufbau von Selbstwert* sowie der konstruktive Austausch über den eigenen Wert in einer Gruppentherapie. In einer Einzeltherapie sollte zudem über den »inneren Kritiker« gesprochen werden und in den Sitzungen zunehmend der »innere Freund«, der zu lange im Verborgenen war, hervorgehoben werden. Zu oft werden bei Patienten im MMK nur fachliche und rationale Inhalte zum Thema *Ernährung und Verhalten* bearbeitet. Es werden nur allgemeine Empfehlungen gegeben, statt sich mit der emotionalen Sichtweise des Patienten zu beschäftigen.

Restriktive Diäten und psychologische Effekte (rigides versus flexibles Essverhalten)

Mithilfe des Energiegrundumsatzes und der Berücksichtigung der Tatsache, dass der Mensch erst seit den 1960er-Jahren in einer Gesellschaft mit Nahrungsüberfluss und zugleich mangelnder Bewegung lebt, lässt sich erklären, was körperlich bei restriktiven Diätmaßnahmen passiert.

Im Folgenden wird beschrieben, was strenge Diätpläne und eine starre Kalorienrestriktion langfristig mit der Psyche eines Menschen machen. Dieses Kapitel ist besonders relevant für Menschen, die sich mit Abnehmspritzen oder einer bariatrischen Operation beschäftigen. Das rigide Essverhalten und die entstehenden Störungsmuster im Essverhalten werden auch in den nächsten Kapiteln präsent sein.

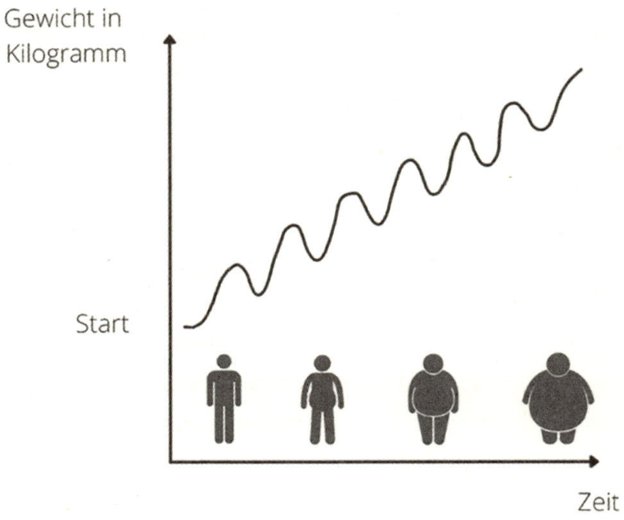

Abbildung 9: Jo-Jo-Gewichtsverlauf

Viele adipöse Menschen sind in einem Essmuster gefangen, in dem sie durch den sogenannten Jo-Jo-Effekt langfristig betrachtet dicker und dicker werden – die Gewichtsentwicklung sieht dabei tendenziell wellenförmig aus, wie Abbildung 9 zeigt. Wenn das Kontrollsystem dieser Menschen analysiert wird, lässt sich Folgendes beobachten:

Diese Menschen befinden sich oft abwechselnd in zwei Extremphasen bezüglich ihrer Ernährungskontrolle. Bildlich gesprochen denken sie schwarz-weiß: Schwarz bedeutet dabei, »alles kontrollieren« zu wollen, und weiß bedeutet »völliger Kontrollverlust«.

In der ersten Kontrollphase (schwarzes Denken) orientiert sich die adipöse Person an den starren Vorgaben einer Diät. Hier wird verstärkt auf das Zählen von Kalorien geachtet, viele Ernährungsverbote werden eingehalten, Lebensmittel, die sonst gerne gegessen werden, gemieden und stattdessen mit kalorienarmer Nahrung substituiert, die nicht schmeckt.

Die Waage ist der wichtigste Erfolgsindikator, daher wird sehr häufig deren Zahl gecheckt. In dieser Kontrollphase sind Gedanken an das Essen überdurchschnittlich präsent. Es ist eine rationale, zahlenorientierte Herangehensweise, bei der Ernährungsziele festgelegt werden, die langfristig niemals umsetzbar sind. Ein diätetisch völlig unbedeutendes Ereignis (etwa ein halbes Kilogramm mehr durch Wassereinlagerung während der Menstruation) kann dieses Kontrollsystem nämlich komplett außer Kraft setzen. Die Person gibt die Kontrolle dann zugunsten einer zügellosen Nahrungsaufnahme auf.

Die zweite Phase (weißes Denken) ist die andere Extremform. In dieser häufig sehr unkontrollierten Phase werden endlich wieder die zuvor vermeintlich verbotenen Lebensmittel konsumiert, auf die der Diät-Willige so lange verzichten musste. Dieser Person gelingt es dann jedoch nicht, ein sinnvolles Maß bezüglich der hochkalorischen Naschereien zu finden, sodass eine ungezügelte Nahrungsaufnahme stattfindet - häufig gepaart mit anschließendem schlechtem Gewissen.

Die Adipositas-Betroffenen wissen, dass sie weiterhin ein kontrolliertes Essverhalten umsetzen müssten und ihr Selbstwertgefühl sinkt immer mehr, ausgelöst durch das ständige Scheitern. Diese Extremform wird als *rigides Essverhalten* oder *rigide Ernährungskontrolle* bezeichnet.

Die nachfolgende Tabelle stellt eine rigide Ernährungskontrolle und deren Folgen einer flexiblen Ernährungskontrolle gegenüber:

	Rigide Kontrolle	Flexible Kontrolle
Merkmale	strenge, einschneidende Maßnahmen	mäßige, einfache Maßnahmen, aber keine völlige Freigabe von z. B. Süßigkeiten, süßen Getränken und hochkalorischen Lebensmitteln
	»Alles- oder nichts«-Prinzip	Prinzip der kleinen Schritte
	häufige, aber kurzfristige Diätmaßnahmen	Gewichtskontrolle als permanente, lebenslange Aufgabe
	Gedanken drehen sich ständig um das Essen und Diäthalten	Kalorienzufuhr bei der nächsten Mahlzeit ausgleichen, wenn vorher zu viel gegessen wurde
	viele Verbote, starres Bewerten von Lebensmitteln	intuitives, achtsames Essverhalten
	Diätphasen wechseln sich mit Phasen ab, in denen das Essverhalten nicht besonders gezügelt wird	Aufbau einer guten Körperwahrnehmung
Beispiel	1000-Kcal-Diät	ausgewogene Kost mit moderater Einschränkung der Kalorienzufuhr
	»Ab morgen nie mehr Schokolade!«	reduzierte Essgeschwindigkeit
	»Kohlenhydrate sind schlecht und machen dick!«	regelmäßiges Essen üben und die Mahlzeiten am Tisch verzehren
	»Eiweiß macht schlank!«	Ernährung nach dem Tellerprinzip, siehe Abbildung 10
Ergebnis	fördert die Entstehung von gestörtem Essverhalten (etwa Binge-Eating-Syndrom)	schützt vor der Entstehung von gestörtem Essverhalten
	hilft nicht bei der langfristigen Gewichtskontrolle	ermöglicht langfristige Gewichtsstabilisierung

Tabelle 2 Unterscheidung zwischen rigider und flexibler Kontrolle des Essverhaltens[30]

Studien zeigen, dass Menschen mit einem rigiden Kontrollsystem einen höheren BMI haben als Menschen mit flexibler Ernährungskontrolle. Darüber hinaus werden durch das rigide Essverhalten Störungsmuster im Essverhalten entwickelt.[31] Warum ist dies so?

Erfahrungen und Berichte aus strengen Diätprogrammen sowie Empfehlungen der Medien zum Thema *Starre Kontrolle, Verbote* und *Kalorienzählen* wirken, rational betrachtet, erst einmal sehr vielversprechend. Gesundheitlich würde die dauerhafte Umsetzung einen hohen Mehrwert bringen. Menschen und deren Verhaltensweisen funktionieren jedoch nicht nur zu 100 Prozent rational; zwischen Wissen und einer langfristigen Umsetzung besteht eine Kluft.

In dieser Kluft müssen Aspekte wie Gefühle, Emotionen, Einstellungen/Denkmuster, Alltagsbedingungen und einiges mehr berücksichtigt werden. Eine rigide Ernährungskontrolle erhöht langfristig den Druck immer mehr – und Ernährung wird dadurch zum Stressfaktor, denn der Betroffene muss darauf achten, alles richtig zu machen, und darauf, dass die Waage Fortschritte in Form von kontinuierlich niedrigeren Zahlen anzeigt. Wenn die adipöse Person dann mal nicht nach Plan isst oder mal ein Kilogramm zunimmt, kommen Schuldgefühle beziehungsweise ein schlechtes Gewissen auf.

Das folgende Patientenbeispiel soll zeigen, wie sich aus einer strengen, rigiden Ernährungskontrolle eine Essstörung entwickeln kann:

Frau Steffens, Jahrgang 1975, besuchte die erste Ernährungstherapiesitzung im Sommer 2020, mit einem BMI von 45. Seit ihrer Kindheit war sie übergewichtig und vor allem ihre Großmutter setzte sie bereits in jungen Jahren sehr unter Druck, was Gewicht und Abnehmen betraf. Dabei war die Großmutter einerseits eine emotional nahe Bezugsperson, andererseits genügte die Enkelin ihr nie, was sich in der fehlenden Anerkennung zeigte, die Aussehen und Essverhalten betrafen. Trotzdem war die Intention der Großmutter positiv: Sie wollte, dass das Kind gesund wird. Jedoch entwickelte sich bei Frau Steffens ein negatives eigenes Körperbild mit viel Scham, dadurch wurde das eigene Essverhalten negativ beeinflusst.

Frau Steffens absolvierte bis zum Sommer 2020 in regelmäßigen Abständen strenge Diäten, durch die sie kurzfristig Körpergewicht verlor – langfristig aber wieder zunahm. In regelmäßigen Abständen reduzierte sie Kalorien auf unter 1 000 am Tag, reduzierte Kohlenhydrate auf ein Minimum und/oder führte ein intermittierendes Fasten[32] durch.

Fast alle Faktoren der in Tabelle 2 dargestellten rigiden Ernährungskontrolle wurden bei ihr bestätigt. Frau Steffens klagte mittlerweile über wiederkehrende Essanfälle, was auch als Binge Eating Disorder (BED) bezeichnet wird. Sie entwickelte durch die starren Muster, wie beispielsweise ab 18 Uhr nichts mehr zu essen, Heißhungerattacken am Abend, die sich mit der Zeit immer steigerten.

Außerdem beschrieb sie ein impulsives und emotional gesteuertes Essverhalten in ungezügelten Phasen. Sie aß, wenn der Stresspegel deutlich erhöht war, wenn sie traurig war und vor allem, wenn sie sich einsam fühlte. Bisher hatten alle rigiden Maßnahmen immer einen Fokus auf der Wissensvermittlung; Frau Steffens hatte sich viel mehr Ernährungswissen angeeignet als der Durchschnitt der Bevölkerung. Die gezielte Arbeit am Essverhalten war aber in ihren bisherigen Ernährungsberatungen kein Thema gewesen.

So wie Frau Steffens geht es vielen adipösen Menschen, die durch ihre Diäterfahrungen zunächst ein immer rigideres Essverhalten festigen und daraus ein Störungsverhalten entwickeln. Doch was sind typische Merkmale von rigiden Strukturen, wann wird von Störungsfaktoren gesprochen und was passiert, wenn sich diese Patienten bariatrisch operieren lassen? Wie wichtig ist das Erlernen eines gesunden Essverhaltens mit flexiblen Kontrollstrukturen?

Typische Merkmale bei Patienten mit rigider Ernährungskontrolle:

- Der Hunger wird unterdrückt.
- Die Patienten hören auf, zu essen, obwohl sie noch nicht satt sind.
- Sie essen Lebensmittel, obwohl sie sie nicht mögen, weil sie angeblich schlank machen.
- Sie haben ein schlechtes Gewissen nach dem Essen.
- Sie haben eine »ab morgen (... keine Schokolade mehr)«-Mentalität.
- Beim Abnehmen wollen sie sich an einen genauen Plan halten.
- Tagsüber essen sie wenig, abends erleben sie einen Kontrollverlust.
- Kalorien werden streng gezählt.
- Der Fokus liegt auf den Kohlenhydraten (diese machen vermeintlich dick, abends keine Kohlenhydrate, am liebsten gar keine Kohlenhydrate mehr).
- Lebensmittel werden für diese Menschen in »gut« und »schlecht« unterteilt.
- Das Verlangen nach Süßem wird unterdrückt.

Wann können sich Störungsmuster im Essverhalten entwickeln? Dazu sind folgende Beispiele zu nennen:

- Die Patienten beschäftigen sich andauernd mit Essen, haben eine unwiderstehliche Gier nach Nahrung und häufige Episoden von Fressattacken, bei denen große Mengen innerhalb von kurzer Zeit konsumiert werden.
- Sie essen kontrolliert, wenn sie mit anderen zusammen sind, und lassen sich dann gehen, wenn sie allein sind.
- Sie verschlingen Essen, obwohl sie nicht hungrig sind.
- Morgens halten sie sich noch an die Diät, aber durch die Tagesereignisse ist es dann am Abend so weit, dass sie wieder essen, was sie wollen – nach dem Motto: »Nun ist es egal!«

- Sie essen regelmäßig über ihr Völlegefühl hinaus, verschlingen Essen und behaupten, dass ihnen das Sättigungsgefühl schon lange verloren gegangen ist.
- Wenn sie ängstlich und angespannt sind, fangen sie an zu essen.
- Wenn sie mit einer Person zusammen sind, die auch viel zu viel wiegt, essen sie meistens zu viel.
- Wenn sie mit dem Essen erst mal angefangen haben, können sie manchmal nicht mehr aufhören.
- Es fällt ihnen schwer, Essensreste einfach übrigzulassen.
- Wenn sie Kummer haben, essen sie zu viel.
- Wenn sie einsam sind, trösten sie sich mit Essen.
- Wenn sie während einer Diät etwas »Unerlaubtes« essen, denken sie oft »Jetzt ist alles egal« und greifen dann erst recht zu.

Pudel und Westenhöfer haben einen Fragebogen zum Essverhalten entwickelt, der in den Kategorien *gezügeltes Essverhalten, gestörtes Essverhalten, rigide Ernährungskontrolle* und *flexible Ernährungskontrolle* auszuwerten ist.[33] Personen mit einem rigiden Essverhalten sind oft sehr zahlenorientiert, ihnen gibt es etwa Sicherheit, wenn sie Kalorien zählen können

Dies kann aber auch sehr frustrierend sein, denn niemand kann Ihnen sagen, wie viele Kalorien Sie ganz genau am Tag essen dürfen. Die typischen Formeln, die den Kalorienbedarf berechnen, berücksichtigen das Geschlecht, das Alter, die Körpergröße und das Körpergewicht. Aus diesen Werten lässt sich der Energiegrundumsatz berechnen.

Ebenso wird ein Aktivitätsenergieumsatz addiert, bei dem Sie angeben, wie viel Sie sich im Durchschnitt bewegen. In diesen Formeln wird aber nicht inkludiert, wenn Sie Ihren Energiegrundumsatz durch ständiges »Diäten« bereits verringert haben, und auch weitere Faktoren, die Ihnen in den nächsten Abschnitten vorgestellt werden, werden nicht berücksichtigt. Daher handelt es sich beim Kalorienbedarf nur um eine Tendenz.

Sie könnten beispielsweise einen geplanten Umsatz von 1 200 Kalorien am Tag bereits mit nur einer Mahlzeit am Tag decken, indem Sie etwas Schokolade, ein helles Brötchen mit Mettwurst und eine Cola verzehren. Langfristig werden Sie damit aber nicht erfolgreich abnehmen – warum das so ist, erfahren Sie in diesem Buch.

Für Personen mit rigidem Essverhalten sind daher die Prinzipien einer ausgewogenen, flexibel kontrollierten, achtsamen und strukturierten Ernährung zu erlernen, da sie langfristig umsetzbar sind.

Essstörungen als Folge rigider Essmuster

Essstörungen sind Verhaltensstörungen, bei denen sich die Betroffenen gedanklich und emotional ständig mit dem Thema *Essen* beschäftigen. Essstörungen hängen meist mit der Psyche eines Menschen und seinem sozialen Umfeld sowie der Einstellung zum eigenen Körper zusammen. Langfristig können Essstörungen zu Gesundheitsschäden führen.[34]

Dies sind die bekanntesten und anerkanntesten Essstörungen – sie haben eigene Begriffe und Definitionen, sind aber nicht immer klar voneinander abgrenzbar:

- Magersucht (Anorexia nervosa)
- Ess-Brech-Sucht (Bulimia nervosa)
- Fressattacken (Binge Eating Disorder)

Chronisch gewordene Essstörungen können zu lebensgefährlichen körperlichen Schäden wie Unterernährung, Mangelernährung oder Adipositas führen. An dieser Stelle möchte ich Sie schon einmal fragen: »Wie viel Störbarkeit findet sich in Ihrem Essverhalten?«

Störbarkeiten im Essverhalten entwickeln sich schleichend, wenn ein intuitiver und bewusster Bezug zum Essen sowie zum eigenen Körper immer mehr verloren geht. Störfaktoren sind bereits beispielsweise ein zu gezügeltes Essverhalten, ein ständiges Beschäftigen mit Essen und eine gestörte Körperwahrnehmung.

Einige adipöse Menschen behaupten, sie hätten ein ganz normales Essverhalten, wie ihre Kollegen, und der wichtigste Faktor für ihr Übergewicht sei ihre genetische Fehldisposition. Ist dieser ständige Wechsel zwischen restriktiver Diät und unkontrolliertem Essen aber wirklich normal? Ist unachtsames Essverhalten mit fehlender Sättigungswahrnehmung normal? Oder emotional gesteuertes Essverhalten geprägt von schlechtem Gewissen?

Esssüchtige Patienten essen zwanghaft und denken überdurchschnittlich viel an Essen und Gewicht. Entweder essen sie unkontrolliert sowie hochkalorisch oder sie versuchen, sich stark zu zügeln. Dabei nutzen sie beispielsweise restriktive Diäten und viel Sport, um in kürzester Zeit abzunehmen. Dies ist das rigide sowie starre Kontrollverhalten, das immer mehr zu Übergewicht und Adipositas führt.

Adipöse Menschen fühlen sich oft als Versager, als Folge ist deren Selbstwert oft sehr gering.

Diagnostisches Kriterium:

Alle bekannten Krankheiten werden weltweit nach den diagnostischen Leitlinien der ICD-10 kategorisiert und jeweils mit einem »Diagnoseschlüssel« versehen. »ICD« steht in der deutschen Übersetzung für »Internationale statistische Klassifikation der Krankheiten und verwandter Gesundheitsprobleme«. Essstörungen sind dort unter dem Code F50 beschrieben.

Bei Adipositas-Patienten können am ehesten eine Binge-Eating-Störung (BED) und/oder das Night-Eating-Syndrom (NES) auftreten. Das Night-Eating-Syndrom ist unter der Kategorie *Andere näher bezeichnete Essstörungen* aufgelistet. BED und NES sollen im Folgenden detaillierter betrachtet werden.

Bei einer Binge-Eating-Störung treten folgende Diagnosekriterien auf:

1. Wiederholte Episoden von Essanfällen. Ein Essanfall ist durch folgende Merkmale gekennzeichnet:
   a. Verzehr einer Nahrungsmenge in einem bestimmten Zeitraum (etwa innerhalb eines Zeitraums von zwei Stunden), wobei diese Nahrungsmenge wesentlich größer ist als die Menge, die die meisten Menschen in einem vergleichbaren Zeitraum und unter vergleichbaren Bedingungen essen würden.
   b. Das Gefühl, während der Episode die Kontrolle über das Essverhalten zu verlieren (beispielsweise das Gefühl zu haben, nicht mit dem Essen aufhören zu können oder keine Kontrolle über die Art und die Menge der Nahrung zu haben).
2. Die Essanfälle treten gemeinsam mit mindestens drei der folgenden Symptome auf:
   a. Sie essen wesentlich schneller als normal.
   b. Sie essen bis zu einem unangenehmen Völlegefühl.
   c. Sie essen große Nahrungsmengen, auch wenn Sie sich körperlich nicht hungrig fühlen.
   d. Sie essen aus Scham über die Mengen, die Sie essen, alleine.
   e. Sie haben Ekelgefühle gegenüber sich selbst, sind deprimiert oder haben große Schuldgefühle nach dem übermäßigen Essen.
3. Es besteht ein deutlicher Leidensdruck wegen der Essanfälle.
4. Die Essanfälle treten im Durchschnitt mindestens einmal pro Woche über einen Zeitraum von drei Monaten auf.
5. Die Essanfälle treten zusammen mit wiederholten unangemessenen kompensatorischen Maßnahmen auf, wie bei der Ess-Brech-Sucht oder Magersucht.

Beim Night-Eating-Syndrom handelt es sich um wiederkehrende Episoden nächtlichen Essens in Form von Essen nach dem Erwachen aus dem Schlaf oder übermäßiger Nahrungsaufnahme nach dem Abendessen. Dabei sind sich die Personen des Essens bewusst und können sich daran erinnern. Das »Night-Eating« kann nicht durch äußere Einflüsse, wie beispielsweise einen veränderten Schlaf-Wach-Rhythmus, erklärt werden. Es verursacht in psychosozialer Hinsicht einen großen Leidensdruck.[35]

Menschen mit einer Essstörung sollen laut *S3-Leitlinie Diagnostik und Behandlung der Essstörungen* frühzeitig Hilfe erfahren. Jeder Arzt oder Psychologe sollte bei entsprechenden Hinweisen an die Möglichkeit einer Essstörung denken. Dabei sollten neben Körpergröße und Körpergewicht auch Screening-Fragen zur Identifizierung gestellt werden. Adipositas-Patienten sind eine Zielgruppe, die bezüglich Essstörungen besonderer Aufmerksamkeit bedarf.[36]

Der Faktor Fehlernährung

Viele übergewichtige und adipöse Menschen haben das Gespür für eine gesunde, ausgewogene und bedarfsgerechte Ernährungsweise komplett verloren. Ihre Ernährungsweise pendelt durch das rigide Essverhalten oft phasenweise zwischen zwei Extremen, und zwar zwischen starren Diätmustern mit vielen Verboten und einem Essverhalten, das dann wieder ungezügelt ist. Wenn man sich die Ernährung vieler Menschen der heutigen Zeit genau anschaut, lässt sich Folgendes beobachten: ein unachtsames Essverhalten, häufig fehlende Mahlzeitenstrukturen und Gerichte, die schnell zuzubereiten sind.

Es werden dann oft auch stark verarbeitete Lebensmittel gewählt, die viele künstliche Zusatzstoffe, Zucker, gesättigte Fette, Salz sowie künstlich zugeführtes Eiweiß und Vitamine enthalten. Nährstoffe wie Ballaststoffe, sekundäre Pflanzenstoffe oder Vitamine und Mineralstoffe in natürlicher Form und Menge fehlen. Durch eine Informationsüberflutung in den Medien und gescheiterte Diäten sind viele Menschen auch verunsichert, was gesund ist und was nicht. Viele Ernährungsmythen machen sich breit. Unter Ernährungsmythen werden Ernährungsaussagen verstanden, die wissenschaftlich nicht belegt sind. So werden beispielsweise Kohlenhydrate in der heutigen Zeit komplett verteufelt und als »Dickmacher Nummer 1« betitelt.

In den Ernährungsberatungen vor den Operationen zeigt sich dann folgendes Geschehen – hier am Fallbeispiel von Frau Lutz: Frau Lutz (39 Jahre, BMI 45) hat ihre erste Ernährungssitzung und berichtet über zahlreiche Diätversuche, die nicht mehr helfen. »Low Carb« und »Intervallfasten« waren bisher die besten Strategien, aber sie konnte diese nicht langfristig umsetzen. Sie befand sich dann überwiegend in der Phase, in der sie ihre Ernährung weniger kontrolliert. Sie behauptete im ersten Gespräch, dass sie zu viele Kohlenhydrate esse und es kein Wunder sei, dass sie zu dick ist. Die bösen Kohlenhydrate seien schuld. Eine Mahlzeitenstruktur hatte die Patientin aber nicht.

In der Ernährungsberatung protokollierte sie einen Tag lang ihre Ernährung. Viele Protokolle, gerade wenn diese über mehrere Tage geschrieben werden müssen und kaum Begleitung vorhanden ist, sind »sozial erwünscht« und ein sogenanntes »Underreporting«[37].

Uhrzeit	Menge	Lebensmittel
07.00 Uhr	2 Tassen	Kaffee mit Milch
11.15 Uhr	1	Schnitzelbrötchen mit Remoulade
12.30 Uhr	1 Tasse	Cappuccino (lösliches Pulver)
	1	Eiweißriegel
14.00 Uhr	2 Scheiben	Graubrot
	2 Teelöffel	Butter
	1 Scheibe	Gouda
	1 Scheibe	Hähnchensalami

17.00 Uhr	1	Apfel
20.15 Uhr	2 Teller	Nudeln mit Hackfleisch-bolognese und Streukäse
21.10 Uhr	40 g	Fruchtgummibärchen, angereichert mit Vitaminen
über den Tag verteilt	1,6 Liter	Trinken: Cola Zero

Tabelle 3: Ernährungsprotokoll Fallbeispiel Frau Lutz

Wenn Frau Lutz gefragt würde, was an dieser Ernährung positiv ist, dann würde sie Folgendes antworten: Über den Tag esse sie gar nicht so viel, die Mengen seien in Ordnung. Ihr Problem sei nur das abendliche Essen. Sie versuche auch immer, genügend Eiweiß einzubauen, denn Eiweiß mache ja schlank und sei gesund. Ihr Glaube war zudem, dass Ihre Zwischenmahlzeiten mit Eiweißriegel und Apfel gesund seien. Trinken könne mehr sein, Wasser bekomme sie aber nicht runter, dann würde sie gar nichts mehr trinken. Wenigstens trinke sie nur gesüßte Getränke mit Zuckeraustauschstoffen. Die seien nicht so schlimm. Über das abendliche Essen ärgerte sie sich massiv, denn es seien viel zu viele Kohlenhydrate. Die schlimmsten Kohlenhydrate für sie waren die bösen Nudeln.

Dieses Beispiel zeigt, wie sehr Frau Lutz das Gefühl für eine natürliche und bedarfsgerechte Ernährungsweise verloren hatte: Bevor eine Adipositas-Operation oder Abnehmspritzen angedacht werden, sollten zunächst ganz grundlegend die Themen *Basisernährung ohne Mythen* und *Diäten* thematisiert werden!

Frau Lutz benötigte zunächst ein regelmäßiges Essverhalten. Sie präferierte Lebensmittel mit hoher Energiedichte[38] – dadurch wurden pro Mahlzeit immer zu viele Kalorien aufgenommen. Insgesamt hatte sie am protokollierten Tag über 3 000 Kalorien aufgenommen. Es fehlte vor allem an Gemüse!

Sie war erschrocken, dass von der Deutschen Gesellschaft für Ernährung (DGE)[39] drei handgroße Portionen Gemüse am Tag empfohlen werden und in ihrer Ernährung mehr Gemüse als tierische Lebensmittel enthalten sein sollte. Ihre Ballaststoffaufnahme war an diesem Beispieltag mit 20 Gramm viel zu niedrig und sollte bei 30 Gramm Ballaststoffen pro Tag liegen.[40] Ausreichend Ballaststoffe in Form von Gemüse, Obst und Vollkornprodukten zu sich zu nehmen, ist von großer Bedeutung für die Gesundheit. Zum einen kann ein hoher Verzehr von Ballaststoffen mit einem niedrigeren Risiko für koronare Herzkrankheiten und verschiedene Krebserkrankungen einhergehen.

Zum anderen fördern Ballaststoffe ein gutes Darmmikrobiom, was sich positiv auf die Darmgesundheit auswirken kann. Viele Menschen verzehren am Tag viel zu wenig Ballaststoffe, auch nach einer bariatrischen Operation essen viele Menschen viel zu wenig davon. Gemüse ist außerdem eine optimale Quelle für sekundäre Pflanzenstoffe. Rotes und vor allem verarbeitetes Fleisch hingegen kann das Risiko für koronare Herzkrankheiten, Schlaganfälle und Krebserkrankungen erhöhen und sollte daher möglichst selten konsumiert werden.[41]

Ein weiteres wichtiges Thema, das ich in meiner Praxis beobachte, ist das Trinkverhalten. Viele stark übergewichtige Menschen trinken zu wenig oder trinken hauptsächlich Getränke mit Geschmack.

Dies betraf auch Frau Lutz. Der Trinkbedarf eines Menschen orientiert sich unter anderem am Körpergewicht, denn bei höherem Gewicht benötigen mehr Zellen Wasser. Daher haben viele stark übergewichtige Menschen oft einen Flüssigkeitsbedarf von drei bis vier Litern pro Tag. Aufgrund der fehlenden Selbstfürsorge vergessen viele Menschen ihre Flüssigkeitsaufnahme jedoch und trinken schon vor einer bariatrischen Operation deutlich unter ihrem eigentlichen Bedarf, selbst wenn sie zusätzlich zu Wasser süße Getränke konsumieren. Das Trinken von süßen Getränken ist eine Gewohnheit. Wie süß oder auch salzig Sie etwas auf der Zunge spüren, hängt davon ab, wie sehr Sie Ihre Geschmackspapillen an einen bestimmten Geschmack gewöhnt haben.

Menschen, die wenig Süßes essen und trinken, werden es fürchterlich finden, wenn sie mal über mehrere Tage nur gesüßte Limonaden trinken und/oder viel Zucker essen müssen. Dies wäre ihnen viel zu süß.

Wenn Sie sich aber an Süßes gewöhnt haben, braucht Ihre Zunge immer wieder den Impuls durch süße Getränke, denn ansonsten schmeckt es Ihnen erst mal nicht. Auch Getränke mit Zuckeraustauschstoffen oder Süßstoffen sind nicht unbedingt eine bessere Alternative als zuckerhaltige Getränke:

Zuckeraustauschstoffe (Polyole, zum Beispiel Erythrit) sind chemisch verwandt mit Zucker, haben aber eine andere Struktur. Sie bewirken auf der Zunge auch das Signal »süß«, können jedoch nicht vom Körper abgebaut werden.

Süßstoffe sind natürliche oder synthetisch hergestellte Ersatzstoffe für Zucker (zum Beispiel Aspartam, Sucralose). Sie werden über Niere und Darm ausgeschieden und werden beim Thema Darmmikrobiom noch einmal ausführlich diskutiert.

Ein gesundes Trinkverhalten ist aber erlernbar! Auch hierbei unterstützen Sie die Techniken zur Verhaltens- beziehungsweise Gewohnheitsveränderung. Die Achtsamkeitsmethode »Minus-1«[42] ist beispielsweise eine geeignete Technik, um einen besseren Umgang mit süßen Getränken zu erlernen.

Nach einer bariatrischen Operation sind viele betroffene Menschen mit weiteren Änderungen bezüglich des Trinkverhaltens konfrontiert. Operierte Menschen sollten nicht mehr während einer Mahlzeit trinken, sondern ihre Trinkmenge mit einem Abstand von 30 Minuten vor und nach dem Essen aufnehmen. Kohlensäure kann Probleme bereiten, daher wird stilles Wasser empfohlen. Auch sollen die Patienten nach Adipositas-Operationen lernen, schluckweise zu trinken. Früher haben sie oft die Flaschen angesetzt und in einem Zug viele Milliliter Flüssigkeit auf einmal aufgenommen. Nach der Operation soll alles schluckweise passieren. Wer vor der Operation schon Probleme mit dem Trinkverhalten hatte, für den wird das Trinken auch danach eine große Herausforderung sein. Daher üben Sie am besten bereits im Multimodalen Konzept Techniken, um ein gesünderes Trinkverhalten zu entwickeln.

Wenn Sie vor der Operation 400 Milliliter eines kohlensäurehaltigen Getränkes in einem Zug trinken konnten, war das auch vorher kein gesundes Trinkverhalten. Das Wasser ist zu schnell durch die Darmpassagen geflossen und konnte gar nicht resorbiert werden. Üben Sie daher mit den später vorgestellten Techniken aus dem Kapitel *Mentales* ein gesundes Trinkverhalten!

Neben den Kohlenhydraten und Fetten kann auch Eiweiß (Protein) dem Körper als Energielieferant zur Verfügung stehen. In vielen Medien wird suggeriert, dass eine eiweißreiche Ernährung von großer Relevanz ist und übergewichtige Menschen ohne eine eiweißbetonte Ernährung überhaupt nicht abnehmen können.

Nach einer bariatrischen Operation ist Eiweiß der wichtigste Nährstoff in der Ernährung. Eiweiß ist auch Hauptbestandteil der Muskulatur; wer nach einer Operation in einem so kurzen Zeitraum viel Körpergewicht verliert, muss darauf achten, nicht in erster Linie die Muskulatur zu verlieren.

Wenn Frau Lutz aus dem Beispiel gefragt werden würde, was eiweißreiche Lebensmittel sind, würde sie folgende Antwort geben: Eiweiß ist enthalten in Fleisch, Fisch, Eiern, Käse, Milch. Damit sie auch unbedingt genügend Eiweiß in ihre Ernährung bekam, ergänzte sie diese Lebensmittel durch eiweißreiche Zusatzprodukte. Dann wurden Eiweißpuddings, Eiweißriegel und Eiweißgetränke zum Anrühren verwendet.

In der heutigen Gesellschaft wird oft eine Art Halbwissen über Eiweiß verbreitet. Vielen Menschen ist nicht bewusst, dass auch viele pflanzliche Lebensmittel wie Hülsenfrüchte und Nüsse Eiweiß enthalten. Wie bei den Getränken sind auch bei den süßen Eiweißgetränken und Eiweißriegeln die zugesetzten Süßungsmittel zu erwähnen. Wer in der Ernährung nur tierische Eiweiße verzehrt, kann dadurch einerseits zu viele gesättigte Fette aufnehmen und andererseits den Körper übersäuern, wenn gleichzeitig zu wenig Gemüse verzehrt und zu wenig getrunken wird.

Durch stark verarbeitete Lebensmittel und das zugehörige Marketing verlieren viele Menschen ein Gefühl für eine natürliche Ernährung. In den Medien wird dann ständig auf unterschiedlichen Kanälen berichtet, welche Ernährungsform nun am gesündesten sei. Das verunsichert die Menschen sehr: Einerseits wissen viele Menschen, dass beispielsweise in Fruchtjoghurts viel zu viel Zucker enthalten ist, andererseits werden immer mehr verarbeitete Lebensmittel vermarktet, die laut Hersteller besonders viel Eiweiß, Vitamine, gute Darmbakterien und weitere Nährstoffe enthalten und ganze Mahlzeiten ersetzen. In der Werbung erscheinen sie als ausgezeichnete Möglichkeit, eine komplette Mahlzeit zu ersetzen, wenn es schnell gehen soll – oft ist bei näherer Betrachtung aber auch gerade hier ganz viel Chemie enthalten.

Es gibt Modelle, die zeigen, wie eine ausgewogene, natürliche und bedarfsgerechte Ernährung gestaltet werden kann. Einerseits gibt es hier Ernährungspyramiden, andererseits werden etwa Tellermodelle genutzt, um die Patienten bei einer Ernährungsumstellung zu unterstützen. Beachten Sie auch hier, dass einzelne Mahlzeiten Schritt für Schritt im Tagesplan integriert werden sollten (siehe Kapitel *Mentales*).

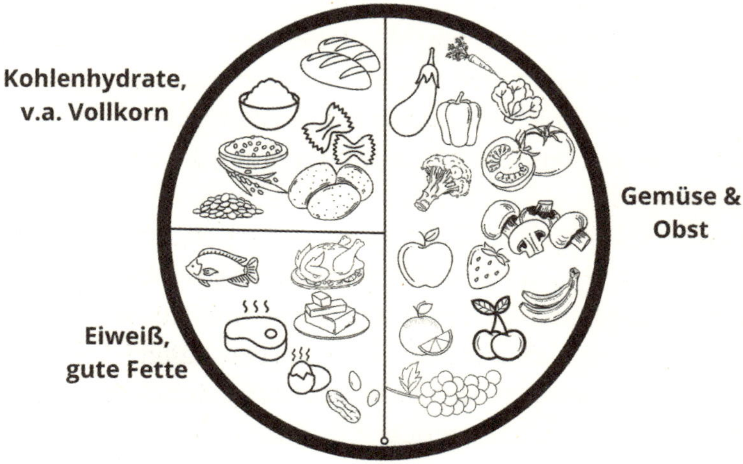

Abbildung 10: Ernährung nach dem Tellerprinzip

Der Faktor Unstrukturierte Mahlzeitenplanung (Hunger, Appetit, Sättigung)

Entscheidend ist nicht nur, *was* Sie essen, sondern vor allem auch, *wie* Sie essen! Eine Mahlzeitenstruktur, also ein regelmäßiges Essverhalten, ist aus verschiedenen Gründen bedeutsam und essenziell für ein gesundes Ernährungs- und Gewichtsmanagement. Wenn Sie sich kurz vor einer Adipositas Operation befinden oder eine Essstörung wie Binge Eating Disorder haben, ist das Erlernen einer Mahlzeitenstruktur eines der ersten und wichtigsten Ernährungsziele.

Die meisten adipösen Menschen essen aus verschiedenen Gründen unregelmäßig; langfristig fällt ihnen die Umsetzung einer strukturierten Mahlzeitenplanung sehr schwer. Beobachtungen zeigen, dass die Umsetzung eines regelmäßigen Essverhaltens schon vor, vor allem aber auch nach einer Operation immer wieder zum Thema gemacht werden muss.

Viele lernen bereits in der Kindheit ein unregelmäßiges Essverhalten. Spätestens im stressigen Berufsalltag geht die Struktur häufig verloren und es wird sich keine Zeit für eine Mahlzeit genommen. Der Schichtdienst kann das regelmäßige Essen maßgeblich verschlechtern. Einige stark übergewichtige Menschen frühstücken nicht und kommen eine lange Zeit über den Tag hinweg fast ohne Nahrung aus. Irgendwann, zum Beispiel nach Feierabend, nehmen sie dann aber Heißhunger wahr: Dann wird gekocht und viel zu schnell, ungezügelt und viel zu viel gegessen. Der Hunger war dann einfach viel zu groß. Andere Menschen essen ebenfalls nicht zu festen Zeiten, sondern snacken über den ganzen Tag verteilt. Statt sich an den Tisch zu setzen und eine ausgewogene Mahlzeit zu essen, wird immer zwischendurch eine Kleinigkeit genascht. Das kann beispielsweise mal ein Stück Obst sein, mal ein Keks oder ein Müsliriegel. Der Blutzuckerspiegel ist immer oben. Doch warum ist eine strukturierte Mahlzeitenplanung eigentlich so wichtig?

Jeder Mensch hat eine innere Uhr, die zahlreiche Körperfunktionen beeinflusst. Das bedeutet, dass Hormone im Körper viele Funktionen steuern und die Konzentration verschiedener Hormone zu unterschiedlichen Tageszeiten variiert. Abends, während der biologisch inaktiveren Phase, ist der *Stoffwechsel* tendenziell langsamer, weshalb regelmäßig über den Tag verteilt gegessen werden sollte, um eine hohe Kalorienaufnahme am Abend zu vermeiden.[43]

Wenn es dunkel wird, wird vermehrt das Hormon Melatonin ausgeschüttet, welches dem Körper signalisiert, dass die Schlafenszeit ansteht. Morgens beim Wachwerden und durch die Helligkeit schüttet der Körper vermehrt Serotonin aus. Wenn Sie abends eine kalorienreiche und im ungünstigen Verhältnis fett- sowie kohlendhydratdominierende Mahlzeit verzehren und sich kurz danach schlafen legen, sind sie zwar erst müde und schlafen auch ein, aber der Körper ist mit der Verdauungsarbeit beschäftigt und kommt nicht in die wichtigen Tiefschlafphasen.

Von großer Relevanz ist also, dass der Zeitpunkt der Nahrungsaufnahme die *hormonelle Regulation* des Körpers beeinflusst. Ein besonders wichtiges Thema ist die Regulation der Hormone Insulin, Ghrelin und Leptin, die das Hunger-/Sättigungsgefühl beeinflussen. Deren Regulation kann durch unregelmäßiges Essen gestört werden. Dadurch isst man dann eventuell über den Hunger hinaus mehr als der Körper benötigt.[44]

Insulin ist ein Hormon, das für den Stoffwechsel sehr wichtig ist, denn es ist blutzuckersenkend. Die Aufgabe von Insulin ist es, dafür zu sorgen, dass Traubenzucker (Glukose) aus dem Blut in die Körperzellen gelangt. Insulin reguliert den Blutzuckerspiegel.

Leptin steuert als Hormon auch das Hunger- und Sättigungsgefühl. Es wird erst durch die Einnahme von Lebensmitteln angeregt. Sinkt der Leptinwert im Blut, dann bekommen Sie Hunger. Während der Nahrungsaufnahme steigt der Leptinwert im Blut wieder und eine Sättigungswirkung entsteht.

Das Hormon Ghrelin ist auch bedeutsam: Es wird ausgeschüttet, wenn der Magen leer ist, gelangt ins Blut und wird bis zur Hypothalamus-Region im Gehirn befördert. Dort stimuliert Ghrelin Neuronen, die für ein Hungergefühl sorgen. Weitere Hormone, die das Hunger-Sättigungs-Gefühl steuern, sind Orexin und Cortisol.

Forschungen zeigen, dass eine strukturierte Mahlzeitenplanung einen wichtigen Einfluss darauf hat, Hunger, Appetit und Sättigung gut wahrnehmen zu können. Ein Großteil der adipösen Menschen vor einer bariatrischen Operation oder vor dem Start der Anwendung von Abnehmspritzen berichtet, dass ihnen nicht nur eine Mahlzeitenstruktur, sondern auch ein Sättigungsgefühl fehlt. Oft gelingt ihnen die Unterscheidung zwischen Hunger und Appetit nicht oder Heißhungerattacken treten regelmäßig ein. Dann folgt ein ungezügeltes Essverhalten, die Betroffenen essen viel zu schnell und bis zum Völlegefühl. Durch das schnelle, oft auch unachtsame, Essverhalten – und eine ungünstige Nährstoffzusammensetzung der Nahrung – kommen die Betroffenen immer wieder über ihre Sättigungsgrenze hinaus; dies wird dann als Völlegefühl bezeichnet.

Die Sättigungswahrnehmung ist ein Prozess, der durch Hormone reguliert wird. Betrachten Sie die folgende Skala, in der Sie sich während einer Mahlzeit einordnen können.

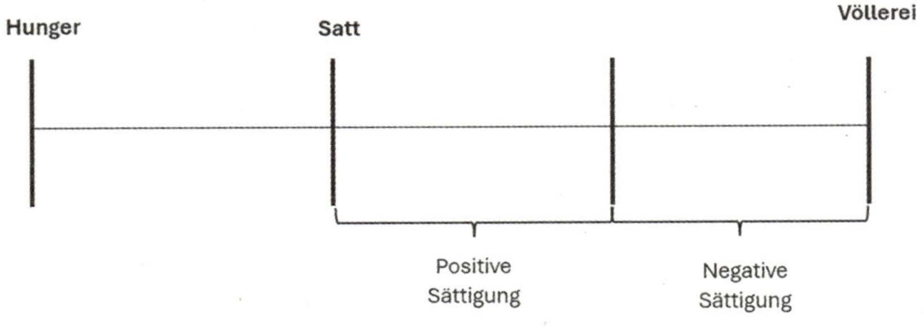

Abbildung 11: Sättigungsskala

Das Wahrnehmen eines Sättigungsgefühls wird zudem von den in der nachfolgenden Abbildung dargestellten Faktoren beeinflusst:

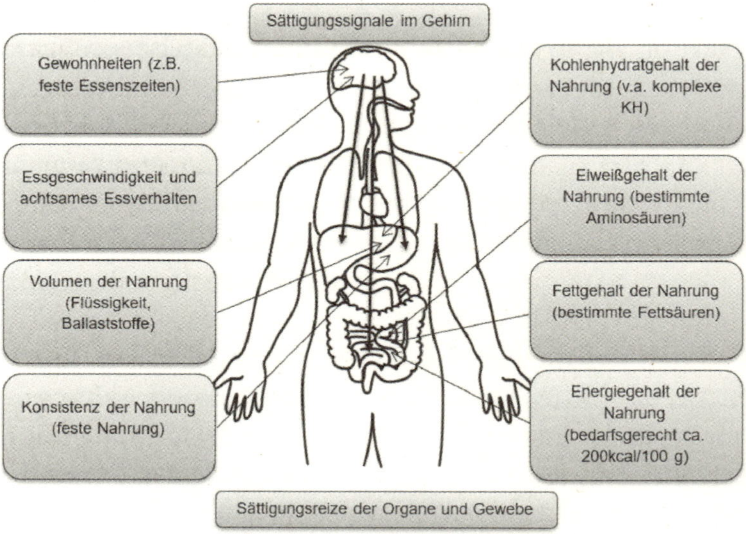

Abbildung 12: Faktoren, die das Sättigungsgefühl beeinflussen (in Anlehnung an die Zentrale für Ernährungsberatung ZEB und FET e.V.[45])

Viele Menschen, die sich für eine bariatrische Operation entscheiden oder Abnehmspritzen testen möchten, erhoffen sich, durch diese Methoden wieder ein besseres Gefühl für Hunger, Appetit und Sättigung zu erhalten.

»Wie verändern sich Hunger, Appetit, Sättigung nach einer Adipositas-Operation?«, »Warum passieren diese Veränderungen und was ist langfristig möglich?«, »Kann man langfristig wieder große Portionen essen?« Das alles wird in Kapitel 5 *Adipositas-Operation* erklärt.

»Wie verändern sich Hunger, Appetit und Sättigung durch die Abnehmspritzen?«, »Was passiert hier hormonell?« Diese interessanten Fragen werden im Kapitel 6 *Top oder Flop: Der neue Trend Abnehmspritzen* thematisiert.

Fehlende Mahlzeitenstruktur nach einer bariatrischen Operation

Nicht jedem operierten Patienten gelingt es, eine Mahlzeitenstruktur zu entwickeln, denn der Kopf wird nicht mitoperiert – und nicht jeder Person ist eine Mahlzeitenstruktur wichtig. Einige Menschen berichten, dass sie nach einer Operation überhaupt kein Verlangen haben, etwas zu essen, daher ist deren Nahrungsaufnahme sehr eingeschränkt.

Sie sind dann auch manchmal glücklich darüber, dass sie endlich wenig essen und lassen viele Mahlzeiten aus. Andere Menschen sind schnell wieder im gestressten Alltag und durch »fehlende Zeit« können sie nicht in Ruhe essen. Da sie auf die Schnelle nichts vertragen, werden Mahlzeiten dann ausgelassen. Gerade die Frühstücksmahlzeit fehlt dann häufig wieder. Welche Nachteile hat es, wenn nach einer Adipositas-Operation eine strukturierte Mahlzeitenplanung fehlt?

Ein großes Problem ist die Entstehung einer Magenschleimhautentzündung (Gastritis). Neben Rauchen, Alkohol, der Einnahme von Eisen auf nüchternen Magen oder Medikamenten wie Ibuprofen sind lange Esspausen und das Auslassen einer Frühstücksmahlzeit Hauptursache dieser Problematik. Der kleine Magen ist nach einer bariatrischen Operation hochempfindlich!

Die Patienten berichten dann von Schaumbildung im Magen und dem Gefühl, »Spucke zu erbrechen«. Ihnen werden Protonenpumpeninhibitoren[46] (PPI, zum Beispiel Pantoprazol, Omeprazol) verschrieben, die aber auf lange Sicht auch Nachteile haben: Einige Menschen nehmen nach der Operation über viele Jahre lang durchgängig einen Protonenpumpeninhibitor ein. Langfristig kann dies Osteoporose

(Knochenschwund), Demenz und Alzheimer bewirken. Daher: Reduzieren Sie die Faktoren, durch die eine Magenschleimhautentzündung entsteht und damit auch Ihren Bedarf an Medikamenten. Ein wichtiger Faktor ist dabei die Umsetzung einer strukturierten Mahlzeitenplanung!

Ein weiteres wichtiges Problem, welches entsteht, wenn Menschen nach der Operation keine Mahlzeitenstruktur entwickeln und zu wenige Mahlzeiten essen, ist das Fehlen von Eiweiß (Protein). Einerseits bewirkt eine Eiweißunterversorgung den Muskelabbau und führt zu einer geringeren Zellgesundheit (Phasenwinkel); andererseits funktioniert dann auch der ganze Eiweißstoffwechsel nicht richtig. Pepsin[47] wird erst gebildet, wenn über den Tag hinweg mindestens 60 Gramm Eiweiß aufgenommen werden. Ohne dieses Enzym funktioniert der ganze Prozess nicht und Trypsin[48] wird ebenfalls nicht gebildet; Patienten klagen daraufhin über Übelkeit und entwickeln Unverträglichkeiten, oft schon kurz nach der Operation. Zudem könnte sich eine Mangelernährung entwickeln. Dies ist auch ein wichtiger Grund, weshalb unbedingt regelmäßig gegessen werden sollte. Direkt nach der Operation sollten die Patienten drei Hauptmahlzeiten und zwei bis drei Zwischenmahlzeiten einbauen, die sie achtsam verzehren.

Der Faktor Bewegung

Bewegung hat einen entscheidenden Einfluss auf Stoffwechselfunktionen und Körpergewicht! Viele Adipositas-Patienten stellen sich die Wirkung von Bewegung auf das Körpergewicht wie folgt vor:

»Wenn ich mich als adipöse Person bewege, dann wird Fettmasse verbrannt und Körpergewicht kann verloren gehen. Muskelmasse ist zwar schwerer als Fettmasse, aber sobald Bewegung da ist, ist eine Gewichtsreduktion möglich, denn dann werden die Fette abgebaut. Eine Gewichtsabnahme ohne Bewegung ist nicht möglich und wenn ich nichts mache, nehme ich Fettmasse zu. Bewegung steigert den Kalorienbedarf zum Fettabbau und fördert Muskelaufbau.«

Dass Bewegung entscheidend ist für Gewichtsabbau und -stabilisierung, zur Krankheitsprophylaxe und deswegen zur Verbesserung vieler Erkrankungen empfohlen wird, ist unumstritten. Doch was passiert eigentlich physiologisch betrachtet mit dem Stoffwechsel und Körpergewicht, wenn Sie sich regelmäßig bewegen? Wie viel Bewegung und welche Art von Bewegung sind zielführend? Wie können Sie Bewegung in der heutigen, voll automatisierten Leistungsgesellschaft umsetzen?

Der menschliche Körper ist so konstruiert, dass dieser jeden Tag bewegt werden muss. Das gesamte System aus Muskulatur, Gelenken, Faszien und Knorpel muss jeden Tag aktiviert werden, um produktiv zu bleiben. Bei regelmäßiger Bewegung werden viele Stoffe im Körper freigesetzt, die den Stoffwechsel aktivieren. Insulin kann beispielsweise besser wirken.

Welche Stoffwechselprozesse können durch Bewegung konkret angeregt werden?[49] Während regelmäßige Bewegung gut ist in Sachen Insulin, kann ein Bewegungsmangel die Wirkung von Insulin auf verschiedene Weise negativ beeinflussen. Die häufigste Folge von Bewegungsmangel ist die Entwicklung einer Insulinresistenz: Das bedeutet, dass die Körperzellen weniger empfindlich auf Insulin reagieren, was zu einem erhöhten Blutzuckerspiegel führt. Dies ist ein Risikofaktor für die Entwicklung von Diabetes mellitus Typ II.

Diese Entwicklung geschieht über eine Kette von Reaktionen: Zunächst werden weniger GLUT-4-Transporter[50] gebildet. Ein Bewegungsmangel führt zu einer Abnahme dieser Transporter, wodurch die Zellen weniger Glukose aufnehmen können. Dadurch werden weniger Insulinsignalkaskaden aktiviert und das Insulin löst im Inneren der Zellen eine Signalkaskade aus, die zur Aufnahme von Glukose führt. Ein Bewegungsmangel kann diese Signalkaskade schwächen, wodurch die Zellen weniger auf Insulin reagieren. Darüber hinaus kann Bewegungsmangel auch die Menge an Insulin verringern, die von der Bauchspeicheldrüse ausgeschüttet wird. Dies kann den Blutzuckerspiegel ebenfalls erhöhen.

Ein weiterer Mechanismus ist die verminderte Glukosetoleranz. Die Bauchspeicheldrüse schüttet Insulin als Reaktion auf einen Anstieg des Blutzuckerspiegels aus. Bewegungsmangel kann die Glukosetoleranz verringern, das heißt, der Blutzuckerspiegel steigt nach einer Mahlzeit schneller an. Dies führt zu einer stärkeren

Insulinausschüttung, was die Bauchspeicheldrüse auf Dauer belasten kann. Auch die Beta-Zell-Funktionen werden vermindert. Die Beta-Zellen der Bauchspeicheldrüse sind für die Produktion von Insulin verantwortlich. Bewegungsmangel kann die Funktion dieser Zellen beeinträchtigen, wodurch weniger Insulin produziert wird. Ein Bewegungsmangel hat aber auch einen Einfluss auf weitere Hormone:

Leptin: Leptin ist ein Hormon, das vom Fettgewebe produziert wird und ein Sättigungsgefühl signalisiert. In einem Artikel, der mehrere Studien vergleicht, wurden sowohl hemmende als auch stimulierende Auswirkungen auf Leptin gezeigt. So kann körperliches Training beispielsweise die Fettmasse reduzieren, spielt eine wichtige Rolle beim Energieverbrauch und beeinflusst weitere Hormone wie Insulin, wodurch auch die Konzentration von Leptin verändert wird.[51]

Ghrelin: Ghrelin ist ein Hormon, das vom Magen produziert wird und ein Hungergefühl signalisiert. Bewegungsmangel kann den Ghrelinspiegel erhöhen, was zu einem erhöhten Hungergefühl führen kann.

Stresshormone: Bewegungsmangel kann zu einem erhöhten Stressniveau führen, was wiederum die Ausschüttung des Stresshormons Cortisol fördert. Cortisol kann zu einer vermehrten Fettspeicherung, insbesondere im Bauchbereich, führen.

Zusammenfassend lässt sich sagen, dass Bewegungsmangel die Wirkung von Insulin und anderen Hormonen auf verschiedene Weise negativ beeinflussen kann. Dies kann zu einem erhöhten Blutzuckerspiegel, einem erhöhten Hungergefühl, einer vermehrten Fettspeicherung und einem erhöhten Risiko für Diabetes mellitus Typ II führen.

Diese Erkenntnisse sind wichtig und zeigen auf, dass ohne regelmäßige Bewegung selbst mit einer bariatrischen Operation oder mit einer Abnehmspritze langfristig kein gesundes Gewichtsmanagement möglich ist. Dazu kommt der Muskelabbau in der »Honeymoon«-Phase[52] direkt nach der Operation, in der sehr viel Muskelmasse verloren geht. Ohne Bewegung, insbesondere ohne Kraftsport, ist kein Aufbau von neuer Muskelmasse möglich.

In einer immobilen Welt, in der Menschen immer weniger Zeit haben, um sich sportlich zu betätigen, und in der diverse Maschinen die Menschen immer bewegungsfauler machen, ist es nicht verwunderlich, dass immer mehr Menschen an Adipositas erkranken. Autos, Elektroroller und -fahrräder, das Sitzen am Schreibtisch und die Nutzung von Rolltreppen führen zu weniger Bewegung im Alltag – und selbst bei der Haus- und Gartenarbeit wird sich immer weniger bewegt. Im Laufe der Evolution sind die Stoffwechselvorteile durch Bewegung entstanden, denn im Erbgut der Menschen wurde immer das gespeichert, was für den menschlichen Körper die besten Vorteile über den längsten Zeitraum hatte – und Menschen mussten sich auch in unserer Gesellschaft bis vor 60 Jahren immer sehr viel bewegen. In Ernährungstherapiesitzungen sind adipöse Patienten eines multimodalen Konzepts oft froh, wenn sie über einen Zeitraum von sechs Monaten zwei Stunden Sport pro Woche machen. Ansonsten finden die Tage sitzend statt, sei es in einer Bürotätigkeit oder im Auto oder in der Bahn sitzend. Für mehr Bewegung sei im stressigen und voll geplanten Alltag keine Zeit. Darüber hinaus erschwert der dicke und unförmige Körper die Umsetzung von Bewegung im Alltag, denn viele adipöse Menschen beschreiben, dass ihre mangelnde Ausdauer für noch weniger Bewegung sorgt.

Stellen Sie sich selbst bitte einmal die Frage: »Wie viele adipöse Menschen gab es vor 100 oder 200 Jahren und wie viel haben sich die

Menschen damals bewegt?« Mithilfe des Zieltrainings (siehe Kapitel 4) können Sie schon Schritt für Schritt Ihre Bewegung im Alltag erhöhen. Dies ist für ein gesundes Gewichtsmanagement essenziell und auch für Ihre allgemeine Gesundheit absolut notwendig.

Der Faktor Stress

Welchen Einfluss hat chronischer Stress auf das Essverhalten und auf die Entstehung sowie Manifestation von Adipositas?

Prüfen Sie doch einmal für sich selbst: Wie gestresst fühlen Sie sich aktuell in Ihrem Alltag auf einer Skala von 1 bis 10?

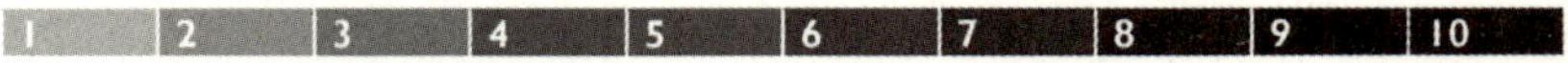

Abbildung 13: Stressskala

Überprüfen Sie zusätzlich auch die folgenden Aussagen zu Stress und Essverhalten – welche treffen Sie auf Sie zu?

- »Ich esse unregelmäßig, halte das Mahlzeitenprinzip nicht ein.«
- »Ich esse in der Stressphase nichts, danach nehme ich wieder zu.«
- »Ich esse unachtsam (viel nebenbei, vor dem Fernseher etc.).«
- »Ich achte nicht auf die Portionsgröße.«
- »Ich achte nicht auf meine Sättigung und esse zu viel.«
- »Ich bevorzuge Essen mit hoher Energiedichte, vor allem mit Zucker und Fett.«
- »Ich werfe meine definierten Ernährungsziele über Bord.«
- »Ich vergesse, ausreichend zu trinken.«

Inwieweit verändert Stress Ihr Essverhalten?

In der heutigen modernen und schnelllebigen Leistungsgesellschaft ist der Faktor Stress allgegenwärtig. Die meisten Menschen funktionieren automatisiert im Alltag und müssen Beruf und Karriere, Familie, Kindererziehung und/oder Pflege, Freunde sowie Erlebnisse (wie schöne Urlaube) und einiges mehr jonglieren.

Auch führen Krisen wie die Pandemie, Kriege, die Inflation und deren Folgen zu immer mehr Anspannungen. Darüber hinaus fühlen sich immer mehr Menschen durch Digitalisierung und moderne Medien gestresst. Immer mehr Menschen fühlen sich einsam – und auch Einsamkeit kann stressen.

Die ständige Erreichbarkeit und Flexibilität können positiv sein, aber auch unter Druck setzen; zudem wird in der Medienwelt ein perfektes Ich-Ideal vorgelebt, und Vergleiche mit dem eigenen Leben können weiteren Stress auslösen. Dabei wird in den Medien auch immer wieder betont, dass Stress krank macht und ein gutes Stressmanagement für ein gesundes und zufriedenes Leben wichtig ist.

Chronischer Stress kann das Essverhalten negativ beeinflussen, zu Adipositas führen und sie aufrechterhalten. Der Internist und Begründer der Selfish-Brain-Theorie[53], Prof. Dr. Achim Peters, beobachtet: »Viele adipöse Menschen bringen eine erbliche Veranlagung mit und Lebensumstände wie Stress, Existenzangst, Armut, Überforderung, Prägungen in der Kindheit, Einsamkeit und Traumata.«[54] Seiner Theorie nach entsteht Fettleibigkeit nicht im Körper, sondern im Kopf. Der Zusammenhang zwischen Stress und Gewichtsmanagement wurde nicht nur von Peters, sondern auch in weiteren Studien untersucht – und auch in der Praxis kann gezeigt werden, wie relevant Stressmanagement für eine erfolgreiche Adipositas-Therapie ist.[55]

Stress kann definiert werden als ein Zustand der Alarmbereitschaft des Organismus, der sich auf eine erhöhte Leistungsbereitschaft einstellt. Grundsätzlich gilt, dass ein wenig Stress nicht problematisch ist, aber dauerhafter Stress Folgen für den Organismus hat. Bei Stress werden Stresshormone ausgeschüttet: In der Nebenniere werden die Katecholamine Adrenalin und Noradrenalin gebildet, die zur Vorbereitung einer Flucht- oder Kampfreaktion fungieren. Glukokortikoide werden bei Langzeitstress ausgeschüttet, hier ist das Cortisol relevant. Cortisol stellt dem Körper Energie aus dem Energiespeicher des Körpers zur Verfügung und verringert zeitgleich den Energieumsatz des Körpers.

Bei einem erhöhten Stresspegel mit hohen Cortisolwerten benötigt das Gehirn noch mehr Energie in Form von Glukose[56] als ohnehin schon. Das Gehirn verhält sich bezüglich der Energieversorgung egoistisch (daher der Name für Peters' Theorie), das heißt, es will immer vor allen anderen Organen mit Energie versorgt werden. Der Körper hat daher die folgenden drei Pull-Mechanismen entwickelt, um ausreichend mit Energie versorgt zu werden:

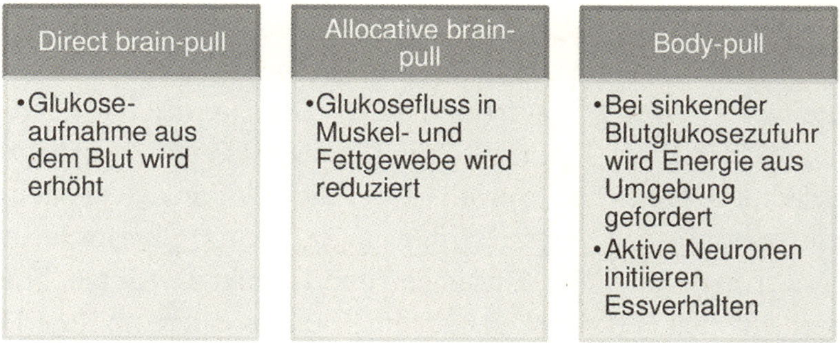

Abbildung 14: Die Pull-Mechanismen bei Stress nach Prof. Dr. Achim Peters

Die Energiereserven aus dem Körperspeicher werden genutzt, außerdem kann der Mensch ein stärkeres Verlangen nach Nahrung spüren. Dieses strategische Vorgehen gewährleistet einerseits die Energieversorgung, andererseits führt es dazu, dass vermehrt Fettgewebe gebildet wird und Adipositas entsteht. Speziell bei Dauerstress kann es zu einer Insulinresistenz und der Einlagerung von Fettgewebe kommen.

Laut Peters und auch in Folgestudien zeigt sich, dass bei chronischem Stress aber nicht jeder zu Adipositas neigt. Auch in Tierversuchen wurde festgestellt, dass bei hohen Cortisolwerten die Reaktion auf Essverhalten und Körpergewicht unterschiedlich ist. Eine Gruppe nimmt bei Dauerstress zu und die andere Gruppe nimmt ab.[57]

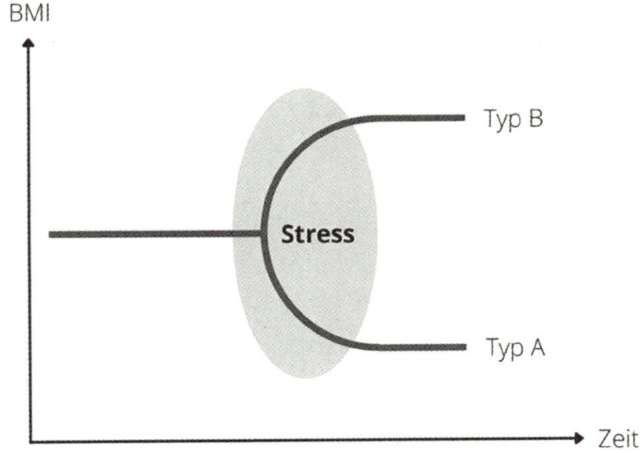

Abbildung 15: Gewichtsentwicklung bei Dauerstress, Typ A oder Typ B (nach Achim Peters)

Abbildung 15 zeigt die Gewichtsentwicklung bei chronischem Stress. Ohne Stress befinden sich die Probanden im Neutralgewicht. Bei chronischem Stress erhöht sich der Energiebedarf des Gehirns und Typ-A-Gestresste ziehen sich die Energie aus dem Körper, werden dünner und sind stresssensibler. Typ-B-Gestresste haben das Stresssystem angepasst: Ein erhöhter Nahrungsbedarf wird signalisiert und die Person nimmt zu. Die Gewichtszunahme könnte auch als Abwehrstrategie des Körpers betrachtet werden, um die Langzeitschäden von Dauerbelastungen mit erhöhten Cortisolwerten abzuwenden.

Wenn Sie diese Informationen über die sogenannten Brain-Pull-Mechanismen zum ersten Mal hören, sind Sie dann auch enttäuscht, wenn Sie eher ein Typ-B-Gestresster sind als Typ-A-Gestresster? Viele adipöse Menschen denken im ersten Moment: »Das ist ungerecht, weshalb werde ich durch Stress dick und nehme nicht ab?« In einer Welt voller Stress haben Typ-B-Gestresste aber auch viele Vorteile, denn sie können Stress länger und besser durchhalten.

In der Praxis sieht das dann wie folgt aus: Sie als adipöser Mensch funktionieren im Alltag sehr gut, halten alles ausgezeichnet durch, spüren ihren Körper lange nicht mehr und bleiben ohne Burnout psychisch lange stabil (siehe unten, Patientenbeispiel Herr Munier).

Ein Typ-A-Gestresster ist hingegen empfindlicher und in der Regel weniger leistungsstark. Das sind die Menschen, die bei chronischem Stress und höchster Belastung eher zusammenbrechen und auch schneller eingefallen aussehen. Deren Gewichtsabnahme ist nicht gesund, was den Betroffenen oft auch anzusehen ist. Sie sind häufiger anfällig für Magen-Darm-Beschwerden, sind psychisch labiler und empfindlicher.

Einige Gestresste konsumieren dann übermäßig viel Alkohol oder andere berauschende Mittel, um die negativen Effekte des Stresses zu betäuben. Unter den adipösen Gestressten finden sich derweil kaum Menschen mit Alkoholproblemen. Vor bariatrischen Operationen ist Alkohol in der Ernährungs- und Verhaltenstherapie bei adipösen Menschen daher so gut wie nie ein Thema!

Das folgende Fallbeispiel wird zeigen, dass besagte Typ-B- gestresste, adipöse Patienten ihr Stresssystem angepasst haben und leistungsstark bleiben – hier durch die ständige Zufuhr von Zucker in Form des Naschens.

Fallbeispiel Stress

Als Herr Munier, Jahrgang 1978, die erste Ernährungstherapiesitzung besuchte, war er 45 Jahre alt und hatte einen BMI von 41. Er war in der Adipositas-Klinik vorstellig und motiviert, das MMK für sechs Monate durchzuführen, damit anschließend die bariatrische Operation erfolgen konnte. Seine Ehefrau (auch 45 Jahre alt) hatte sich bereits vor drei Jahren operieren lassen, und er war beeindruckt von den Erfolgen, die man durch diese Operation erreichen kann. Mit Erfolgen meinte er in erster Linie die große Gewichtsabnahme, die seine Frau in kürzester Zeit geschafft hatte. Allerdings beobachtete Herr Munier, dass sich im Essverhalten seiner Frau immer mehr alte Gewohnheiten eingeschlichen hatten und sie auch wieder ein wenig zugenommen hatte. Mithilfe dieser Ernährungstherapie wollte er sein Essverhalten unter Kontrolle bekommen und dabei eine Motivationsstütze sein, damit auch seine Frau wieder ein kontrolliertes Essverhalten erreichen und ihr Körpergewicht stabilisieren könnte.

Herr Munier begann im ersten Gespräch zu erzählen, wie sich sein Körpergewicht und Essverhalten in den letzten Jahren entwickelt hatten; seine Alltagsbedingungen hatten einen enormen Einfluss. Bis ungefähr zu seinem 30. Lebensjahr war er normalgewichtig und sportlich. In der Kindheit hatte er eine ausgewogene Ernährung gelernt, er konnte immer Sport ausüben und war zu seiner Bundeswehrzeit sehr trainiert.

Dann lernte er seine Ehefrau kennen, die schon seit der Kindheit übergewichtig war und durch starre Diäten immer adipöser wurde. Beide erfüllten sich mit Anfang 30 ihren Traum und bauten ein Haus, leisteten sehr viel in anerkannten Berufen und bekamen mit den Jahren drei Kinder. Nach außen ein Traum vieler Menschen in der heutigen Gesellschaft, aber nach innen bedeutet dies Stress im höchsten Maße; insbesondere dann, wenn keine Selbstfürsorge umgesetzt wird.

Die Gewichtszunahme des Patienten war ein schleichender Prozess. Dabei hatte Herr Munier auch unbewusst ein ungünstiges Essverhalten entwickelt, denn er nahm sich keine Zeit mehr fürs Essen. »Pause machen und Essen ist Zeitverschwendung« – diesen Satz hatte er in den letzten Jahren tief verinnerlicht. Auch für Sport war in den letzten zehn Jahren keine Zeit mehr.

Mit dem Hausbau und durch die Kinder hatte Herr Munier viel Verantwortung übernommen, wofür er sehr viel Anerkennung erhielt. Damit sich auch seine Frau beruflich weiterentwickeln konnte, arbeitete er zum Therapiestart nur halbtags, in leitender Funktion im Ordnungsamt, und ab dem Mittag versorgte er die Kinder.

Seine Tage gestalteten sich wie folgt: Um vier Uhr morgens klingelte der Wecker, ohne Frühstück pendelte er direkt in die Behörde, in der er Führungsverantwortung hatte. Bis 12 Uhr wollte er alles perfekt erledigt haben, denn diesen Anspruch hatte er an seine Arbeit, um eine hohe Mitarbeiter- sowie Kundenzufriedenheit zu erreichen. Daher gönnte er sich bis zum Arbeitsende keine Pause, trank stattdessen einige Becher Kaffee und snackte eventuell einen Müsli- oder Eiweißriegel.

Dann fuhr er los und holte die Kinder ab, fuhr nach Hause, versorgte die Kinder, machte den Haushalt und regelte das »Elterntaxi«, wenn die Kinder zu Veranstaltungen mussten. Auch diese Versorgungsleistungen wollte er perfekt regeln, dachte nur an die anderen und überhaupt nicht an seine eigenen Bedürfnisse. Während der Autofahrten naschte er einige Riegel, Nüsse und Süßigkeiten nebenbei. Er trank über den Tag hinweg Cola und Limonaden mit Zuckeraustauschstoffen und Zucker sowie Kaffee. Bis zum späten Nachmittag saß er nicht einmal am Tisch und hatte auch keine ausgewogene, achtsame Mahlzeit verzehrt.

Für seine Kinder und Ehefrau wurde dann am späten Nachmittag gekocht – für seine Familie war er motiviert, eine ausgewogene Mahlzeit mit frischen Zutaten zu kochen. Somit aß er auch einmal am Tag eine ausgewogene Kost, jedoch immer zu unterschiedlichen Uhrzeiten, da seine Familie mit Sport, Hobbys und Veranstaltungen sehr verplant war.

Ab 20 Uhr kam langsam Ruhe in seinen Tag, dann empfand er ein ganz starkes Verlangen, zu naschen. Unkontrolliert aß er Schokolade, Gummibonbons und Kekse. Dabei empfand er das Gefühl von Beruhigung und Entspannung. Es war wie eine Sucht und er wünschte sich, endlich eine Lösung zu finden, um mit dem Naschen aufzuhören.

Auf die Frage hin, wie hoch im Durchschnitt sein Stresspegel zwischen 1 (nicht gestresst) und 10 (sehr gestresst) sei, antwortete er: »Weit über einer 10!« Seine Frau habe ein ähnliches Verhalten wie er, sie denke auch nur an andere, nicht an sich. Nach drei Jahren wurde das Naschen auch wieder mehr, trotz ihrer Adipositas-Operation.

In der Praxis zeigt sich in den Beratungen immer wieder folgende Situation: Altruistische Menschen neigen im Vergleich zu Menschen, die ein gesundes Ich-Denken haben und jenen, die egoistisch denken, in dieser Gesellschaft besonders dazu, adipös zu werden. Altruistisch bedeutet: selbstlos, uneigennützig und aufopfernd. Altruismus ist der Gegenpol zum Egoismus beziehungsweise die ihm entgegengesetzte Extremform. Egoisten denken nur an sich, Altruisten denken nur an andere.

Altruistische Menschen betreiben keine Selbstfürsorge, in der Folge ist ihr Stresspegel oft sehr hoch. Sie zerstören ihren Körper; wie im Fall von Herrn Munier werden sie irgendwann adipös und erkranken. Dies bedeutet jedoch nicht, dass Herr Munier egoistisch werden sollte – die gesündeste Form ist ein gutes Mittelmaß zwischen An-sich-Denken und An-andere-Denken. Konkret ist damit gemeint, dass Herr Munier weiterhin für seine Kinder gut sorgen, aber auch beispielsweise auch das Nein-Sagen lernen und Dinge abgeben sollte.

Stress an sich ist nicht das Problem, er kann sogar anregend sein. Das Problem ist chronischer sowie belastender Stress, vor allem, wenn dieser nicht mehr abgebaut wird.

Stress ist eine natürliche Reaktion, um auf Gefahren reagieren zu können; damit der Mensch fliehen oder kämpfen kann. In Extremsituationen, wenn Sie beispielsweise einen Unfall haben, wenn der Feueralarm ausbricht oder wenn Ihrem Kind etwas passiert ist, ist es hilfreich, dass der menschliche Organismus dieses Stresssystem entwickelt hat. Nun bricht aber nicht ständig Feuer aus, auch andere unvorhersehbare Ereignisse, die Ihr Stresssystem mobilisieren sollen, treten in Ihrem Alltag nicht ständig ein. Damit soll gesagt werden: Viele Menschen machen sich selbst sehr viel Stress aus ihrem Inneren heraus. Doch was ist selbst gemachter Stress?

Folgende Beispiele zeigen auf, wie Sie sich selbst unter Stress setzen, was letztendlich zu einem gestressten Alltag führt:

- Sie wollen alles zu 150 Prozent perfekt machen.
- Sie nehmen sich viel vor.
- Sie stellen sich Tagespläne/Ernährungspläne auf, die überhaupt nicht zu schaffen sind.
- Sie wollen sich um alles selbst kümmern und können nichts abgeben.
- Sie gönnen sich keine Ruhepausen und können nicht abschalten.
- In Ihnen spricht ständig ein »innerer Kritiker«, der alles negativ findet, was Sie machen.

An diesen Beispielen sehen Sie, wie wichtig der Kopf beim Thema *Stressmanagement* ist. Meiner Meinung nach – und auch laut Prof. Dr. Achim Peters – müssten adipöse Menschen lernen, Ihr Leben zu entstressen. Eine langfristige Verhaltenstherapie ist wichtig, und Programme, die auf kognitiven Verhaltenstherapien beruhen, sind relevant. Außerdem ist das Erlernen von Selbstfürsorge zwingend notwendig.

Stress und Essverhalten nach einer bariatrischen Operation

Hatten Sie vor der Adipositas-Operation einen hohen Stresspegel? Wenn Sie sich die Skala von 1 (nicht gestresst) bis 10 (sehr gestresst) ansehen – ist Ihre Stimmung dann eher im Bereich der 10 verortet? Hier ist es spannend, was mit dem Körper und mit dem Essverhalten passiert, wenn Sie nach der Operation weiterhin den Stresspegel so hochhalten.

Wie bereits erwähnt, empfiehlt Prof. Dr. Achim Peters, dass Patienten ihr Leben nach einer bariatrischen Operation entstressen sollten. Andernfalls bleiben dem Gehirn durch den Gewichtsverlust durch die Operation und die geringe Nahrungszufuhr nur zwei Optionen, wie es die Energieversorgung sicherstellen kann:[58]

1. Das Gehirn spart Energie ein. Die Folgen sind:
   Die Leistung sinkt, die Wachheit nimmt ab, die Konzentration lässt nach, die Gefahr von Unfällen und Suiziden steigt.

2. Die Folgen eines Lebens mit Stress können sein:
   Die Cortisolwerte im Blut steigen an. Menschen sind psychisch labiler, greifen häufiger zu Drogen und Alkohol, die Depressionsrate steigt.

Diese Erkenntnisse von Prof. Dr. Achim Peters beschreiben, welche extremen Auswirkungen ein hoher Stresspegel langfristig haben kann, wenn die operierten Patienten ihren Alltag nicht verändern. Meiner Meinung nach sind diese genannten Folgen jedoch sehr extrem formuliert und sind in der Realität nicht derart gravierend zu finden. Zwar steigt die Anzahl an Menschen, die nach der Operation häufiger zu Alkohol greifen, an und einige Menschen sind danach auch psychisch labiler, aber es ist nicht bei jedem Operierten der Fall.

Was Patientenfälle häufiger zeigen, ist, dass Darmempfindlichkeiten zunehmen können, wenn der Stresspegel hoch ist. Bei vielen operierten Patienten entwickelt sich auch irgendwann wieder »das alte Essmuster«, wenn der Stresspegel weiterhin zu hoch bleibt, zum Beispiel mit vielen Naschereien. Sie vertragen dann irgendwann wieder hochkalorische Lebensmittel und langfristig können sie wieder Gelüste entwickeln. Das Fallbeispiel hat gezeigt, dass die Gewichtszunahme erst durch zu viel Stress im Alltag entstanden ist, denn so war eine ausgewogene und kalorienbewusste Ernährung nicht mehr umsetzbar. Das Gehirn hat nach Zucker geschrien. Prof. Dr. Achim Peters nennt als negative Folgen Alkoholismus und Drogen, was sehr abschreckend wirken kann. Laut den *S3 Adipositas-Leitlinien* gibt es »Hinweise, dass problematischer Alkoholkonsum nach Magenbypass langfristig zunimmt«[59]. Hier werden jedoch keine Ursachen dafür genannt, dass diese Probleme langfristig nach der Operation ansteigen.

In der Praxis lässt sich dazu sagen, dass dies nicht die Regel, sondern vor allem bei sehr traumatisch belastenden und emotional stressenden Situationen möglich ist. Einige Kliniken bieten eine gute psychologische Betreuung an, in der Fallbesprechungen und eine intensive Anamnese der psychologischen Lebensgeschichte des Patienten vor der Operation analysiert werden.

Einige Menschen haben posttraumatische Belastungsstörungen, wodurch sie adipös wurden, hatten schon Essstörungen oder Erfahrungen mit Substanzmitteln vor der Operation. Gerade nach der Operation ist ein Netz an therapeutischer Unterstützung absolut notwendig. In einem Fallbeispiel begann eine Frau, nach einer bariatrischen Operation übermäßig viel Alkohol zu konsumieren, da sie nicht schwanger wurde. Darauf startete sie eine Hormontherapie und erlebte dann eine Fehlgeburt. Einige operierte Menschen können auch wieder zunehmen, weil sie unter vielen Belastungen leiden und das mit emotionalem und gestresstem Essen kompensieren. Nach außen hin wird es so dargestellt, als wäre diese Person mit der Operation gescheitert und besäße keine Disziplin.

Dabei ist ganz wichtig: Holen Sie sich therapeutische und psychologische Hilfe, wenn der Stresspegel gerade durch emotionale und seelische Belastungen zu hoch ist. Dies kann niemand nur mit Disziplin allein lösen. Denn, auch hier sei noch mal betont: Bei einer Adipositas-Operation wird der Magen operiert, nicht der Kopf! Am Ende dieses Buches erhalten Sie auch konkrete Anlaufstellen für professionelle Hilfe, damit Sie optimal unterstützt werden können.

Inwieweit stresst Sie die Zahl auf der Waage?

Sie haben bereits den Unterschied zwischen dem Stress, der unvorhersehbar ist, und jenem, der selbst gemacht ist, kennengelernt. In diesem Abschnitt erfahren Sie nun, was Stress mit Ihrem Gewicht zu tun hat.

Viele übergewichtige Menschen fühlen sich durch ihre Adipositas-Erkrankung gestresst. Adipositas zu haben, ist mit sehr vielen Nachteilen verbunden und wird in unserer Gesellschaft stark stigmatisiert. Ein Beispiel für diese Stigmatisierung ist, dass adipöse Menschen oft berichten, dass sie seltener zu Vorstellungsgesprächen eingeladen werden und häufiger negative Kommentare aufgrund ihres Aussehens erhalten. Daher ist es sehr gut nachvollziehbar, dass niemand gerne adipös ist!

Inwieweit fühlen Sie sich aber durch die Zahl auf der Waage gestresst? Viele übergewichtige Menschen spüren viel Druck und empfinden einen hohen Stresspegel, wenn es um die Zahl auf der Waage geht. Oft nimmt deren Stressempfinden auch zu, wenn sie sich für eine Abnehmspritze entscheiden oder sich einer Adipositas-Operation unterziehen. Wenn diese Patienten dann nach ihrem eigenen Stressempfinden beim Gedanken ans Wiegen gefragt werden (0 = kein Stress, 10 = extremer Stress), nennen viele Menschen oft eine Zahl in Richtung

10. Wenn die Gewichtsabnahme gut läuft, wird wenig Stress empfunden, da positive Gefühle wie Freude, Stolz und Hoffnung erlebt werden. Sobald es jedoch in Richtung Stagnation geht oder auch eine Zunahme passiert, werden Gefühle wie Angst, Frust, Ärger, Hoffnungslosigkeit, Scham, Schuld und/oder Trauer empfunden.

Nach einer bariatrischen Operation setzen sich viele Menschen massiv unter Druck, alles richtig zu machen, da sie dies als ihre letzte Chance ansehen und deswegen bloß nicht wieder zunehmen dürfen. Dieser Druck stresst viele operierte Menschen! In Selbsthilfe- und Ernährungstherapiegruppen für operierte Menschen sind die »Zahl auf der Waage« und die Angst, wieder zuzunehmen, immer wieder ein präsentes Thema. Eine Adipositas-Erkrankung ist eine massive Belastung für viele Betroffene – aber hilft dieser »Kopf-Stress«?

Angst ist eines der wichtigsten Schutzgefühle des Menschen: Viele bariatrisch-operierte Menschen haben Angst vor einer erneuten Gewichtszunahme. Sie benötigen Sicherheit, dass sie die Abnahme nach der Operation auch erreichen können. Eine gesunde Sicherheit erreichen sie durch ein gesundes Selbstvertrauen.

Für die Betroffenen ist es daher von großer Bedeutung, zu lernen, nicht nur die Zahl auf der Waage als einziges Erfolgskriterium zu sehen. Bioelektrische Impedanzmessungen (BIA) und das Fokussieren auf andere Erfolgskriterien können sie dabei unterstützen, ihre Erfolge auch zu sehen und schätzen zu lernen. Anstatt täglich auf die Waage zu steigen, sollten sie sich auf die Entwicklung eines gesunden Selbstvertrauens konzentrieren.

Der Faktor Schlafmangel

Vielen stark übergewichtigen Menschen ist gar nicht bewusst, dass auch Schlafmangel einen Einfluss auf das Körpergewicht und auf die Gesundheit hat. Dabei wurde mittlerweile wissenschaftlich belegt, dass ein chronischer Schlafmangel das Risiko für Adipositas deutlich erhöht. Studien haben beispielsweise gezeigt, dass Menschen, die weniger als sieben Stunden pro Nacht schlafen, ein erhöhtes Risiko für Adipositas haben als die, die sieben bis acht Stunden pro Nacht schlafen.

Dabei gilt zu berücksichtigen, dass nicht nur die Dauer des Schlafes, sondern auch die Schlafqualität wichtig ist. Zudem ist das Bedürfnis an Schlaf individuell unterschiedlich. Einige Menschen müssen sieben Stunden schlafen, damit der Körper optimal erholt ist, anderen Menschen würden auch sechs Stunden reichen. Im Alter braucht der Mensch in der Regel weniger Stunden Schlaf, um optimal erholt zu sein. Wie lässt sich also der Zusammenhang zwischen Schlafmangel und Adipositas erklären?

Ein wichtiger Grund ist die hormonelle Veränderung, die als Folge des Schlafmangels eintritt. Schlafmangel führt zu einem Anstieg des Hungerhormons Ghrelin und einem Abfall des Sättigungshormons Leptin. Dies kann zu einem erhöhten Appetit und einer gesteigerten Nahrungsaufnahme führen. Darüber hinaus wird der Stoffwechsel negativ beeinflusst. Dadurch kann mehr Fett in den Fettzellen gespeichert werden. Schlafmangel kann zu einem erhöhten Stressniveau führen, was wiederum die Ausschüttung von Cortisol fördert. Ein hohes Cortisol-Level kann auch zu einer vermehrten Fettspeicherung, insbesondere im Bauchbereich, führen. Außerdem neigen Menschen, die müde sind, dazu, sich weniger zu bewegen. Bewegungsmangel erhöht, wie oben beschrieben, auch das Risiko für Adipositas. Zusätzlich zu diesen Mechanismen kann Schlafmangel zu veränderten Essgewohnheiten führen, wie etwa vermehrtem Verlangen nach kalorienreichen und fetthaltigen Lebensmitteln, vermehrtem Naschen und schnellerem Essen.

Diese Stoffwechselprozesse und die hormonellen Veränderungen legen dar, welchen Einfluss Schlafmangel auf Adipositas hat. Diese Tatsache ist beispielsweise ein wichtiges Kriterium bei Menschen, die im

Schichtdienst arbeiten. Das Risiko für Menschen, die im Schichtdienst arbeiten, ist für Adipositas oder sonstige Erkrankungen im Vergleich zu anderen Berufen erhöht. An den Schlaf angepasste Schichtpläne sind daher wichtig. Beispielsweise ist es für Menschen in Schichtarbeit besser, wenn auf die Früh- schicht eine Spät- und anschließend die Nachtschicht folgt. Beim Erstellen von Schichtplänen sollte in Zukunft mehr auf individuelle Schlafbedürfnisse und einen gesunden Wechsel geachtet werden. Viele Menschen und gerade Menschen ohne Selbstfürsorge springen aber spontan in irgendeine beliebige Schicht ein und bringen dadurch ihren ganzen Schlafrhythmus durcheinander.

Gerade Menschen, die im Drei-Schicht-System arbeiten, entwickeln daher oft Schlafprobleme, denn eine Schlafhygiene ist kaum möglich. Unter Schlafhygiene werden Verhaltensweisen verstanden, die einen gesunden und erholsamen Schlaf fördern. Hierzu gehören beispielsweise Schlafgewohnheiten, Ernährung und Tagesaktivitäten. Techniken zur gesunden Schlafhygiene in der digitalisierten Welt sollten daher häufiger thematisiert werden, wie etwa regelmäßige Bettzeiten, keine hochkalorischen Mahlzeiten kurz vor dem Zubettgehen, kein Alkohol und keine Mobilgeräte oder anderes LED-Licht beim Schlafen.

Unter den adipösen Menschen ist zudem die obstruktive Schlafapnoe (OSA) häufiger verbreitet als in anderen Bevölkerungsgruppen. Die obstruktive Schlafapnoe ist eine schlafbezogene Atemstörung: Dabei treten während des Schlafens wiederholt Atemregulationsstörungen mit Hypopnoe (Minderbelüftung der Lunge) und/oder Apnoe (kurzfristiger Atemstillstand) auf. Die obstruktive Schlafapnoe kann mit Schlafstörungen und weiteren Symptomen sowie Begleiterkrankungen verbunden sein. Als Folge einer unbehandelten OSA treten meist weitere chronische Gesundheitsstörungen auf, wie beispielsweise Herz-Kreislauf-Erkrankungen, Bluthochdruck, Herzinfarkte sowie Schlaganfälle. Die Häufigkeit von Schlafapnoe hat in den letzten Jahrzehnten zugenommen. Laut einer aktuellen Publikation zur Prävalenz bei Erwachsenen über alle Altersgruppen in Deutschland sind über 30 Prozent der Männer und über 13 Prozent der Frauen betroffen.[60] Eine Behandlung ist notwendig, daher wird den Patienten beispielsweise eine Schlafmaske bereitgestellt. Nicht jeder Patient kann in der Praxis mit dieser Maske gut schlafen, was dann mit dem zuständigen Arzt besprochen werden sollte.

Alle Einflussfaktoren rund um das Thema Schlafqualität und Schlafdauer sollten bei der Behandlung von Adipositas-Patienten berücksichtigt und verbessert werden.

Der Faktor Erkrankungen, Medikamente und hormonelle Dysbalance

Erkrankungen und Adipositas

Kennen Sie stark übergewichtige Menschen, die aufgrund von Erkrankungen oder Medikamenten adipös geworden sind? Oder ist bei Ihnen eine Erkrankung Ursache für das hohe Gewicht?

Tatsächlich korrelieren einige Erkrankungen mit einer Gewichtszunahme, auch einige Medikamente haben einen gewichtsfördernden Effekt. Welche Erkrankungen und Medikamente dies genau sind, soll im folgenden Abschnitt analysiert werden. Da bei adipösen Menschen eine hormonelle Dysbalance besteht, soll hier thematisiert werden, wie Sie als betroffene Person den besten Umgang damit finden können.

Wenn es um Erkrankungen geht, sind vor allem hormonelle Erkrankungen und Schilddrüsenstörungen bei der Adipositas-Disposition relevant. Frauen können auch am Lipödem erkrankt sein, wobei es sich um eine Fettverteilungsstörung handelt.

Das PCO-Syndrom und Adipositas:

Das Polyzystische Ovarialsyndrom, kurz PCO-Syndrom, ist mit einer Prävalenz von sechs bis zehn Prozent die häufigste Hormonstörung bei Frauen im gebärfähigen Alter.[61] Durch die gestörte Eizellreifung kommt es häufig zu einem erschwerten Schwangerschaftseintritt, da keine regelmäßigen Eisprünge stattfinden.

Das Polyzystische Ovarialsyndrom (PCOS) und Adipositas beeinflussen sich gegenseitig auf komplexe Weise und können zu einer Reihe von gesundheitlichen Problemen führen. Die überwiegende Mehrheit der vom PCO-Syndrom betroffenen Frauen ist übergewichtig oder adipös. Die Zunahme der Erkrankungen am PCO-Syndrom korreliert unter anderem mit der deutlichen Zunahme an Übergewicht und Adipositas in der Gesamtbevölkerung, zeigt sich aber vor allem in der Gruppe der Frauen im gebärfähigen Alter.

So wirkt sich Adipositas auf das PCO-Syndrom aus:[62]

- **Insulinresistenz:** Adipositas kann eine Insulinresistenz fördern, bei der der Körper nicht effektiv auf Insulin reagiert. Dies führt zu einem erhöhten Insulinspiegel, welcher wiederum die androgene Hormonproduktion der Eierstöcke ankurbelt. Diese Hormone können den Eisprung beeinträchtigen und PCO-Symptome verschlimmern. Zudem erschwert sich die Gewichtsabnahme, wie oben bereits beschrieben.
- **Entzündungen**: Fettleibigkeit kann chronische Entzündungen im Körper hervorrufen, die den Hormonhaushalt zusätzlich stören und PCO-Symptome verstärken können.
- **Hormonelles Ungleichgewicht:** Bei PCOS können erhöhte Androgenspiegel[63] zu Heißhungerattacken und Gewichtszunahme führen.

Für die betroffenen Frauen ist das PCOS ein Teufelskreis. PCOS verschlimmert die Adipositas, gleichzeitig verschlimmert Adipositas auch das PCOS. Zudem leiden viele Frauen im gebärfähigen Alter darunter, dass das Thema Schwangerschaftswunsch sehr kompliziert ist. Einige Frauen unterziehen sich daher auch einer Hormontherapie, was wiederum einen Einfluss auf das Körpergewicht hat.

Durch diesen negativen Kreislauf der Wechselwirkung von PCOS und Adipositas können weitere Folgeerkrankungen entstehen:

- **Diabetes mellitus Typ II:** Sowohl PCOS als auch Adipositas erhöhen das Risiko für Typ-II-Diabetes.
- **Herzerkrankungen:** Das PCO-Syndrom und Adipositas erhöhen das Risiko für Herzerkrankungen.
- **Erhöhter Blutdruck**: Beide Erkrankungen können zu erhöhtem Bluthochdruck führen.
- **Schlafstörungen:** Adipositas kann Schlafstörungen verursachen, welche wiederum PCO-Symptome verschlimmern können.

Einige Ernährungsberater haben sich auf die Behandlung von Frauen mit PCOS spezialisiert. Dabei soll die Ernährung auf die genauen Bedürfnisse der Patientinnen angepasst werden. Ein großer Fokus wird auch auf die Insulinresistenz gelegt: Eine bedarfsgerechte Ernährung, die die PCOS-Symptome lindert, ausreichend Bewegung, ausreichend Schlaf, Stressreduktion und vor allem eine geregelte Nahrungsaufnahme können die Erkrankung stabilisieren und nicht weiter voranschreiten lassen.

Schilddrüsenerkrankungen und Adipositas:

Die Schilddrüse, eine kleine schmetterlingsförmige Drüse am Hals, produziert lebenswichtige Hormone, die den Stoffwechsel, das Wachstum und die Entwicklung regulieren. Die wichtigsten Schilddrüsenhormone sind Thyroxin (T4) und Trijodthyronin (T3).[64]

Eine **Schilddrüsenunterfunktion (Hypothyreose)** ist die häufigste Ursache für hormonell bedingtes Übergewicht und daher oft bei adipösen Menschen zu beobachten. Symptome einer Hypothyreose sind Müdigkeit, Kälteempfindlichkeit, trockene Haut, Verstopfung und depressive Verstimmungen. Bei einer Hypothyreose produziert die Schilddrüse nicht genug Hormone, was den Stoffwechsel verlangsamt. Dies kann zu einer Gewichtszunahme führen, auch wenn man bereits vermeintlich weniger Kalorien zu sich nimmt, als man laut Bedarfsrechner braucht; vor allem dann, wenn keine Änderungen in der Ernährung oder Bewegung vorgenommen werden. Bei Menschen mit Adipositas kann eine Schilddrüsenerkrankung den Gewichtsverlauf zusätzlich negativ beeinflussen.

Menschen, bei denen eine Hypothyreose diagnostiziert wurde, werden in der Regel mit Schilddrüsentabletten eingestellt. Dazu zählt vor allem das L-Tyroxin, welches regelmäßig eingenommen werden muss, damit eine normale Stoffwechselfunktion der Schilddrüse erreicht wird.

Eine **Schilddrüsenentzündung (Thyreoiditis)** ist eine Entzündung der Schilddrüse, die zu einer vorübergehenden Über- oder Unterfunktion führen kann. Einige betroffene Personen können zusätzlich auch an der Sonderform **Hashimoto-Thyreoiditis** leiden. Dies ist eine Autoimmunerkrankung, die die Schilddrüse angreift. Eine der häufigsten Folgen einer Hashimoto-Thyreoiditis ist eine Unterfunktion der Schilddrüse. Diese führt zu einem verlangsamten Stoffwechsel, was wiederum zu einer Gewichtszunahme führen kann, selbst wenn laut Bedarfsrechner kein Kalorienüberschuss vorliegt. Aus diesem Grund sind ausführliche Anamnesegespräche und die Berücksichtigung etwaiger früherer Diäten so wichtig bei der Arbeit mit adipösen Menschen.

Normalerweise sind im Labor die TSH-Werte ausschlaggebend dafür, ob eine Hashimoto-Erkrankung besteht. Es sollten aber auch die Symptome der Betroffenen berücksichtigt werden, weil die Werte manchmal nicht ausreichen. Einige Menschen haben die Hashimoto-Erkrankung und trotzdem normale TSH-Werte. Sie nehmen immer weiter zu, was ihnen unerklärlich ist; ein weiteres Symptom dieser Erkrankung. Es liegt an der Messmethode, dass nicht alle Hashimoto-Patienten erfasst werden.

Betroffene, die an einer Schilddrüsenerkrankung leiden oder bei denen der Verdacht auf eine Schilddrüsenerkrankung besteht, sollten unbedingt einen Facharzt (Endokrinologen) aufsuchen, damit eine optimale Therapie ermöglicht werden kann. Einige Ernährungstherapeuten haben auch eine Spezialisierung auf Schilddrüsenerkrankungen und können so beispielsweise eine Ernährung an Hashimoto-Erkrankungen anpassen.

Weitere hormonelle Erkrankungen und Adipositas:

Neben den bereits erwähnten Schilddrüsenerkrankungen gibt es noch einige weitere hormonelle Erkrankungen, die zu einer Gewichtszunahme führen können:

Beim **Cushing-Syndrom**[65] entsteht ein Überschuss an Cortisol. Dieses kann den Stoffwechsel beeinflussen (siehe Kapitel *Der Faktor Stress*) und zu einer Umverteilung des Körperfetts führen. Insbesondere im Gesicht, am Hals und am Bauch wird Körperfett umverteilt. Weitere Symptome wie Bluthochdruck, Muskelschwäche, Müdigkeit und Stimmungsschwankungen, können ebenfalls auftreten.

Ein weiteres Hormon, welches mit Adipositas in Verbindung gebracht werden kann, ist das Prolaktin, welches durch ein **Prolaktinom**[66] (ein gutartiges Geschwulst der Hypophyse) zu hoch sein kann. Das Prolaktin ist ein Hormon, das die Milchproduktion in der Brust stimuliert. Bei Männern und Frauen kann ein hoher Prolaktin-Spiegel zu einer Gewichtszunahme, insbesondere im Bauchbereich, sowie zu sexuellen Funktionsstörungen führen. Weitere Symptome, die mit einer erhöhten Prolaktin-Konzentration einhergehen, sind Kopfschmerzen, Sehstörungen und Amenorrhoe (Ausbleiben der Menstruation).

Fazit zum Thema Hormone und Adipositas:

Adipositas ist eine Erkrankung, bei der es zu einer Hormon-Dysbalance im Körper kommt. Durch die Fettvermehrung und auch durch

Folgeerkrankungen sind die Hormone nicht mehr im Gleichgewicht. Dies bezieht sich zusammenfassend vor allem auf folgende Hormone:

- Hormone, die Einfluss auf die Hunger-Sättigungs-Regulation haben (Ghrelin, Leptin, Darmhormone wie zum Beispiel GLP-1, Peptid YY).
- Hormone, die die Blutzuckerregulation regulieren (Insulin[67]).
- Hormone, die den Stoffwechsel betreffen (zum Beispiel Schilddrüsenhormone).
- Beim »Cushing-Syndrom« ist das Stresshormon Cortisol erhöht.
- Geschlechtshormone (das natürliche Gleichgewicht zwischen männlichen und weiblichen Sexualhormonen ist gestört[68]).

Fettleibigkeit kann zu chronischen Entzündungen führen und den Hormonhaushalt zusätzlich stören (zum Beispiel PCOS und der erhöhte Androgenspiegel).

Lipödem und Adipositas:

Beim Lipödem handelt es sich um eine Fettverteilungsstörung.[69] Das Lipödem ist eine chronische Erkrankung, die fast ausschließlich Frauen betrifft und durch eine symmetrische Fettvermehrung an den Beinen und Armen gekennzeichnet ist. Diese Fettansammlung ist hormonell bedingt und lässt sich nicht allein durch Diät oder Sport reduzieren.

Neben der vermehrten Fettansammlung kann das Lipödem zu Schmerzen, Druckgefühl, Berührungsempfindlichkeit, Wassereinlagerungen oder Bewegungseinschränkungen führen. Patienten, die am Lipödem erkrankt sind, werden laut Messverfahren wie der Bioelektrischen Impedanzmessung (BIA) immer einen höheren Fettanteil im Körper haben als nicht erkrankte Menschen. Dabei ist der Fettanteil im gesamten Körper zu hoch, auch wenn das viszerale Fett gar nicht so extrem hoch ist. Auch nach einer bariatrischen Operation wird der

Fettanteil von Menschen mit Lipödem höher sein als bei Menschen, die nicht daran erkrankt sind.

Darüber hinaus können Wechselwirkungen zwischen Lipödem und einer Schilddrüsenerkrankung auftreten. Hashimoto-Thyreoiditis und Lipödem können sich gegenseitig negativ beeinflussen und die Gewichtsabnahme erschweren. Weiterhin haben Frauen mit Lipödem ein deutlich höheres Risiko, eine Hashimoto-Thyreoiditis zu entwickeln.

Medikamente und Adipositas

Jedes Medikament hat Neben- und Wechselwirkungen. So ist es nicht verwunderlich, dass auch bestimmte Medikamente eine Adipositas begünstigen können oder Auswirkungen auf andere Stoffwechselvorgänge haben. Beispielsweise können bestimmte Medikamente die Resorption[70] von Vitaminen negativ beeinträchtigen oder sich ungünstig auf das Darmmikrobiom auswirken. Der Zusammenhang zwischen Adipositas und pharmaphysiologischen Prozessen ist sehr komplex und würde den Rahmen dieses Buches sprengen. Daher werden Ihnen im Folgenden lediglich die wichtigsten Informationen beschrieben.

Patienten mit Schizophrenie und Depression neigen zu Übergewicht. Baumann et al. zitieren in ihrem Diskussionsforum eine amerikanische Prävalenzstudie mit der Information, dass 29 Prozent der Männer und 60 Prozent der Frauen mit einer schweren und andauernden psychiatrischen Erkrankung an Übergewicht leiden. (Kontrollgruppe: m = 17,7 Prozent, w = 28,5 Prozent).[71]

Dabei neigen fast alle Patienten, die Antidepressiva einnehmen, zur Gewichtszunahme. Auch noch zwei Jahre, nachdem sie diese abgesetzt haben, kann ein gewichtsfördernder Effekt bestehen. Auch viele Anti-Epileptika und Antipsychotika haben einen Einfluss auf das Körpergewicht und können dieses ansteigen lassen. Es ist wichtig, dass darüber mit dem behandelnden Neurologen beziehungsweise Psychiater gesprochen wird.

Menschen, die an Diabetes mellitus Typ II erkrankt sind und irgendwann Insulin spritzen müssen, berichten häufig von einem starken Gewichtsanstieg. Durch Insulin wird Fett eingelagert; dies kann zu Heißhungerattacken führen. Auch »korrigieren« einige Menschen den Verzehr von Kohlenhydraten mit dem Wegspritzen von Insulin, statt ihre Essgewohnheiten zu ändern.

Kortison wird bei Autoimmunerkrankungen und chronischen Entzündungen verschrieben, hat aber den Nachteil, dass eine Gewichtssteigerung möglich ist. Glukokortikoide (Kortison) wirken entzündungshemmend, antiallergisch und hemmen das körpereigene Immunsystem. Wenn eine Person mit Kortison behandelt wird, dann müssen daher auch immer Vitamin D und Calcium supplementiert werden.

Medikamente und bariatrische Operation

Die Adipositas-Operation hat einen großen Einfluss auf Erkrankungen und die Medikamente, die vorher eingenommen wurden. Restriktive und restriktive/malabsorptive chirurgische Eingriffe im Magen-Darm-Bereich, wie ein Schlauchmagen beziehungsweise Bypass, üben einen Einfluss auf die Absorption[72] und den Metabolismus eines oral verabreichten Medikaments aus.

Nach bariatrischen Operationen sinkt der Bedarf an Medikamenten. Einige Patienten brauchen eine deutlich niedrigere Dosierung, andere können sogar komplett auf Medikamente verzichten. Das betrifft vor allem solche Medikamente, die im Zusammenhang mit dem Übergewicht verschrieben wurden, wie Medikamente gegen Diabetes mellitus Typ II oder kardiovaskuläre Erkrankungen. In der Praxis hat sich jedoch gezeigt, dass im ersten Jahr nach der Operation häufig keine Veränderung der Verschreibungshäufigkeiten von Antidepressiva stattfand.[73] Bisher sind Studien über die Pharmakokinetik[74] von Antidepressiva und Antipsychotika in diesem Zusammenhang aber sehr selten. Hier besteht noch Forschungsbedarf!

Es ist wichtig, zu verstehen, dass Medikamente in der Pharmazie an gesunden, nicht-operierten Mägen geprüft worden sind. Bei diesen nicht-operierten Mägen existiert ein bestimmter Säuregrad (pH-Wert) sowie eine gewisse Verweildauer des Medikaments im Magenmilieu. Diese Bedingungen ändern sich aber nach einer Operation: Hier ändern sich sowohl der Säuregrad durch den kleinen Magen als auch die Verweildauer. Das Medikament verweilt dann kürzer im Magen. Was verändert sich genau?

Ein Antidepressivum kann sowohl in retardierter als auch in nicht retardierter[75] Form verabreicht werden. Ein retardiertes Antidepressivum gibt den Wirkstoff über einen längeren Zeitraum hinweg an den Körper ab. Nicht retardierte Medikamente geben den Wirkstoff sofort vollständig frei. Nach einer bariatrischen Operation muss der Arzt also erneut abwägen, ob ein retardiertes oder nicht retardiertes Präparat eingesetzt werden soll.

Nach der Operation sollen die Patienten bei Schmerzsymptomen auch keine NSAR-Medikamente[76] mehr einnehmen. Die bekanntesten Wirkstoffe aus dieser Gruppe sind Acetylsalicylsäure (ASS), Ibuprofen, Diclofenac und Naproxen. Die Einnahme dieser Medikamente nach der Operation kann auf Dauer zu einem Ulkus führen, dies gilt auch für Salben wie Voltaren. Ein Ulkus (im Volksmund »Geschwür«) ist »ein tiefer Defekt in der Schleimhaut, der am häufigsten im Magen sowie im Zwölffingerdarm auftritt«[77]. Häufige Symptome sind Schmerzen im oberen Bauchbereich, unklarer Eisenmangel und Blutarmut bis hin zu Magendarmblutungen. Nach der Operation sollten Patienten bei Bedarf auf Schmerzmittel wie Paracetamol, Novalgin oder Opiate zurückgreifen. Oberbauchschmerzen und Eisenmangel treten bei sehr vielen operierten Patienten auf, die sich nicht an die oben genannten Empfehlungen halten.

Auch hat die Adipositas-Operation Einfluss auf die Aufnahme weiterer Medikamente: Der Blutverdünner Eliquis wird ausschließlich im oberen Dünndarm aufgenommen und wirkt beim Bypass nicht mehr. Blutdruckmittel und auch weitere Medikamente sollten nach einer Adipositas-Operation anhand des aktuellen Blutbilds angeglichen werden, denn Letzteres verbessert sich in der Regel nach der Operation deutlich.

Ein weiterer wichtiger Punkt ist die Aufklärung zu Schwangerschaften nach bariatrischen Operationen. Viele adipöse Frauen leiden vor einer Operation unter einem unerfüllten Kinderwunsch und erhoffen sich durch eine Gewichtsabnahme die langersehnte Schwangerschaft. Von großer Bedeutung ist hier, dass nach der Operation die Wirkung der Anti-Baby-Pille nicht mehr garantiert werden kann.

Alternative Verhütungsmittel müssten daher schon vorab besprochen werden, denn in den ersten 1,5 Jahren nach der Adipositas-Operation sollte eine Frau nicht schwanger werden, da sich der Körper im absoluten Nährstoffmangel befindet. Ein Fötus braucht Eiweiß, Vitamine und Eisen, um wachsen zu können. Babys können sich in Müttern, die gerade erst operiert sind, nicht optimal entwickeln und Fehlbildungen wie Behinderungen und Autismus können entstehen. Durch den Eiweißmangel ist Mikrosomie (Kleinwuchs) häufig. Außerdem erhöht sich die Gefahr von Totgeburten.

Der Faktor ungünstiges Darmmikrobiom

Die Auflistung der bisherigen Faktoren hat gezeigt, dass unter anderem eine Fehlernährung, ein Bewegungsmangel und/oder eine Medikamenteneinnahme Adipositas begünstigen beziehungsweise aufrechterhalten können. Diese Faktoren beeinflussen auch das Mikrobiom direkt.

Das Darmmikrobiom beschreibt die Gesamtheit aller Mikroorganismen im Darm, also Bakterien, Archebakterien, Pilze, Viren und Bakteriophagen. Typische Darmbakterien sind beispielsweise Milchsäurebakterien (Lactobazillen), Bifidobakterien und Eubakterien. Bakterien werden verschiedenen Bakterienstämmen zugeordnet, jeder Mensch hat von einigen Bakterien mehr und von anderen weniger im Darm. Das Darmmikrobiom erfüllt sehr wichtige Aufgaben im Bereich der Nahrungsverwertung, der Vitaminproduktion, der Immunabwehr, dem Neutralisieren von Giftstoffen und dem Aktivieren von Arzneistoffen.

Untersuchungen des Mikrobioms von Normalgewichtigen und Übergewichtigen/Adipösen zeigen, dass zwei dominante Bakterienstämme (Phyla Bacteroidetes und Firmicutes) unterschiedlich häufig vorkommen. Bei adipösen Menschen trägt ein hohes Auftreten der Firmicutes-Bakterienstämme zur Gewichtszunahme bei. Die Ernährung beeinflusst das Darmmikrobiom und dessen Diversität.[78]

Eine hohe Diversität des Darmmikrobioms zeigt im Allgemeinen eine gesunde Darmbesiedlung an. Diversität bedeutet Vielfältigkeit: Die Abnahme der Diversität ist Ausdruck einer Fehlbesiedlung, dies wird Dysbiose genannt. Immer mehr Untersuchungen zeigen, dass bei adipösen Menschen die Besiedlung des Darms mit nützlichen Bakterien durch übermäßigen Alkoholkonsum, Medikamente und Antibiotika, aber auch durch eine Fehlernährung gestört ist.

Nahrungsmittelunverträglichkeiten und das Reizdarmsyndrom haben auch in der Behandlung von Adipositas eine wichtige Bedeutung. Viele adipöse Patienten klagen bereits vor einer Adipositas-Operation über Verdauungsbeschwerden mit Symptomen, die den Verdauungstrakt betreffen. Sie klagen über Symptome wie Schmerzen, Flatulenzen (Blähungen), Obstipation (Verstopfung) oder Diarrhoe (Durchfall) nach Aufnahme bestimmter Lebensmittel.

Nach einer bariatrischen Operation ist der Verdauungstrakt oft noch empfindlicher als vorher; langfristig können sich die Symptome auch verschlechtern, was sehr vom Verhalten des Operierten abhängt.

Den Patienten werden Begriffe genannt, die verwirrend sein können. Handelt es sich um ein Reizdarmsyndrom (RDS), eine chronisch entzündliche Darmerkrankung (CED), eine Nahrungsmittelallergie oder eine Nahrungsmittelunverträglichkeit? Jeder dieser Begriffe hat eine eindeutige Definition, bestimmte Symptome und geeignete Behandlungsmaßnahmen.

Mit einem spezialisierten Ernährungstherapeuten kann eine Ernährungsanpassung erfolgen; außerdem ist es wichtig, zu verstehen, dass eine langfristige Ernährungs-, Lebens- und Verhaltensumstellung am besten vor chronischen Beschwerden und einem ungünstigen Gewichtsanstieg schützen kann.

Einen positiven Einfluss auf das Darmmikrobiom haben:

- Ballaststoffe,
- sekundäre Pflanzenstoffe,
- Bewegung,
- Omega-3-Fettsäuren,
- und Probiotika (probiotische Lebensmittel wie fermentiertes Gemüse, gesäuerte Milchprodukte, Kimchi, Tempeh).

Einen negativen Einfluss auf das Darmmikrobiom haben:

- zu viele gesättigte Fettsäuren,
- Medikamente,
- eine zu hohe Eiweißaufnahme,
- und zu viel Zucker (auch Fruchtzucker).

Menschen, die sich vor allem vor einer bariatrischen Operation einseitig ernährt und überwiegend Lebensmittel tierischen Ursprungs gewählt haben, Fertiggerichte präferieren, kaum Gemüse mit seinen sekundären Pflanzenstoffen sowie Ballaststoffen verzehren und sich dazu wenig bewegen, entwickeln besonders viele Firmicutes-Bakterienstämme. Diese Bakterienstämme sind daher bei Adipositas-Patienten häufig zu beobachten, wie die oben genannten Studien zeigen.

Wichtig zu nennen sind in diesem Zusammenhang auch Zuckeraustauschstoffe (Polyole wie zum Beispiel Erythrit) und die Süßstoffe (wie zum Beispiel Aspartam und Sucralose), die sich zum Beispiel in süßen zuckerfreien Getränken befinden: In einer Studie wurde gezeigt, dass der Süßstoff Neotam negative Auswirkungen auf das Darmmikrobiom hat.[79] Erfahrungsgemäß können die Ergebnisse dieser Studie mehr oder weniger auf alle Süßstoffe übertragen werden.

Viele stark übergewichtige Menschen haben ein gesundes und natürliches Verhältnis zur Ernährung verloren, was durch die Medien und die Gesellschaft verstärkt wird. Viele adipöse Menschen ernähren sich vor einer Adipositas-Opera-tion rigide und befinden sich abwechselnd in zwei Phasen. In der »Diätphase« ist die Ernährung sehr streng und es werden beispielsweise Kohlenhydrate stark eingeschränkt. Ballaststoffe können fehlen; wenn Mahlzeitenersatzprodukte mit vielen Süßstoffen gewählt werden, ist dies auch ungünstig für das Darmmikrobiom. In der ungezügelten Phase wird hochkalorisch gegessen: zu viel gesättigtes Fett, süße Getränke, Gemüse in viel zu geringen Mengen und nur wenige Ballaststoffe. Oft ist die Essgeschwindigkeit sehr hoch und es werden zu viele Medikamente eingenommen. Daher ist bei ihnen gerade vor einer bariatrischen Operation eine geringe Diversität des Darmmikrobioms durch die jahrelange Fehlernährung zu beobachten.

Nach der Operation verändert sich das Darmmikrobiom sehr stark. In einer Review von Ciobârc? et al. (2020)[80] wird dargelegt, dass sich das Darmmikrobiom sehr stark verändert und die Anzahl der Bakterienstämme Firmicutes und Bacteroidetes verringert wird. Inwiefern und in welchem Ausmaß diese Veränderung stattfindet, muss aber noch untersucht werden; hier besteht weiterhin Forschungsbedarf.

Andere Studien zeigen beispielsweise eine erhöhte Mikrobiomvielfalt nach einer Roux-Y-Bypass-Operation. Diese Verbesserung kann nicht allein auf die Operation selbst zurückgeführt werden; es wird vermutet, dass auch Mechanismen wie die Reduktion der

Entzündungswerte, der Gewichtsverlust und die veränderte Nahrungsaufnahme nach der Operation eine Rolle spielen.[81]

Eine wichtige Frage nach der bariatrischen Operation ist auch: Was passiert, wenn Menschen nach ihrer Operation keine Ernährungsumstellung durchführen und Verhaltensweisen umsetzen, die bereits vor der bariatrischen Operation zu Darmbeschwerden und zu einem ungünstigen Darmmikrobiom geführt haben?

Fallbeispiel

Frau Lange ist 52 Jahre alt. Bei ihr war im Februar 2014 ein Roux-Y-Bypass gelegt worden. Vor dieser Operation war sie mit einem Körpergewicht von 120 Kilogramm gestartet, das niedrigste Körpergewicht hatte sie dann im Sommer 2014 erreicht, mit 75 Kilogramm. Im April 2024 lag sie aber wieder bei 87 Kilogramm. Aufgrund eines Vitaminmangels hatte sie einige Wochen zuvor begonnen, wieder an einer Ernährungsberatung teilzunehmen.

Darüber hinaus wollte sie sich nach ihrer zehnten Jahreskontrolle endlich mit ihren Darmproblemen beschäftigen. Durch diese war ihr Alltag mittlerweile stark eingeschränkt; sie musste sich diesen Problemen unterordnen. Sie klagte über durchgängige Flatulenzen (Blähungen) und über abwechselnde Obstipation (Verstopfung) und Diarrhoe (Durchfall).

2020 waren bei ihr bereits eine Laktoseintoleranz und Fruktosemalabsorption diagnostiziert worden. Kurz nach der Operation hatte Frau Lange erklärt, dass sie »Dumping«-Symptome[82] beim Verzehr von kohlenhydratreichen Lebensmitteln erlebte und dies in Form von Kreislaufproblemen wahrgenommen hatte. Mittlerweile konnte sie aber wieder zuckerhaltige Lebensmittel verzehren, ohne Kreislaufprobleme zu bekommen.

Frau Lange ist Frührentnerin. Zuvor hatte sie immer ein sehr stressiges und belastendes Leben: Bereits vor der Operation hatte ihr eine

Mahlzeitenstruktur gefehlt, das Essen war nebenbei erfolgt und das überwiegend abends – unkontrolliert sowie hochkalorisch. Auch nach der Operation hatte sie keine strukturierte Mahlzeitenplanung entwickelt, und der Stresspegel war weiterhin erhöht. Mehr Bewegung konnte sie im gestressten Alltag nicht mehr unterbringen. Das Ernährungsprotokoll zeigte im Frühjahr 2024 ein häufiges Naschen zwischendurch:

Ein-Tag-Ernährungsprotokoll von Frau Lange im April 2024:

Uhrzeit	Menge	Lebensmittel
08.50 Uhr	1	Eiweißriegel
10.30 Uhr	5	Fruchtgummibärchen
12.30 Uhr	1 Scheibe	Weißbrot
	1 Teelöffel	Butter
	1 Scheibe	Gouda
14.00 Uhr	1	Kinderriegel
	1	Eiweißriegel
17.00 Uhr	4 Esslöffel	Skyr
	1	Apfel
20.00 Uhr	1 Dose	Thunfisch
21.10 Uhr	2	Fruchtgummibärchen

Tabelle 4: Ernährungsprotokoll Fallbeispiel Frau Lange nach der Operation

Die Analyse des Ernährungsprotokolls zeigt eine Kalorienbilanz um die 1 000 Kalorien; eine so geringe Kalorienzufuhr auch zehn Jahre nach der Operation stellt viele operierte Patienten sehr zufrieden. Die Eiweißzufuhr ist mit etwa 55 Gramm aber zu niedrig, obwohl Frau

Lange versucht, darauf den Schwerpunkt zu legen. Sie konsumiert jedoch bei der niedrigen Energiezufuhr deutlich mehr Zucker als es ihrem Tagesbedarf entspricht.

Über 20 Prozent der Gesamtenergie stammen aus Zucker, außerdem sind ihre Esspausen am Tag zu kurz. Der Zucker, die Süßstoffe aus den Getränken und der erhöhte Anteil an gesättigten Fetten verändern das Darmmikrobiom negativ. Außerdem fehlt es im Speiseplan der Patientin an Gemüse. Die Protokollauswertung hat gerade mal sechs Gramm Ballaststoffe ergeben.

Auch nach einer Adipositas-Operation ist die Einnahme von Ballaststoffen, beispielsweise durch drei Mini-Portionen Gemüse am Tag, wichtig. Ballaststoffe finden sich auch in Nüssen, Hülsenfrüchten, Kernen, Hafer und Vollkornprodukten. Wenn Frau Lange darauf den Schwerpunkt legen würde, könnte sie den unerwünschten Zucker aufgrund der besseren Sättigung reduzieren und zeitgleich den Ballaststoffanteil in ihrer Ernährung erhöhen.

Dies wäre für das Darmmikrobiom von Vorteil. Durch eine entsprechende Ernährungsumstellung und das Entwickeln von Mahlzeiten mit einem Eiweißbaustein, einer Gemüsekomponente, guten Fetten und wenig Zucker werden sich ihre Darmbeschwerden verringern. Ebenso können weitere Ernährungsempfehlungen für einen gesunden Darm entwickelt werden, wie das Einbauen von probiotischen Lebensmitteln (gesäuerter Joghurt oder fermentiertes Gemüse). Auch ein stichfester, naturbelassener Joghurt ist für das Darmmikrobiom eine gute Wahl.

Dieses Patientenbeispiel zeigt, wie wichtig eine Ernährungs- und Verhaltensumstellung nach einer bariatrischen Operation ist; gerade auch, wenn der Darm sensibler geworden ist. Methoden zur Stressreduktion, das Erlernen von Selbstfürsorge und Achtsamkeitstechniken sowie der Aufbau einer Mahlzeitenstruktur sind weiterhin essenziell. Dann wird Frau Lange auch ihre Ernährung besser umstellen können.

Weitere Literatur

Han, T., Lean, M., Morrison, C. (1995). »Waist circumference as a measure for indicating need for weight management«. In: BMJ, S. 158–161. doi:10.1136/bmj.311.6998.158; besucht am 12.08.2024.

Max Rubner-Institut. (2008). »Nationale Verzehrstudie 2 Ergebnisbericht«. Teil 2. (Max Rubner-Institut, Hrsg.), https://www.mri.bund.de/fileadmin/MRI/Institute/EV/NVSII_Abschlussbericht_Teil_2.pdf; besucht am 10.08.2024.

RKI. (2014). »Daten und Fakten: Ergebnisse der Studie Gesundheit in Deutschland aktuell 2012«. Beiträge zur Gesundheitsberichterstattung des Bundes. (Robert Koch-Institut, Hrsg.) S. 24.

RKI. (2022) »Übergewicht und Adipositas bei Erwachsenen in Deutschland – Ergebnisse der GEDA 2019 / 2020-EHIS«. Journal of Health Monitoring, Volumen 7, Ausgabe 3.

Wahl, S. et al. (2017). »Epigenome-wide association study of body mass index, and the adverse outcomes of adiposity«. Nature volume 541, S. 81–86.

Fortsetzung »Vererbtes Übergewicht oder wie Epigenetik uns dick macht«, https://www.zeitschrift-sportmedizin.de/vererbtes-uebergewicht-oder-wie-epigenetik-uns-dick-macht/2/; besucht am 10.08.2024.

Hinney, A. et al. (2015). »Genetik und Epigenetik der Adipositas«. In: Bundesgesundheitsblatt – Gesundheitsforschung – Gesundheitsschutz, Ausgabe 2/2015.

Larry, A. (2009). »Restrained Eating and Risk of Gaining Weight and Body Fat in Middle-Aged Women: A 3-Year Prospective Study In

American Health«, Journal. January/February 2009, Vol. 23, No. 3. S. 188–194.

Lattimer, J. et al. (2010). »Effects of dietary fiber and its components on metabolic health«, Nutrients 2(12), 1266–1289, https://doi.org/10.3390/nu2121266; besucht am 12.08.2024.

Fu, J. et al. (2022). »Fiber Intake and Gut Microbiota in Human Health«, Microorganisms, 10(12), 2507, https://doi.org/10.3390/microorga-nisms10122507; besucht am 12.08.2024.

Grave, R. D. (2020). »Regular eating, not intermittent fasting, is the best strategy for a healthy eating control«. In: Italian Journal of Eating Disorders and Obesity 2020;2 (5–7), doi:10.32044/ijedo.2020.02; besucht am 12.08.2024.

Deutsche Diabetes Hilfe (2024), https://www.diabetesde.org/; besucht am 12.08.2024.

Deutsches Zentrum für Diabetesforschung DZD (2024), https://www.dzd-ev.de/; besucht am 12.08.2024.

Peters, A. (2017). »Uncertainty and stress: Why it causes diseases and how it is mastered by the brain«. In: Progress in Neurobiology 156 (2017), S. 164–188.

Renner, A. (2015). »Ernährungsverhalten 2.0. Veränderungen durch explizite und implizite Interventionen«. In: Ernährungs Umschau 1/2015.

Hulsteijn, L T. et al. (2020). »Prevalence of endocrine disorders in obese patients: systematic review and meta-analysis«, https://pubmed.ncbi.nlm.nih.gov/31652416/; besucht am 13.08.2024.

Deutsche Gesellschaft für Endokrinologie, »Lokale Kontrolle der Schilddrüsenhormonwirkung«, https://www.endokrinologie.net/sfb-tr-296-en.php; besucht am 13.08.2024.

Kahrlias, PJ. (1990). »Mechanisms of acid reflux associated with cigarette smoking«, https://pubmed.ncbi.nlm.nih.gov/2318431/; besucht am 13.08.2024.

Schlehe, J. et al. (2016). »Das Mikrobiom – Einfluss auf Adipositas und Diabetes«. Perspektiven der Diabetologie 1/2016, Deutsches Ärzteblatt.

Schröder, C. und T. (2019). »Die Bedeutung des Mikrobioms bei Übergewicht und Adipositas«. In: WPD Wissenschaftlicher Pressedienst, Moderne Ernährung Heute, Nr. 2 / April 2019.

Danone (2021). »Kompendium Darmgesundheit. Das Darmmikrobiom im Kontext von Ernährung«. Stoffwechsel und Gesundheit, Danone Fachinformation, Broschüre Juli 2021.

Kapitel 3: Gewichtsmanagement und Körperwahrnehmung

Gewicht im Gleichgewicht

Die Zahl auf der Waage hat für viele adipöse Menschen eine schon fast magische Bedeutung und kann deren gesamte Motivation bezüglich des Ess- und Bewegungsverhaltens steuern. Sobald das Körpergewicht in kürzester Zeit stark reduziert wird, ist die Motivation sehr hoch und der Abnehmwillige empfindet die Methode als erfolgreich. Gefühle wie Stolz, Freude und Hoffnung treiben den Diätwilligen an, noch mehr Körpergewicht zu verlieren.

Auch in der Gesellschaft und im medialen Umfeld gelten oft diejenigen als erfolgreich, die sich mit viel Disziplin an starre Vorgaben halten und in kürzester Zeit eine Gewichtsreduktion erreichen können. Menschen, bei denen die Waage einen steigenden Verlauf anzeigt, wird hingegen Versagen und Disziplinlosigkeit vorgeworfen. Die Menschen mit steigendem Gewichtsverlauf spüren Gefühle wie Frust, Angst, Scham und Schuld. Besonders nach einer Diätphase sind diese Gefühlsausprägungen stark. Als Folge davon sinkt das Selbstwertgefühl.

Bereits im zweiten Kapitel wurde gezeigt, dass restriktive Diätmaßnahmen Auswirkungen auf den Energiestoffwechsel und die

Muskelmasse haben, woraus der sogenannte Jo-Jo-Effekt resultiert. Die meisten adipösen Menschen haben vielfältige Erfahrungen mit diesem Effekt gemacht und folglich ein immer rigideres Essverhalten entwickelt. Ihr Selbstwertgefühl hat sich durch die gemachten Erfahrungen stetig verringert, die Zahl auf der Waage bleibt aber weiterhin der wichtigste Erfolgsmarker. Aber ist das sinnvoll? Wie wichtig ist es, für die Zukunft auch andere Erfolgskriterien zu definieren, damit adipöse Menschen auf Dauer motiviert bleiben?

Zunächst soll dargestellt werden, was beim Abnehmen im Körper passiert und weshalb es so schwierig ist, langfristig das abgenommene Gewicht zu halten. Der Körper soll dabei näher durchleuchtet und dabei betrachtet werden, in welchem Umfang Fette, Muskeln und Wasser abgenommen werden und welche Stoffwechselprozesse genau passieren. Auch der Gewichtsverlauf nach bariatrischen Operationen oder Abnehmspritzen soll analysiert werden. Weiterhin soll auf das emotionale Gefühlschaos eingegangen werden, das Patienten bisweilen beim Wiegen erleben.

Die Set-Point-Theorie

Die »Set-Point«-Theorie wurde 1972 von Richard Nisbett definiert.[83] Demnach hat jeder Organismus ein festgelegtes »Sollgewicht«, das aktiv durch den Körper reguliert wird. Bei Abweichungen vom Sollgewicht steuert der Organismus aktiv gegen, um Veränderungen des Gewichts zu vermeiden. Genetisch bedingt haben einige Menschen einen höheren Set-Point als andere und sind dadurch eher prädisponiert, übergewichtig oder adipös zu werden.

Damit ist zwar eine gewisse Programmierung vorhanden, jedoch muss auch das Umfeld in Betracht gezogen werden. Aktuelle Studien zeigen, dass ein hoher Set-Point und eine veränderte Regulierung der Kalorienzufuhr bei adipösen Menschen dazu führen, dass ein hohes

Körpergewicht stabil gehalten wird. Lebensstilveränderungen bleiben hingegen nur von kurzer Dauer.

In der Ernährungsberatung lässt sich der Set-Point auch ganz einfach an der Anzahl und der Fülle der Fettzellen beschreiben: Stellen Sie sich eine normalgewichtige Person (Person N) und eine adipöse Person (Person A) vor. Beide haben genetisch bedingt eine gewisse Menge an Fettzellen, die unterschiedlich mit Fett gefüllt sind. Mit einfachen imaginären Zahlen stellen Sie sich vor, dass Person N von Natur aus 70 Fettzellen und Person A 100 Fettzellen hat. Die Hälfte aller Fettzellen ist in der Kindheit bei beiden gut gefüllt, Person A ist in der Kindheit schon etwas moppelig.

Person A startete bereits in der Kindheit mit restriktiven Diäten, wonach immer ein Jo-Jo-Effekt erfolgte. Nach den Diäten aß Person A hochkalorisch, denn endlich durfte sie wieder all die leckeren, aber zuvor verbotenen Speisen essen. Person A hatte sich schon früh große Portionen antrainiert. Dies führte zu folgendem Effekt: Während der strengen Diät wurde das Fett in den Fettzellen reduziert und sie nahm ab. Die Anzahl der Fettzellen wurde aber durch die Diät nicht reduziert. Nach der Diätphase und dem ungezügelten hochkalorischen Essen wurden nicht nur die Fettzellen wieder gefüllt, sondern der Körper wird auch dazu veranlasst, noch mehr Fettzellen aufzubauen. Dies hatte Vorteile für unsere Vorfahren, die viele Jahrtausende in Zeiten von Ernährungsknappheit lebten. Denn dieser Vorgang diente dazu, deren Überleben zu sichern; daher wurden wir genetisch darauf programmiert, wie oben bereits beschrieben. Person A baute also nach jeder gescheiterten Diät immer mehr Fettzellen auf und füllte diese auch.

Person N war mit 70 Fettzellen ins Leben gestartet und hatte nie Diäten gemacht. Bei ihr haben die Adipositas-Faktoren keine große Relevanz. Die Ernährung ist ausgewogen sowie kalorienbewusst; Ernährungsverbote sind nicht vorhanden, wodurch ein intuitives Essverhalten sowie eine flexible Ernährungskontrolle bestehen. Die Person bewegt sich regelmäßig.

Wenn Person N und Person A 40 Jahre alt sind, dann hat Person N vielleicht 80 Fettzellen entwickelt und 50 Fettzellen davon sind gut gefüllt. Person A hat durch den ständigen Wechsel von extrem restriktiver und dann wieder ungezügelter Ernährung mittlerweile 300 Fettzellen entwickelt und 290 davon sind zum ersten Vorstellungsgespräch in der Adipositas-Klinik gefüllt. Sie hat einen BMI von 41.

Die »Set-Point«-Theorie besagt, dass das Körpergewicht immer zum höchsten Gewicht strebt, das der Patient je hatte. Bei Person A wäre dies das Körpergewicht, das 300 gefüllten Fettzellen entspricht. Person A muss daher im Alter von 40 Jahren immer deutlich mehr dafür tun, eine Gewichtsabnahme zu halten, als Person N, die mit 40 Jahren einen BMI von 24 hat.

Was bedeutet diese »Set-Point«-Theorie aber für Sie, wenn Sie konservativ, also durch Ernährungs-, Bewegungs- und Verhaltensumstellung, oder durch eine bariatrische Operation abnehmen wollen?

Wenn Sie konservativ abnehmen wollen, wird sich der Set Point nur sehr langsam verändern. Durch eine bariatrische Operation wird dieser deutlich schneller verändert. Langfristig muss aber eine dauerhafte Ernährungsumstellung erfolgen, und auch viele Jahre nach einer Adipositas-Operation sollten keine weiteren restriktiven Diäten mehr durchgeführt werden, die durch den anschließenden Jo-Jo-Effekt einen negativen Einfluss auf den Set Point haben. Der Gewichtsverlauf kann mit dem Bild einer Rolltreppe verglichen werden: Beim Abnehmen laufen wir gegen die Rolltreppe, beim Zunehmen mit der Rolltreppe!

Mit diesem Hintergrundwissen über die »Set-Point«-Theorie und ihrem Effekt auf den Energiestoffwechsel bei restriktiven Diätmaßnahmen stellt sich nun die Frage: Was ist eine realistische Gewichtsabnahme, die der Körper über einen längeren Zeitraum halten kann?

Zunächst einmal ist wichtig zu erwähnen, dass nicht alle Menschen gleich viel und in derselben Geschwindigkeit abnehmen können. Dies gilt für alle übergewichtigen und adipösen Menschen; mit und ohne Adipositas-Operation oder Abnehmspritzen.

Eine Gewichtsabnahme ist abhängig von folgenden Faktoren:

- **Ausgangsgewicht:** Je höher das Ausgangsgewicht ist, desto schneller nehmen Sie pro Zeiteinheit an absolutem Körpergewicht ab.
- **Alter:** Je älter Sie sind, desto schlechter nehmen Sie pro Zeiteinheit ab. Der Stoffwechsel wird sozusagen langsamer.
- **Geschlecht:** Männer nehmen schneller ab als Frauen, da deren Muskelanteil höher ist.
- **Anzahl bisheriger Diäten:** Je mehr restriktive Diäten Sie gemacht haben, desto weniger nehmen Sie pro Zeiteinheit ab, weil sich Ihr Stoffwechsel anpasst.
- **Stress:** Ein hoher Stresspegel kann die Gewichtsabnahme verlangsamen.

Diese und alle weiteren Faktoren wurden in Kapitel 2 bereits ausführlich beschrieben.

Diese Liste zeigt, dass keine genaue Zahl genannt werden kann, die angibt, wie viel jeder adipöse Patient pro Monat gesund abnehmen kann. Bitte beachten Sie auch, dass es sich bei der »Set Point«-Theorie um eine Theorie handelt. Dies bedeutet, dass es sich um eine wissenschaftlich umstrittene These handelt, deren Erforschung noch längst nicht abgeschlossen ist.[84]

Bioelektrische Impedanzanalyse (BIA)

Die Zahl auf der Waage ist für viele Menschen nach wie vor der Erfolgsmarker Nummer eins – obwohl sie als Einzelindikator schon längst als überholt gilt! Wie ist das bei Ihnen? Die meisten Menschen definieren eine Maßnahme zur Ernährungsumstellung oder eine Diät als erfolgreich, wenn sie in kürzester Zeit so viel Körpergewicht wie möglich verlieren.

Beispielsweise hatte die Patientin Frau Lange im Alter von 31 Jahren in einem Zeitraum von acht Monaten 28 Kilogramm durch eine strenge ketogene Diät[85] abgenommen. Sie startete mit einem Ausgangsgewicht von 143 Kilogramm und erhielt viel Anerkennung für diese Gewichtsabnahme ohne bariatrische Operation. Wenn man Frau Lange aber fragt »Was haben Sie denn genau abgenommen: wie viel Fett, wie viel Muskulatur, wie viel Wasser?«, dann wird sie sagen: »Weiß ich nicht, darüber habe ich mir nie Gedanken gemacht!«

Für die Zukunft sei Frau Lange – und jedem anderen Menschen, der abnehmen will – empfohlen, dass sie sich darüber Gedanken machen sollte. Denn wenn sie von den 28 Kilogramm überwiegend Wasser und Muskulatur abgenommen hat, ist Frau Lange dann wirklich so erfolgreich, wie es nach außen hin wahrgenommen wird?

Eines sei an der Stelle noch einmal betont: Aufgrund unserer Vorfahren, die über Jahrtausende an einer Mangelernährung litten, nimmt der Mensch immer erst Wasser, dann Muskulatur und erst zuletzt das Fettgewebe ab.

Da können Sie auch fünf Stunden täglich im Fitnessstudio trainieren, um zu versuchen, die Muskulatur aufzubauen: Das bringt nichts! Der Mensch kann nicht abnehmen (also ein Kaloriendefizit erzielen) und gleichzeitig Muskulatur aufbauen (wofür man einen Kalorienüberschuss braucht). Außerdem ist es für den Muskelaufbau nicht erforderlich, Kraftsport im höchsten Maß zu betreiben – eine moderate Trainingsfrequenz ist ausreichend. Der Körper benötigt nämlich vor allem Bausteine wie Proteine (Eiweiße), aber auch andere Makronährstoffe wie Kohlenhydrate und Fette sowie Mikronährstoffe in ausreichender Menge. Stellen Sie sich mal vor, wie Sie ein Haus bauen: Dann benötigen Sie auch nicht nur Bauarbeiter (dies steht imaginär für den Sport), sondern auch Baumaterialien wie Backsteine, Holz, Zement und so weiter (dies steht imaginär für Lebensmittelstoffe).

Zu viel Sport auf einmal kann zudem gerade bei Anfängern negative Folgen für die Gesundheit der Zellen haben, ähnlich wie eine falsche Ernährung. Das wiederum wirkt sich auch auf die Zusammensetzung des Körpers in Bezug auf Wasser, Fettgewebe und Muskeln aus. All diese Effekte sind mit der Bioelektrischen Impedanzanalyse (BIA) messbar.

Die Bioelektrische Impedanzanalyse (BIA) ist eine Methode zur Bestimmung der Körperzusammensetzung eines Menschen. Die BIA ist eine elektrische Widerstandsmessung am menschlichen Körper, die auf der unterschiedlichen Leitfähigkeit der verschiedenen Körpergewebe basiert. Dabei wird ein schwacher, nicht wahrnehmbarer Wechselstrom durch den Körper geleitet. Das physikalische und mathematische Prinzip legt ein Drei-Kompartiment-Modell zugrunde, so wird der menschliche Körper modellhaft als Zylinder aufgefasst.[86] Fettgewebe und Magermasse haben hier unterschiedliche Widerstände, die in diesem Modell messbar sind. Im Detail lassen sich dann Informationen über das viszerale Bauchfett und den Phasenwinkel ablesen.

Das viszerale Bauchfett ist das Fett, welches sich um die inneren Organe ansammelt. Je größer die Menge des viszeralen Bauchfettes im Körper ist, desto höher steigt das Risiko für Stoffwechselerkrankungen wie Diabetes mellitus Typ II und Herz-Kreislauf-Erkrankungen wie Herzinfarkt und Schlaganfall.

Der Phasenwinkel gibt Auskunft über das Membranpotenzial der Zellen. Gut ernährte, pralle Körperzellen mit stabilem Membranpotential haben einen hohen Phasenwinkel, was unter anderem durch die folgenden Punkte beeinflusst wird: eine hohe Muskelmasse, bedarfsgerechte Nährstoffversorgung, eine geringe Wasseransammlung im Körper und ausreichende Erholung.

Die Messgenauigkeit der BIA kann durch verschiedene Faktoren beeinflusst werden. Um aussagekräftige Ergebnisse zu erhalten, sollten nur wissenschaftlich validierte Systeme verwendet werden. Das bedeutet, eine Standardwaage aus dem Internet, die verspricht, dass sie den Fett- und Muskelanteil misst, wird sehr ungenau sein. Bei der Messung sollte auf Folgendes geachtet werden:

- Die betreuende Person muss geschult sein.
- Die konkrete Platzierung der Elektroden und konkrete Positionierung beim Messen sind relevant für valide Ergebnisse.
- Die Software muss einen allgemeinen, statistisch abgesicherten Formelsatz haben.
- Bestimmte Krankheiten und deren Veränderungen können nur von Fachleuten bewertet werden.

Die korrekt ausgeführte Bioelektrische Impedanzanalyse kann detaillierte Informationen liefern. Als Beispiel soll gezeigt werden, welche Ergebnisse bei Messungen mit dem *seca medical Body Composition Analyzer* (mBCA) 525[87] erhalten werden. Dabei handelt es sich um ein medizinisches Multifrequenz-BIA-Gerät, das einen Frequenzbereich von 1 bis 500 kHz abdeckt und eine segmentale Analyse des gesamten Körpers ermöglicht.

Das ist deswegen wichtig, weil beim Arzt oder in einer Adipositas-Klinik oft nur anhand des Body-Mass-Index (BMI) kategorisiert wird, wie übergewichtig oder krank Sie sind, obwohl der Wert keine Informationen darüber liefert, wie hoch Ihr Muskel-, Fett- und Wasseranteil sind. Trotzdem ist der BMI nach wie vor der wichtigste Indikator, wenn es darum geht, festzustellen, ab wann eine bariatrische Operation in Deutschland eine Krankenkassenleistung ist.

Beispiel BMI und Fettmasse (BIA)

Durch die Bioelektrische Impedanzanalyse kann ermittelt werden, wie hoch der Fettanteil im Körper ist. Hier kann der Fettanteil im hohen Bereich liegen. Bei einigen Sportlern lässt sich Folgendes messen: Sie werden laut BMI als übergewichtig eingestuft (in Extremfällen sogar als adipös), da die Muskelmasse zu einem hohen Gewicht führt. Dies ist zum Beispiel bei Bodybuildern der Fall. Die Fettmasse ist aber gering – Muskelmasse ist nämlich bei gleichem Volumen generell schwerer als Fettmasse. Daher ist es sinnvoll, auch eine BIA in Erwägung zu ziehen, um Patienten besser betreuen zu können.

Beispiel Skelettmuskelmasse (BIA)

Durch die BIA wird auch die Skelettmuskelmasse gemessen. Die Muskelmasse ist messbar für den ganzen Körper sowie für jedes Segment (Beine, Arme, Rumpf). Dies umfasst alle Muskeln im Körper außer denen, die sich um die Organe befinden oder die selbst Organe sind. Beispielsweise ist das Herz ein Muskel. Es kann verglichen werden, ob die eigene Muskelmasse der normalen Muskelmasse einer Person des gleichen Geschlechts und der gleichen Körpergröße entspricht. Wenn die adipöse Person gesund Gewicht verliert (mithilfe einer ausgewogenen Ernährung und Bewegung), dann verringert sich der Muskelanteil in einem normalen Maß. Wenn sie ungesund Gewicht verliert (unausgewogene Ernährung und wenig Muskelerhalt/-aufbau), baut der Körper mehr Muskeln ab als Fett.

Beispiel Wasser (BIA)

Die Messungen geben auch einen Überblick über die Verteilung des Wassers im Körper. Zu etwa zwei Dritteln ist das Körperwasser an Zellen gebunden (intrazelluläres Wasser = ICW), etwa ein Drittel liegt im extrazellulären Raum vor (extrazelluläres Wasser = ECW).

Personen mit einer hohen Muskelmasse haben auch ein erhöhtes Gesamtkörperwasser, da Muskeln ungefähr zu 80 Prozent aus intrazellulärem Wasser bestehen. Durch osmotischen Druck (der Körper versucht immer, ein Gleichgewicht zwischen dem Wasseranteil innerhalb und außerhalb der Zelle herzustellen) ist bei Personen mit viel Muskulatur auch das extrazelluläre Wasser erhöht.

Entscheidend für die Bewertung des Wasseranteils ist also das Verhältnis von intra- zu extrazellulärem Wasser. Wenn der ECW-Anteil zu hoch ist, dann ist dies ein Alarmsignal für eine Überwässerung und/oder ein mögliches Ödem. Wasser ist auch an Muskulatur gebunden. Wenn sich die Person in einer Phase großer Gewichts- sowie Muskelabnahme befindet, wird sich diese Abnahme auch in diesen Werten widerspiegeln.

Beispiel Viszerales Fett und Taillenumfang (BIA)

Nicht nur das Gesamtfett im Körper, sondern auch die Fettverteilung sind von großer Bedeutung. Im Bauchraum (Abdomen) befindet sich verschiedenes Fettgewebe: **Subkutanes** Fett, das sich direkt unter der Haut befindet, und **viszerales** Fett, das sich in den tieferen Bereichen der Organe befindet und nicht direkt sichtbar ist. Die Ansammlung von viszeralem Fett ist von verschiedenen Bedingungen wie Alter, Geschlecht, Alkoholkonsum, Herkunft, Essverhalten und hormonellen sowie erblichen Faktoren abhängig. Das viszerale Bauchfett ist stoffwechselaktiv und löst unter anderem Entzündungsvorgänge im Körper aus. Zudem fördert es beispielsweise Bluthochdruck und Insulinresistenz. Eine Insulinresistenz ist die Vorstufe von Diabetes mellitus Typ II. Ziel einer Gewichtsabnahme sollte daher sein, möglichst viel viszerales Fett zu verlieren.

Ein erhöhter Taillenumfang ist ein Zeichen für eine erhöhte Menge viszeralen Fetts. Ein erhöhtes Risiko für Herzkrankheiten, Bluthochdruck und Diabetes Typ II besteht bei Frauen ab einem Taillenumfang von 80 Zentimetern und bei Männern ab 94 Zentimetern. Ein stark erhöhtes Risiko besteht bei Frauen ab einem Taillenumfang von 88 Zentimetern, bei Männern ab 102 Zentimetern.[88]

Wenn Sie bei einer Ernährungs- und Bewegungsumstellung verstärkt auf Zahlen achten wollen, um motiviert zu bleiben, dann messen Sie neben dem Körpergewicht am besten auch den Taillenumfang. Bei der Messung sind folgende Bedingungen zu berücksichtigen:

- Wählen Sie für die Messung eine feste Zeit, zum Beispiel morgens vor dem Frühstück.
- Stellen Sie sich mit freiem Oberkörper aufrecht vor den Spiegel.
- Legen Sie das Maßband um die Taille, zwischen der untersten Rippe und der Oberkante des Hüftknochens.
- Das Maßband liegt knapp oberhalb des Bauchnabels und sollte möglichst eng und gerade um Ihren Körper führen. Die Enden kommen vorn zusammen.
- Entspannen Sie den Bauch und atmen Sie aus, dann können Sie die Zahl ablesen!

Das viszerale Bauchfett können Sie durch die Faktoren Ernährung, Bewegung, Alkoholkonsum, Stress und Schlaf beeinflussen. Die im zweiten Kapitel vorgestellten Faktoren sind maßgeblich daran beteiligt, wie hoch das viszerale Bauchfett ist. Eine Senkung des viszeralen Bauchfetts trägt positiv zur Gesundheit bei!

Beispiel Phasenwinkel (BIA)

Der Phasenwinkel ist eine wichtige Kennzahl zur Einschätzung des Gesundheits- und Ernährungszustandes.[89] Es ist ein allgemeines Maß für die Membran- und Funktionsweise der Zellen. Je größer der Phasenwinkel ist, desto widerstandsfähiger und gesünder sind die Zellmembranen. Dann kann ein möglichst guter Stoffaustausch über die

Zellmembranen gewährleistet werden. Gesunde Zellmembranen sind bedeutungsvoll, denn sie sorgen dafür, dass benötigte Stoffe wie etwa Vitamine in die Zellen gelangen und Abbauprodukte aus dem Zellinneren hinausbefördert werden.

Beim Thema Phasenwinkel stellen Sie sich das Bild von Tomaten vor. Verkommene Tomaten verkörpern das Bild von Zellen mit einem niedrigen Phasenwinkel (< 5,5 Grad). Damit werden ein schlechter Ernährungszustand und ein schwaches Immunsystem assoziiert. Es wurde festgestellt, dass ein niedriger Phasenwinkel auf Mangelernährung und Ödembildung hinweisen kann. Auch weitere Faktoren hängen mit einem niedrigen Phasenwinkel zusammen:

- Muskelabbau,
- Mangel-/Unterernährung,
- erhöhtes Erkrankungsrisiko,
- Ödem (Wassereinlagerungen),
- schlechte Regenerationsfähigkeit,
- geringere Leistungsfähigkeit,
- exzessives Training
- und höhere Sterblichkeit bei Erkrankten.

Pralle, runde und intakte Tomaten verkörpern derweil das Bild von Zellen mit hohen Phasenwinkeln. Ein guter Ernährungszustand und eine gute Nahrungsversorgung der Zellen sind gegeben. Auch steht ein hoher Phasenwinkel im Zusammenhang mit einem starken Immunsystem und einer besseren Regenerationsfähigkeit. Weitere Faktoren werden mit einem hohen Phasenwinkel assoziiert:

- Gesunde und ausgewogene Ernährung,
- hohe Muskelmasse,
- Gewichtszunahme,
- ausgeglichenes Wasserverhältnis,

- bessere Regeneration und höhere Leistungsfähigkeit
- sowie geringere Sterblichkeit bei Erkrankten.

Diese Darstellung des Phasenwinkels zeigt, dass ein Stoffaustausch der Körperzellen nur optimal funktioniert, wenn die Zellmembranen intakt sind. Durch Krankheiten, Stress und einen ungesunden Lebensstil können die Körperzellen aber geschädigt werden. Viele stark übergewichtige Menschen sind der Überzeugung, dass sie beim Abnehmen einfach nur die für sie niedrigste mögliche Gewichtszahl erreichen müssten … und dann wären sie automatisch am gesündesten. Dieser Tenor der schnellsten Gewichtsabnahme ist auch in der gesamten heutigen Gesellschaft weit verbreitet, da denke man nur an einige Fernsehformate. Die Person, die so schnell wie möglich am meisten abnehmen kann, ist erfolgreich. Den Phasenwinkel, der eigentlich gute Anhaltspunkte über die Zellgesundheit gibt, wird es jedoch nicht positiv beeinflussen.

Dennoch gilt auch hier, ähnlich wie bei anderen (Mess-)Verfahren und Methoden: Bitte bedenken Sie, dass auch die Interpretation der Werte durch die BIA-Messung ihre Grenzen hat. Laut Manfred Clausen von *BIA Systems* ist der Phasenwinkel ein wichtiges Instrument zur Einschätzung des Gesundheitszustandes, sollte jedoch auch mit Einschränkungen betrachtet werden. Dies liege an der Messmethode und soll an dieser Stelle nicht konkretisiert werden.[90] Wichtig ist allerdings, anzumerken, dass Menschen, bei denen ein Überschuss an Wasser vorhanden ist, sowie adipöse Menschen, nicht exakt analysiert werden können.

Zusammenfassend lässt sich sagen, dass die Werte der BIA-Messung für adipöse Menschen eine gute Tendenz über die Zusammensetzung ihres Körpers zeigen, aber nicht zu 100 Prozent genau sind. Dafür bedarf es weiterer physikalischer Entwicklungen.

Fallbeispiel BIA 1

Frau Steiner, Jahrgang 1972, absolvierte von März bis September 2021 das multimodale Konzept, denn sie strebte eine bariatrische

Operation an. Ihr Wunsch war es, endlich abzunehmen – dann würde ihr vieles leichter fallen. Sie wäre dann gesund, könnte ihren Alltag im stressigen Beruf besser bewältigen, sich besser bewegen und würde sich endlich wieder in ihrem Körper, den sie seit Jahren sehr ablehnt, wohl fühlen.

Im März 2021 startete Frau Steiner mit einem Körpergewicht von 129 Kilogramm bei einer Größe von 1,72 Metern. Die Patientin hatte schon viele restriktive Diätmaßnahmen zur Gewichtsreduktion durchgeführt und bereits mehrere Ernährungsberatungen absolviert. Ihre Ernährungskontrolle war rigide, sie beschäftigte sich gedanklich überdurchschnittlich viel mit den Themen *Essen* und *Gewicht*.

Einerseits stresste sie die Zahl auf der Waage, andererseits hatte sie aber auch einen sehr stressigen Alltag: Sie arbeitete im Zweischichtsystem im Supermarkt und sprang bei Ausfällen der Kollegen oft spontan ein. Auch in der Familie war sie immer diejenige, die das Rad am Laufen hielt: Sie organisierte alles, machte fast den kompletten Haushalt und hielt psychische Belastungen gut durch. Ihr Stresspegel war meist nahe einer 10. Selbstfürsorge kannte sie bisher nicht; sich selbst bezeichnete sie als sehr robust und durchhaltefähig.

Schon vor der Operation im April 2021 wurde bei ihr eine BIA-Messung durchgeführt: Der Fettanteil lag bei 45 Prozent, der Muskelanteil im etwas überdurchschnittlichen Bereich, der Wasserhaushalt war ausgeglichen, das viszerale Fett zu hoch, aber bei einer gesunden Zellgesundheit.

Dann wurde Frau Steiner im November 2021 operiert und bekam einen Omega-Loop-Bypass. Ihr Traum einer großen Gewichtsabnahme ging endlich in Erfüllung, denn bereits nach 1,5 Jahren erreichte sie ihr niedrigstes Körpergewicht von 65 Kilogramm, was einem BMI von 22 entsprach. Viele adipöse Menschen werden sie um diese Entwicklung erst mal beneiden. Sie auch? Wie ging es Frau Steiner ansonsten nach der Operation?

Frau Steiner fühlte sich deutlich energieloser als vor der Operation und war weniger belastbar. Sie war unzufrieden mit sich selbst, weil sie ihre empfohlene Eiweißmenge von mindestens 72 Gramm nicht erreichte. Sie klagte auch über viele Unverträglichkeiten und Magen-Darm-Beschwerden. Ein großes Thema seien übelriechende Blähungen, die mittlerweile täglicher Begleiter seien. Ihre tolle Gewichtszahl machte sie aber zumindest schon mal glücklich. Tja, wenn die Gewichtszahl nur alles wäre …

Die zweite BIA-Messung erfolgte im März 2023. Folgende Ergebnisse wurden ermittelt:

	Daten vor der OP (April 2021)	Daten nach der OP (März 2023)	Normalwerte
Körpergewicht bei 1,72 m	129 kg	65 kg	60 bis 73 kg
BMI	44	22	20 bis 25
Fettanteil	45 %	31 %	24 bis 36 %
Viszerales Bauchfett	4,6 Liter	1,2 Liter	ab 1,2 Liter erhöht, ab 1,9 Liter hoch
Skelettmuskelmasse, gesamt	35,9 kg	16,5 kg	22,2 kg
Phasenwinkel	6,9	3,941	> 5,5

Tabelle 5: BIA-Vergleichswerte vor und nach einer Adipositas-Operation

Die Messergebnisse im März 2023 zeigten, dass Frau Steiners Fettanteil mittlerweile auch im Normalbereich lag (31 Prozent) und sie ihr viszerales Bauchfett sehr gut reduzieren konnte. Jedoch waren ihre Muskelwerte deutlich unterhalb des Durchschnitts. Im gesamten Körperbereich hatte sie stark an Muskulatur verloren, wodurch auch ihr Wasserhaushalt ins Ungleichgewicht geraten war. Ihre Zellgesundheit war deutlich reduziert, was bedeutet, dass das Membran-Potential ihrer Zellen mittlerweile sehr schlecht war. Im Vergleich zur jetzigen Situation konnte Frau Steiner als adipöse Person einen stressigen Alltag besser durchhalten. Frau Steiner hat zwar ihr Risiko, metabolische Folgeerkrankungen zu bekommen, reduziert, dafür ist ihre Knochen- und Muskelqualität deutlich reduziert. Das Osteoporose-Risiko ist mittlerweile hoch. Äußerlich hat sie einen Hautüberschuss und könnte mit ihrem jetzigen Gewicht von 65 Kilogramm deswegen im Gesicht älter aussehen als sie tatsächlich ist. Frau Steiner weiß um die Bedeutung einer optimalen Eiweißversorgung, kombiniert mit Bewegung. Sie kann es aber in ihrem stressigen Alltag ohne Selbstfürsorge einfach nicht umsetzen.

Stellen Sie sich die Frage: Wollen Sie durch Methoden wie eine Adipositas-Operation nur eine niedrige Zahl auf der Waage und einen optimalen BMI? Oder ist Ihnen die Bedeutung von Lebensqualität, Veränderungen im Alltag und Gesundheit am wichtigsten? Dann sind auch langfristige Verhaltensänderungen notwendig!

Für Frau Steiner stellte sich zunächst die Frage, wie hoch ihr Leidensdruck ist und ob sie mit ihren aktuellen Werten zufrieden ist. Einige Menschen wären an ihrer Stelle auch zufrieden, denn ihr Ziel war es nur, abzunehmen. Eine Änderung ist nur möglich, wenn ein gewisser Leidensdruck vorhanden ist. Dieser entwickelte sich bei der Patientin, denn sie fühlte sich weniger belastbar, optisch auch nicht unbedingt schöner, und sie hatte Angst, wieder zuzunehmen, weil sie zu wenig Eiweiß zu sich nahm. Daher entschied sie sich für eine Essverhaltenstherapie.

Eine Essverhaltenstherapie baut auf folgenden Schwerpunkten auf:

- Methoden zur Emotionsregulierung und zum Umgang mit der Zahl auf der Waage,
- Entwicklung flexibler Kontrollverhaltensmuster,

- Entwicklung von Selbstfürsorge,
- Erkennen, Beobachten und Bewerten von selbst gemachtem Stress,
- Achtsamkeitstraining,
- Entwicklung von Selbstwirksamkeit, Selbstvertrauen, Selbstverantwortung,
- Methoden zur Körperwahrnehmung
- und Formulierung und Umsetzung realistischer Ziele.

Diese Themen wurden in einzelnen Therapiesitzungen besprochen, reflektiert und bearbeitet. Schritt für Schritt setzte bei Frau Steiner langsam ein Umdenken mit einer Verhaltensänderung ein. Viel Geduld ist beim Prozess der Verhaltensänderung gefragt, denn eine Änderung von innen wird dauern.

Gewichtsverlauf nach der Adipositas-Operation

Die oben erläuterte Set-Point-Theorie nach Nisbett kann erklären, weshalb einige Menschen ein hohes Soll-Gewicht haben und warum der Körper versucht, das hohe Gewicht zu halten beziehungsweise warum Lebensstilveränderungen nur von kurzer Dauer sind. Für adipöse Menschen ist diese Tatsache frustrierend, vor allem, wenn es bedeutet, dass sie es nicht aus eigener Kraft schaffen, genug Fett abzubauen. In den letzten Jahren werden daher zunehmend bariatrische Operationen als bessere Alternative zum langwierigen Abnehmprozess gewählt. Besonders in den Medien[91] hört man von den beeindruckenden Erfolgen vieler Menschen, die durch die Adipositas-Chirurgie in kürzester Zeit einen Großteil ihres Übergewichts verlieren konnten. Es scheint, als ob eine Operation alle Probleme der Adipösen lösen könnte. Ist dies tatsächlich der Fall? Was sollte bei einer Entscheidung für eine bariatrische Operation alles bedacht werden?

Viele stark übergewichtige Menschen kennen andere Menschen, die Erfahrungen mit einer bariatrischen Operation gemacht haben und sehen deren Gewichtserfolge. Zwar wissen viele Menschen um die Begleiterscheinungen der Operationen, wie Lebensmittelunverträglichkeiten und die lebenslange Supplementierung von Vitaminen; trotzdem überwiegt oft die Hoffnung, durch eine OP endlich ein gesundes Gewichtsmanagement erreichen zu können. Sie haben oft die Vorstellung, dass durch den neuen kleinen Magen kaum mehr Nahrung aufgenommen und verdaut werden kann. Überdies erhoffen sich viele adipöse Menschen, endlich wieder ein Sättigungsgefühl und eine Präferenz für nährstoffreiche Lebensmittel mit niedriger bis mittlerer Energiedichte – wie Gemüse sowie eiweißreiche Lebensmittel – zu bekommen.

Die Operationen können den Set Point und den Appetit der adipösen Menschen tatsächlich verändern. Viele operierte Menschen lassen sich laut Studien und Erfahrungen in folgende Gewichtsphasen nach der bariatrischen Operation unterteilen:

1. Phase: »Honeymoon«-Phase

In der ersten Phase direkt nach dem operativen Eingriff verlieren die meisten operierten Menschen sehr viel Gewicht, da die hormonellen Veränderungen den Stoffwechsel massiv umkrempeln. Die Gewichtsabnahme verläuft wie von allein. Alte Verhaltensweisen, die zur Gewichtszunahme führten, spielen keine Rolle. Der Operierte ist euphorisch, endlich wird das langfristige Ziel der Gewichtsabnahme erreicht! Er erhält tolles Feedback aus dem Umfeld und viel Bestätigung sowie Anerkennung, was glücklich macht und die Entscheidung für die Operation bestätigt.

Einige stark übergewichtige Menschen, die immer eine Präferenz zu vielen süßen Lebensmitteln hatten, erleben direkt nach der Operation, dass sie gar kein Bedürfnis mehr nach Süßem haben und ihnen sogar die vorgeschriebenen Eiweißpräparate viel zu süß sind. Zudem ist der Magen nach einer Adipositas-Operation sehr klein und viele adipöse Menschen beschreiben eine veränderte Körperwahrnehmung. Bei einigen Menschen kann sich der Magen vor der Operation aufgrund großer Portionen auf über zwei Liter Magenvolumen geweitet haben. Im Durchschnitt haben die meisten Menschen etwa ein Liter Magenvolumen. Bei Menschen mit einem Roux-Y-Bypass ist der Magen etwa so groß wie das Gelbe vom Überraschungsei.

Durch die veränderte Körperwahrnehmung spüren viele Operierte kurz nach der Operation verstärkt den Weg der Nahrung durch die Speiseröhre bis in den neuen Magen und auch, wann sie die Mahlzeit zu beenden haben, damit sie keine Beschwerden bekommen. Wie lange diese Phase dauert, ist individuell. Sie kann mehrere Monate oder ein bis zwei Jahre dauern. Bitte beachten Sie, dass die Wahrnehmung in dieser Phase auch individuell unterschiedlich sein kann. Einige operierte Menschen spüren beispielsweise gar keinen Hunger mehr und erbrechen häufiger. Dies kann verunsichern. Jeder Mensch ist unterschiedlich!

2 . Phase: Gewichtsstagnation

Irgendwann wird das Körpergewicht der operierten Menschen stagnieren. Eine weitere Gewichtsabnahme ist sehr schwierig. Wann das Körpergewicht stagniert, ist individuell und hängt von verschiedenen Faktoren ab. Es kann von den genannten Faktoren aus Kapitel 2 abhängen, oft pendelt sich das Körpergewicht aber auch dort ein, wo für den Patienten ein gesundes Neutralgewicht wäre. Die Adipositas selbst wird aber nicht wegoperiert, das hat der Körper nicht vergessen! Adipositas ist eine komplexe chronische Erkrankung, die psychologisch, physiologisch und hormonell wirkt. Schon vor der Operation ist es daher wichtig, realistische Gewichtsziele zu besprechen. Einige operierte Menschen können mit dieser Phase der Stagnation umgehen, für andere wird es sehr anstrengend. Alte Gewohnheiten können schon hier wieder eine Bedeutung bekommen.

3 . Phase: Gewichtssteigerung

Oft kann das Körpergewicht nach einer bestimmten Zeit auch wieder nach oben gehen. Auch hier ist zu berücksichtigen, dass eine bestimmte Zunahme von Vorteil sein kann. In der sogenannten »Honeymoon«-Phase, bei der einige operierte Menschen in kürzester Zeit viel Körpergewicht verloren haben, haben diese Menschen auch sehr viel Muskulatur verloren. Auswertungen der Bioelektrischen Impedanzanalyse zeigen, wie groß der Verlust an Muskelmasse sein kann. Sobald operierte Menschen wieder größere Portionen essen können und allein durch Lebensmittel ohne Zusatzpräparate eine ausreichende Eiweißversorgung erreichen, können sie wieder Muskelmasse aufbauen. Dies ist häufig der Grund, dafür, dass die Zahl auf der Waage noch einmal steigt.

Die nachfolgende Abbildung stellt noch einmal dar, wie sich das Gewicht über einen längeren Zeitraum hinweg nach einer bariatrischen Operation verändern kann.

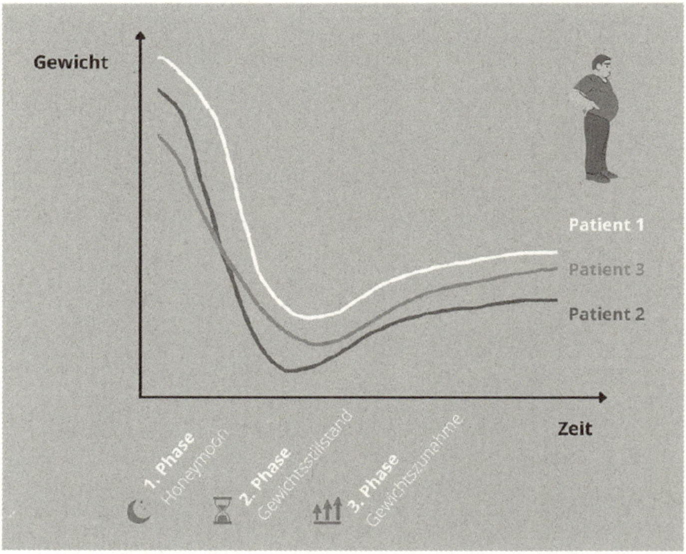

Abbildung 16: Gewichtsverlauf nach einer bariatrischen Operation

Das Beispiel von Frau Meyer (41 Jahre) stellt eine positiv zu wertende Gewichtszunahme nach der Operation dar. Sie nahm nach einem Omega-Loop-Bypass zunächst von 145 Kilogramm auf 98 Kilogramm innerhalb von 1,5 Jahren ab. Die Messung der Bioelektrischen Impedanz ergab aber, dass sie überproportional viel Muskulatur verloren hatte, wodurch ihr Wert dann irgendwann für ihr Alter und Geschlecht im unterdurchschnittlichen Bereich lag.

Frau Meyer konnte ihre Ernährung aber positiv verändern, bewegte sich regelmäßig, integrierte eine strukturierte Mahlzeitenplanung und optimierte sowohl ihr Stressmanagement als auch ihre Schlafqualität. Bei einer weiteren Messung, nach einem halben Jahr, kam Frau Meyer mit sieben Kilogramm mehr zum Termin. Sie war aber fitter und fühlte sich sehr wohl. Die Bioelektrische Impedanzmessung bestätigte ihr Wohlfühlgewicht, denn die sieben Kilogramm mehr waren reine Muskulatur. Ihre Körperwerte hatten sich insgesamt verbessert.

Diese Phasen der Stagnation oder gar Gewichtszunahme sind für die meisten Operierten aber nur sehr schwer zu ertragen. Wie geht es diesen Personen? Gefühle wie Scham und Angst entstehen, denn der Operierte will ja eigentlich nie wieder sein höchstes Gewicht erreichen. Die Gefahr ist hoch, dass alte Verhaltensweisen wieder zum Vorschein kommen. Spätestens dann ist es sehr wichtig, dass sich der Operierte Unterstützung sucht (zum Beispiel durch einen Ernährungs- oder Verhaltenstherapeuten).

Körperwahrnehmung und Selbstwahrnehmung

Körperschema: Wie fühlt sich Adipositas an?

Wenn Sie an Adipositas leiden, dann fühlt es sich in einer Gesellschaft, die sehr auf Äußerlichkeiten und auf Leistung Wert legt, einfach nur grauenhaft an. Wer adipös ist, kann viele Erfahrungen sowie

Erlebnisse schildern, die aufzeigen, wie schrecklich es ist, nicht einem Schönheitsideal zu entsprechen und körperlich eingeschränkt zu sein. Für jüngere übergewichtige Menschen geht mit der Erkrankung oft das Gefühl einer massiven Ausgrenzung einher. Viele erleben Mobbing und Diskriminierung.

Moderne Medien zeigen tagtäglich ein Schönheitsideal, dem diese Menschen nicht entsprechen. Die meisten Menschen finden stark übergewichtige Menschen unattraktiv, und auch wer zu viel wiegt, findet sich selbst gerade im jungen Alter oft hässlich.

Die Partnersuche und auch weitere soziale Aktivitäten, wie die Teilnahme an Partys oder Sportveranstaltungen, erweisen sich als schwierig. Das Gefühl von Scham entwickelt sich und das Selbstwertgefühl sinkt.

Im Alter kommen dann körperliche Einschränkungen wie fehlende Beweglichkeit und/oder Schmerzen hinzu. Dann stecken diese Menschen in einer Spirale fest, in der sie ihren Körper immer mehr ablehnen und ihm nichts Gutes mehr tun. Wenn man aber nicht gut mit seinem Körper umgeht, kann er auch nicht gesund sein.

Aktuell wird der Trend in der Gesellschaft durch die digitalen Medien immer mehr dahingehend beeinflusst, dass perfektionierte Körper gezeigt werden und immer mehr Menschen eine Körperschemastörung entwickeln. Dadurch nehmen auch Essstörungen zu. Eine zu hohe Mediennutzung kann bewirken, dass sich Menschen oberflächlicher, unachtsamer, unzuverlässiger, respektloser und auch sonst immer weniger wertebewusst verhalten.

Die heutige westliche Gesellschaft neigt dazu, Schlankheit zu idealisieren. Dieses Ideal wird im Allgemeinen mit Willensstärke und Körperbeherrschung in Verbindung gebracht. Personen, die diesem Ideal nicht entsprechen, sind mit einem erheblichen Stigma konfrontiert. Während der Schwerpunkt bei Frauen auf dem Schlanksein liegt, sollen Männer muskulös sein. Frühere Untersuchungen haben in der Tat ergeben, dass Frauen eher nach Schlankheit streben.

Interessanterweise scheinen die Meinungen der Männer gespalten zu sein zwischen »dünner sein« und »größer und muskulöser sein«.

Es wird angenommen, dass die Darstellung des idealen weiblichen oder männlichen Körpers einen großen Einfluss auf die Art und Weise hat, wie Individuen ihr körperliches Erscheinungsbild bewerten und erleben. Viele adipöse Menschen meinen beispielsweise, dass sie ein größeres Selbstbewusstsein hätten, wenn sie attraktiver und schlanker wären. Häufig haben adipöse Menschen sowie junge Menschen vor einer bariatrischen Operation ein negatives Körperschema. Doch was wird darunter verstanden?

Beim Körperschema geht es darum, wie der Mensch seinen Körper wahrnimmt. Es beschreibt die eigene subjektive Einstellung zum äußeren Erscheinungsbild.[92] In unserer Gesellschaft gilt Adipositas als Zeichen für Unattraktivität und Disziplinlosigkeit. Die Stigmatisierung adipöser Menschen ist weit verbreitet und auch viele Ärzte haben bezüglich Adipositas noch Vorurteile.

Folgende Faktoren können das negative Körperschema langfristig aufrechterhalten:

- Allgemeiner gesellschaftlicher Druck,
- patientenspezifischer sozialer Druck, zum Beispiel Schwierigkeiten am Arbeitsplatz,
- Vermeidungsverhalten, wie etwa nicht zum Sport zu gehen, weil man sich schämt,
- Bodychecking: Zwanghafte Kontrolle im Spiegel,
- negative Voraussagen: »So wie ich aussehe, werde ich nie eine Arbeitsstelle finden.«,
- wiederkehrende kritische Gedanken: »Ich bin fett und unattraktiv.«
- und dysfunktionale Überzeugungen: »Erfolg hängt davon ab, dass man schlank ist«, »Um beliebt zu sein, muss ich schlank sein.«.

Es scheint, dass nicht alle Personen mit Fettleibigkeit gleichermaßen anfällig für das negative Körperschema sind. Ein negatives Körperschema kann schon in der Kindheit manifestiert werden, wenn beispielsweise Schönheit bei den Eltern ein hoher und anzustrebender Wert war. Damit sich das Kind dann von den Eltern geliebt und anerkannt fühlt, hat es schon seit der Kindheit restriktive Diätmaßnahmen durchgeführt und wollte immer schlank und schön sein. Wenn sich im Erwachsenenalter dann doch eine Adipositas entwickelt, kann sich die Überzeugung aus der Kindheit zu einem sehr negativen Körperschema entwickeln, ganz nach dem Motto: »Ich bin hässlich und daher nicht liebenswert!« Ein weiteres Beispiel ist, wenn die Mutter immer nur restriktive Diätmaßnahmen vorgelebt und ihren eigenen Körper stark abgestoßen hat. Damit kann eine Mutter ein negatives Vorbild für ihr Kind sein.

Kann das Abnehmen allein alle Aspekte des Körperschemas lösen? Mit Sicherheit werden sich viele Menschen nach einer Adipositas-Operation zunächst sehr glücklich und befreit fühlen. Gerade in der Anfangszeit erhalten viele operierte Menschen sehr viel Anerkennung für ihr Aussehen und den erreichten Gewichtsverlust. In der sogenannten »Honeymoon«-Phase nach der Operation sind viele Menschen erst mal deutlich zufriedener mit ihrem Körper. Jedoch löst das Abnehmen nicht alle Probleme des Körperschemas. Ob man selbstbewusster wird oder nicht, hängt von verschiedenen Faktoren ab. Dabei kann zum Beispiel eine Rolle spielen, welche Denkweise man vor der Adipositas-Operation hatte, welche Glaubenssätze in der Kindheit vorhanden waren oder ob man sich nur aus gesundheitlichen Gründen operieren ließ.

Nehmen alle stark übergewichtigen Menschen gleichermaßen Stigmatisierungen in Form von Beschimpfungen und Beleidigungen wahr? Das hängt von ihrem Resonanzboden ab, was in der Praxis zu beobachten ist. Doch was ist damit gemeint?

Das Resonanzbodenprinzip besagt, dass jeder Mensch die innere Haltung sowie das Denken über sich selbst und über die Menschen nach außen ausstrahlt. Dies geschieht unbewusst, denn zu über 95 Prozent handeln Menschen unbewusst. Wenn sie eine innere Haltung zu sich selbst in Form eines »inneren Kritikers« haben und selbst regelmäßig über sich schimpfen, dann strahlen sie dies nach außen aus. Das nehmen gerade sensible Personen wahr, da sie dies beispielsweise anhand von Gang, Mimik, Sprache und Körperhaltung des Anderen erkennen. Selbstbewusste Menschen hingegen haben auch eine selbstbewusste Ausstrahlung. Wenn sie dann etwa eine andere Person reizen, weil diese Person gerade selbst unzufrieden ist, ist die Wahrscheinlichkeit hoch, dass eine heftige Reaktion entsteht.

Sie sind beispielsweise unzufrieden mit Ihrem Aussehen, sind im Straßenverkehr und geraten in einen Streit. Ihr Gegenüber beleidigt Sie unter anderem bezüglich Ihres Aussehens, hat aber auch ganz viele andere Beleidigungen parat – dass Sie schlecht Auto fahren, dass Sie ein schlechtes Benehmen haben und und und … Wenn Sie ein gestörtes Körperschema haben, nehmen Sie nur die Beleidigung über das Aussehen wahr und den Rest hören Sie gar nicht (selektive Wahrnehmung). Wieder wurden Sie darin bestätigt, dass Sie hässlich aussehen. Wenn Sie dieser inneren kritischen Stimme keine Angriffsfläche bieten würden, dann würden Sie bei diesem Thema auch neutraler sein.

Körperschemastörung (Dysmorphophobie)

Eine Körperschemastörung beziehungsweise Dysmorphophobie bezeichnet »eine Störung der Wahrnehmung des eigenen Körpers«[93]. Eine Körperschemastörung tritt in der Regel im Zusammenhang mit einer Essstörung auf und bezieht sich meist auf das Körpergewicht und/oder die Körpermaße. Die Körperschemastörung wird im ICD-10[94] als »Hypochondrische Störung« klassifiziert. Betroffene leiden häufig unter anhaltenden zwanghaften Gedanken und leiden aufgrund ihres Aussehens. Ein geringes Selbstwertgefühl und Selbstzweifel sind häufig die Folge.

Weitere Symptome einer Körperschemastörung können sein:

- Zwanghaftes Überprüfen des Aussehens im Spiegel oder in reflektierenden Objekten,
- ständiger Vergleich mit anderen Personen,
- häufiges/übermäßiges Auftragen von Kosmetik,
- Tragen zu großer Kleidung zum Kaschieren der Figur,
- Vermeidung sozialer Situationen (Party, Einkaufen, Unternehmungen mit Freunden/Familie) aus Angst vor negativen Bewertungen/Ablehnung durch andere,
- übermäßige Verurteilung des eigenen Körpers
- und negative und wiederkehrende Gedanken (Schamgefühl, Ekel, Ablehnung des eigenen Körpers).

Betroffene einer Körperschemastörung haben häufig eine geringe oder gar keine Krankheitseinsicht. Aus diesem Grund erfolgt eine psychotherapeutische Behandlung meist erst im späteren Verlauf der Erkrankung. Als sehr effektive Therapiemethode hat sich die kognitive Verhaltenstherapie etabliert: Die Körperschemastörung tritt meist in Kombination mit einer Essstörung auf, daher wird der Therapieplan auf beide Krankheitsbilder angepasst. Eine Körperbildtherapie, die wie eine Konfrontationstherapie funktioniert, wird angewendet. Die wiederholte Auseinandersetzung mit dem eigenen Körper hilft Betroffenen meist dabei, negative Assoziationen zu reduzieren und mit sich selbst zufriedener zu sein.

Zukünftig könnte auch der Einsatz von digitalen Technologien wie Virtual Reality (VR) unterstützend bei der Behandlung von Körperwahrnehmungsstörungen eingesetzt werden. Der Einsatz von VR könnte zukünftig in der Adipositas-Therapie und bei der Behandlung von Essstörungen angewendet werden.

Fallbeispiel

Das folgende Beispiel soll aufzeigen, dass eine bariatrische Operation nicht alle Themen, die das Körperschema betreffen, lösen kann.

Frau Ludwig (BMI 41) ist 39 Jahre alt und bei ihr wurde im Sommer 2021 eine Sleeve-Resektion durchgeführt. Sie musste vor dieser bariatrischen Operation eine eiweißreiche Diätphase durchführen, sie wog anfangs 114 Kilogramm. Frau Ludwig hatte in den letzten Jahren enorm unter ihrem Körpergewicht gelitten, obwohl sie keinerlei Begleiterkrankungen hatte. Ihr größter Leidensdruck war vor allem dem Aussehen, der Scham und den damit verbundenen Folgen geschuldet. So beschrieb sie, dass sie allein durch ihren zu dicken Körper auch unglückliche Beziehungen und viele Ausgrenzungen erlebt hatte.

Die Patientin hatte in der Kindheit lediglich dicke Oberschenkel, jedoch tanzte sie Ballett. Das Aussehen hatte bei ihrer Mutter eine sehr hohe Priorität; diese war eine sehr attraktive Frau und schenkte ihrer Tochter besondere Aufmerksamkeit, wenn Attraktivitäts- und Leistungsziele erreicht wurden. Diese Gefühle und Glaubenssätze aus der Kindheit sind bei Frau Ludwig immer noch tief verankert. Durch emotionales Essen und restriktive Diätmaßnahmen war sie adipös geworden. Dadurch fühlte sie sich wie eine große Versagerin. Mit der Aufarbeitung des negativen Körperschemas hatte sich Frau Ludwig vor der Operation nicht beschäftigt.

Nach der Operation war sie zunächst glücklich darüber, Körpergewicht zu verlieren. Zunächst erschien sie selbstbewusster. Jedoch entwickelten sich nach über einem halben Jahr große Ängste, sie könne wieder zunehmen und dick werden. Daher kontrollierte sie ihre Ernährung und ihr Körpergewicht extrem. Ein weiteres wichtiges Thema war bei ihr, dass sie sich optisch anders wahrnahm als ihr Umfeld es tat: Sie wurde dafür gelobt, dass sie viel abgenommen hatte. Sie selbst sah sich im Spiegel aber immer noch dicker, als sie tatsächlich war. Im Gespräch wusste sie, wie wichtig das Entwickeln von Selbstakzeptanz war, denn bei einem verzerrten Körperschema einfach nur abzunehmen, gibt einem adipösen Menschen nicht das Gefühl, schön zu sein. Das zeigt, wie wichtig es ist, sich mit diesem Thema bereits vor der Operation zu beschäftigen.

Ergebnisse aus der Fachliteratur deuten darauf hin, dass Programme zur Gewichtsreduktion dazu beitragen können, das Körperbild von fettleibigen/übergewichtigen Personen zu verbessern. Das psychische Wohlbefinden wird verbessert. Wissenschaftliche Untersuchungen zeigen, dass Übergewichtige signifikant häufiger von Körperunzufriedenheit betroffen sind als Normalgewichtige.[95]

Ein wichtiges Thema könnte dabei auch der Umgang mit dem eigenen Körper sein, der die Betroffenen irgendwann in einem Teufelskreis gefangen hält. Diese Thematik sollte bereits im MMK mit den Patienten besprochen werden. Spätestens nach der Operation sollten sich die Betroffenen Unterstützung suchen, falls ein Leidensdruck besteht.

Soziale Netzwerke und Körperwahrnehmung

Welche Effekte haben die heutigen sozialen Netzwerke wie *Facebook*, *Instagram*, *TikTok*, *Snapchat*, *X* (ehemals *Twitter*), *YouTube* und Co. darauf, wie Sie Ihren Körper wahrnehmen und wie zufrieden Sie mit sich, Ihrem Essverhalten und Ihrem Körpergewicht sind?

In den sozialen Netzwerken werden Sie von unbekannten Menschen gespiegelt. Unbekannte Leute halten Ihnen vor, wie das perfekte Körperbild zu sein scheint, und wie Sie sich perfekt disziplinieren können, damit Sie die perfekten Gewichtszahlen durch die entsprechende Ernährung und Bewegung erreichen können – und damit entscheiden diese Menschen indirekt auch vermeintlich darüber, wer letztendlich erfolgreich ist und wer versagt hat. Die Nutzung von sozialen Medien kann dazu beitragen, darüber nachzudenken, wie andere Menschen einen sehen.

Das bedeutet, wer sich reflektiert und durch Medien bewusst macht, woran er bisher gescheitert ist, könnte mithilfe der Medien lösungsorientiert eine Änderung bewirken, was positiv ist. Ein Beispiel, wann soziale Medien nützlich sein können: Wenn Sie bisher nach einem anstrengenden Tag immer fettige Fertigprodukte konsumiert haben und in den sozialen Netzwerken sehen, durch welche einfachen Tricks Sie ganz schnell kalorienbewusste und ausgewogene Mahlzeiten zubereiten können, sind diese Medien dienlich.

Es ist aber wichtig, dass Sie die sozialen Medien nicht im übertriebenen Maß nutzen und eine gewisse Distanz zu den Ihnen unbekannten Personen halten. Bei einer übermäßigen Nutzung von sozialen Medien entsteht eine Welt des Neids, der Missgunst, des Übereinanderherfallens, des Korrigierens und Verbesserns. Das zeigt auch das folgende Beispiel einer Gruppe auf einem sozialen Netzwerk, die sich alle bariatrisch operieren ließen:

Viele stark übergewichtige Menschen, die sich operieren ließen oder lassen wollen, sind auch in sozialen Netzwerken aktiv. Sie bewegen sich oft in digitalen Sphären von Gleichgesinnten, in denen diese sich darstellen, sich positionieren, ihre Erfolge veröffentlichen, ihre Sorgen teilen, andere Menschen dort bewerten; und natürlich vergleichen sie sich dort auch mit den anderen.

Viele adipöse Menschen, die abnehmen wollen oder operiert sind, berichten, dass sie sich dort informieren und aus den Erfahrungen der Gleichgesinnten schöpfen wollen. So existiert beispielsweise eine *Facebook*-Gruppe für Patienten, die sich nach einer Operation in einer norddeutschen Klinik zusammengeschlossen haben. Jeder, der diese Gruppe entdeckt und Berührungspunkte mit dieser Gruppe hat, kann eine Beitrittsanfrage stellen. Ähnliche Gruppen zum Austausch gibt es auch beispielsweise bei *Instagram* oder auch *WhatsApp*.

Die digitalen Plattformen bieten eine fantastische Möglichkeit, das Gefühl von Anerkennung zu bekommen. Man wird endlich gesehen und kann »gelikt« werden. Daher nutzen einige operierte Menschen bestimmte Plattformen, auf denen sie ihre ganze Geschichte rund um die bariatrische Operation veröffentlichen. Zunächst wird darüber berichtet, wie das Geschehen während des Multimodalen Konzepts abläuft und sie geben anderen betroffenen Menschen viele Tipps. Dieser Gedanke hat viele Vorteile, denn ein Netzwerk von Gleichgesinnten kann einem Menschen viel Kraft geben. Wenn dann die Operation stattfindet, kann eine operierte Person ihre Erfahrungen im Netzwerk veröffentlichen und auch hier kann dann ein konstruktiver Austausch erfolgen. Dieser Austausch und eine gegenseitige Informationsvermittlung können sehr hilfreich sein. Viele Menschen werden aber auch regelrecht abhängig von den »Likes«.

Sie brauchen die Anerkennung und die Wertschätzung aus dem sozialen Netz, um ihren Selbstwert zu befriedigen. Nur: Das Abnehmen nach einer Operation wird den Selbstwert, die Selbstakzeptanz und das innere Gleichgewicht nicht verbessern! Stattdessen können Menschen, die ihre Operationsgeschichte in sozialen Netzwerken veröffentlichen, irgendwann sehr unter Druck stehen.

Sie müssen schließlich immer wieder perfekte Geschichten über ihren Gewichtsverlauf, ihre Ernährung, ihre Bewegung und ihren Alltag posten, um die gewünschten Reaktionen aus dem Netz zu bekommen. Ihr Selbstwertgefühl ist auf Dauer davon abhängig.

Dieser soziale Druck aus dem Netzwerk kann sogar wieder zu Essstörungen und Körperschemastörungen führen. Schließlich haben die operierten Menschen jetzt das Gefühl, immer wieder Bilder vom perfekten Essen oder auch eine schöne Gewichts- und Körperentwicklung posten zu müssen. Das rigide Essverhalten (*restriktive Diäten*) ist dann oft wieder sehr ausgeprägt.

In einem Fall hatte eine Patientin ihre Operationsgeschichte komplett in einem sozialen Netzwerk veröffentlicht. Sie nahm immer weiter ab und schließlich wurden Wiederherstellungsoperationen

(Postbariatrische Chirurgie) bei ihr durchgeführt. Bei einer Wiederherstellungsoperation handelt es sich um eine Straffung der gedehnten Haut, die nach der enormen Gewichtsabnahme als Überschuss geblieben ist. Bei der Patientin wurde zunächst eine Bauchdeckenstraffung durchgeführt, dann eine Oberarm- und Oberschenkelstraffung und irgendwann auch eine Bruststraffung mit neuem Implantat. Sie veröffentlichte jeden dieser Schritte und bekam sehr viel Anerkennung.

Durch diese Erfahrungen war sie wie im Rausch und so glücklich wie noch nie. Dies beflügelte sie, weiter abzunehmen und irgendwann hungerte sie sich auf einen BMI von 19 herunter (sie startete bei BMI 42). Da sie aus einer wohlhabenden Familie stammt, konnten immer wieder zusätzliche Operationen durchgeführt werden. So hatte sie sich dann auch die Lippen operieren lassen, da die Operationen bei ihr zu einer Art Sucht wurden. Ein gesundes Selbstwertgefühl und ein positives Körperbild hat sie nie erreicht. Diese Frau litt an einer posttraumatischen Belastungsstörung; die Heilung der Seele war eigentlich das zentrale Thema. Das heißt im Umkehrschluss: Sie können sich so viel operieren lassen, wie Sie wollen – die Seele wird dadurch nicht geheilt. Und wenn Sie dieses Thema nicht angehen, werden Sie sich selbst möglicherweise nie als dünn oder hübsch genug empfinden.

Entwicklung eines positiven Körperschemas

Das folgende Fallbeispiel zeigt Ihnen, wie Sie trotz negativer Prägungen aus der Kindheit ein positives Körperschema aufbauen können.

Frau Lämmer, Jahrgang 1973, wuchs in einer Familie auf, in der Äußerlichkeiten eine große Bedeutung hatten. Ihre Mutter legte sehr viel Wert auf ein attraktives äußerliches Erscheinungsbild. Dicke Menschen wurden in ihrer Familie stigmatisiert. Sie galten als faul und disziplinlos. Frau Lämmer war bis zu ihrer ersten Schwangerschaft mit 21 Jahren normalgewichtig und musste sich bis dahin keine Gedanken um das Thema Ernährung machen.

Dann nahm sie an Körpergewicht zu und war jahrelang in einer »Diätspirale« mit ständigem Jo-Jo-Effekt gefangen. Dadurch erreichte sie irgendwann einen BMI von 41. Frau Lämmer startete daraufhin bereits 2018 therapeutische Maßnahmen inklusive einer Ernährungstherapie, um einen Weg aus ihrem Leidensdruck zu bekommen. Sie hatte auch eine bariatrische Operation in Betracht gezogen, denn ihr größter Wunsch war es, endlich wieder einen schlanken und schönen Körper zu haben. Gesundheitlich war sie nie eingeschränkt.

In den ersten Sitzungen wurde erarbeitet, dass auch die Patientin selbst nur negative Eigenschaften mit adipösen Menschen assoziierte. Adipöse Menschen seien unattraktiv, erfolglos und (in der Gesellschaft) weniger wert. »Dicke Menschen können einfach weniger erreichen«, dies sei so vorherbestimmt. Diese und weitere negative Glaubenssätze hatte sie tief verinnerlicht. Auch als erwachsene Frau musste sie sich regelmäßig von ihrer Mutter Sätze anhören wie: »Du bist im Gesicht so hübsch, aber dein Körper ist leider so dick und unförmig. Schade, dass du einfach nicht abnimmst!« Diese Aussagen der eigenen Mutter setzten Frau Lämmer natürlich unter Druck und waren sehr frustrierend.

Mit diesen Themen sowie mit dem Aufbau ihres Selbstwertgefühls unabhängig von ihrem Körpergewicht hatte sich Frau Lämmer dann in der Therapie beschäftigt.
Hier soll Ihnen ein wichtiger Gedanke im Umgang mit solchen Aussagen mitgegeben werden:

Sie als erwachsener Mensch können andere Menschen nicht ändern, aber Sie können ändern, wie Sie selbst damit umgehen und wie Sie deren Aussagen wahrnehmen wollen! Insbesondere die eigene Mutter werden Sie niemals ändern können.

Frau Lämmer fehlte es an Körperwahrnehmung. Durch Methoden der Achtsamkeit und durch das Umsetzen von Selbstfürsorge lernte sie einen besseren Umgang mit sich selbst. Sie befand sich auch stationär in einer Klinik für Essstörungen, in der sie zum Thema

Körperschemastörung Methoden wie beispielsweise das *Körperbildtagebuch*[96] anwendete. Im August 2020 wurde bei ihr der Schlauchmagen (Sleeve) operiert.

Frau Lämmer nahm nach der Operation viel Körpergewicht ab; gerade in der »Honeymoon«-Phase war sie sehr zufrieden. In ihrem Umfeld und vor allem in ihrer Familie erhielt sie viel positive Resonanz. Dies hatte allerdings zur Folge, dass sie sich häufig auf die Waage stellte. Nach 17 Monaten stagnierte das Gewicht und sie war frustriert, denn ihr Gewicht war noch nicht im Normalbereich.

Auch zeigte sich die Tendenz zur Gewichtszunahme wieder, denn gerade in der »Honeymoon«-Phase ist der Muskelabbau am höchsten, der Körper will den Muskelabbau später aber wieder kompensieren. Am meisten war Frau Lämmer aber unzufrieden mit ihrem Bauch: Dieser hing schlaff herab und sie verabscheute ihn. In der Öffentlichkeit, am Strand und vor allem in ihrer Partnerschaft könne sie sich nie mit weniger Kleidung zeigen, dachte sie. Sie dachte daher über eine Wiederherstellungsoperation nach.

Frau Lämmer besuchte zunächst ein Gruppentherapie-Schulungsprogramm für operierte Menschen, in dem Themen wie die emotionale Bedeutung der Zahl auf der Waage diskutiert wurden. Sie konnte sehr vom Austausch mit den anderen betroffenen Menschen profitieren und gemeinsam wurde erarbeitet, dass Druck, ständiges Wiegen und das Fokussieren auf eine Zahl nur negative Gefühle produzieren. Sie entschied sich daher irgendwann dafür, sich nicht mehr zu wiegen und stattdessen als Kontrollmaßnahme in regelmäßigen Abständen eine Bioelektrische Impedanzanalyse zu machen.

In den Einzeltherapiesitzungen wurden derweil parallel die Körperwahrnehmung, das Essverhalten und die Selbstakzeptanz thematisiert. Außerdem folgte Frau Lämmer in den sozialen Medien vielen operierten Menschen, die auch unzufrieden mit ihrem Körper waren und sich daraufhin Wiederherstellungsoperationen unterzogen haben.

Frau Lämmer erkannte dann aber, dass diese Wiederherstellungsoperationen nicht das eigentliche Problem, nämlich ihre Unzufriedenheit mit sich selbst, lösen würden. Ihr wurde immer bewusster, dass sie Selbstakzeptanz erlernen und ihren eigenen Weg gehen wollte. Ihrer Tochter beispielsweise gelänge die Umsetzung von Selbstakzeptanz sehr gut, dies sei auch ihre Wunschvorstellung für die eigene Zukunft. So entschied sie sich, dass ihre Tochter zukünftig eine Vorbildfunktion für sie haben sollte.

Frau Lämmer wird in ihrem Leben immer wieder mit den Themen Gewicht, Körperschema und Körperwahrnehmung konfrontiert sein. Sie wird damit nicht abschließen können. Themen rund um den Körper werden sie weiterhin immer wieder mal triggern und in bestimmten Phasen auch wieder unglücklich machen. Jedoch wird sie, auch dank ihrer Tochter, lernen, einen besseren und bewussteren Umgang damit und mit sich selbst zu finden – denn es ist eine Lebensaufgabe, immer mehr Selbstakzeptanz zu entwickeln.

Der Umgang mit dem eigenen Körper

Wie behandeln Sie Ihren eigenen Körper und was denken Sie über diesen? Oft genug zeigt sich folgendes Paradoxon: Viele Menschen verhalten sich extrem. So kontrollieren sie beispielsweise ihr Essverhalten nur ganz oder gar nicht; sie ziehen eine perfekte Diät durch oder essen zügellos. Entweder melden sie sich im Fitnessstudio an und geben richtig Gas, oder sie machen überhaupt keinen Sport. Sie planen ihren Alltag perfekt durch, ihr Stresspegel steigt aber auf die Höchstform an und manche erleiden sogar einen Burnout. Man könnte viele weitere Beispiele für ein extremes Verhalten nennen.

Adipöse Menschen haben in der Regel das gesunde Maß verloren und agieren nur noch in den Extremen. Zeitgleich wünschen sie sich aber einen ausgeglichenen, gesunden Körper, irgendwo nahe dem Normalgewicht. Wie passt das zusammen?

Die meisten Menschen finden einen Körper attraktiv und sexuell anziehend, der keine extremen Ausmaße hat. Also einen Körper, der weder zu dünn noch zu dick ist, der weder zu untrainiert noch zu durchtrainiert und künstlich ist. Wir finden also einen Körper schön, wenn dieser sich nahe einem gesunden Normalbereich befindet. Mit extremen Verhaltensweisen werden Sie aber keinen Normalbereich, kein Gleichgewicht und keinen gesunden Ausgleich erreichen. Es ist auch hier wichtig zu lernen, wie Maß und Mitte auf verschiedenen Ebenen funktionieren, denn dies wird sich auch auf Ihren Körper auswirken. Die meisten adipösen Menschen haben bei dieser Erkrankung in der Regel das Körpergefühl verloren. Sie behandeln ihren Körper wie eine Art Maschine.

Reflektieren Sie mal folgende Aussagen[97]:

- »Ich behandele meinen Körper wie eine Maschine, mein Körper hat zu funktionieren!«
- »Solange ich keine größeren Beschwerden habe, schenke ich meinem Körper wenig Aufmerksamkeit.«
- »Tauchen Beschwerden auf, ignoriere ich sie erst mal. Notfalls schlucke ich ein paar Pillen. Das mache ich so lange, bis mein Körper mir die eindeutigsten Warnsignale zeigt (Adipositas Grad III+, viele Erkrankungen etc.).«

Vor dem Eintritt dieser eindeutigen Signale geht es immer darum, das zu ignorieren, was krank ist und stört. Beachten Sie: Was aus Ihrem Körper entstanden ist, haben Sie zu hohem Grad selbst erschaffen. Wie machen wir unseren Körper krank? Durch Gedanken und Gefühle, durch unsere gesamte Einstellung zum Leben, zu uns selbst und unserem Körper!

Was denken Sie, wenn Sie diese abgewandelten Aussagen des Psychologen Robert Betz lesen? Wie sind Sie in den letzten Jahren mit

Ihrem Körper umgegangen? Haben Sie diesen als etwas Wertvolles betrachtet und als Geschenk gesehen oder nur als etwas, was zu funktionieren hat? Viele adipöse Menschen träumen nämlich von der äußeren schlanken sowie gutaussehenden Hülle, behandeln ihren Körper aber nicht entsprechend.

Stellen Sie sich folgendes Bild vor: Betrachten Sie Ihren Körper, als wäre dieser eine Blume. Also eine wertvolle Pflanze, die nur für eine begrenzte Zeit verfügbar ist. Je nachdem, wie Sie die Pflanze behandeln, wird sie gedeihen oder vergehen. Wenn Sie diese Pflanze pflegen, in die Sonne stellen, immer gießen und düngen, wird sie blühen und wunderschön erscheinen. Wenn Sie dieser Pflanze aber keinerlei Beachtung schenken und das Gießen und Pflegen vergessen, dann wird sie verwelken. Dieses Beispiel können Sie auch auf Ihren Körper übertragen. Betrachten Sie diesen als wertvolles Geschenk, welches Sie für eine gewisse Zeit (zum Beispiel für 80 Jahre) bekommen haben, und nicht als »notwendiges Übel«.

Das Erlernen von Selbstfürsorge, Selbstakzeptanz und Körperwahrnehmung ist ein zentraler Aspekt für viele stark übergewichtige Menschen. Es gibt stark übergewichtige Menschen, die sich bezüglich ihrer Körperwahrnehmung und Körperakzeptanz sehr positiv entwickelt haben.

So wie Frau Schmidt (37 Jahre, BMI 34): Sie war bereits als Kind kräftiger und musste dann ständig restriktive Diätmaßnahmen durchführen. So entwickelte sie in der Jugend eine Essstörung und ein immer höheres Körpergewicht. Frau Schmidt hat sich dann zehn Jahre lang mit ihrem Essverhalten und Mindset-Themen beschäftigt. Sie hat gelernt, dass Selbstakzeptanz für sie ein entscheidender Schlüssel war, um aus dem Teufelskreis der starren Diäten und der Essstörungen zu entkommen. Ihr gelingt wieder ein flexibles, kontrolliertes Essverhalten und sie nimmt ihren Körper wahr. Selbstfürsorge ist möglich und ihre Blutwerte sind ausgezeichnet.

Nicht jede übergewichtige beziehungsweise adipöse Person ist schwerwiegend vorbelastet, was Erkrankungen anbelangt. Dazu muss man sich auch immer anschauen, weshalb jemand mehr wiegt als der Durchschnitt. Wichtiger wäre es, das Neutralgewicht anzuschauen, welches für die Menschen am besten geeignet ist. Dabei sollten nicht alle Menschen auf einen BMI von 20 bis 25 eingeordnet werden, mit der Meinung »schlank ist gesund und dick ist ungesund!«. Diese Aussage ist nicht für alle gültig! Der Lebensstil ist nämlich entscheidend und natürlich sind ganz extreme Formen ungesund, also sowohl stark adipöse Menschen als auch stark unterernährte Menschen. Durch die Stigmatisierung der adipösen Menschen werden allen übergewichtigen Menschen – im Vergleich zu schlanken Menschen, die vielleicht auch ungesund leben – aber immer sofort Erkrankungen und ein schlechter Lebensstil zugeschrieben.

Frau Schmidt setzt heutzutage eine ausgewogene und kalorienbewusste Ernährung um. Sie beschäftigt sich mit Ernährung und kann ihr Körpergewicht halten. Für ihren Körper ist der BMI 34 ist das Neutralgewicht nach den ganzen starren Diäten und hormonellen Dysbalancen. Sie musste sich aber auch schon von ihrem Zahnarzt anhören, dass sie zu dick sei und dass dies ungesund sei. Der Zahnarzt meinte, dass sie mit Hilfe von Sport und einer Ernährungsumstellung dringend abnehmen müsse.

Dabei können auch schlanke Menschen durch einen ungesunden Lebensstil bezüglich Erkrankungen vorbelastet sein, oft ist ihnen der ungesunde Lebensstil auch anzusehen. Sie sehen oft deutlich älter aus, als sie tatsächlich sind, und ihre Figur ist unförmig. Anstatt zu essen, trinken sie zur Stresskompensation beispielsweise sehr viel Alkohol.

Dazu sind auch die Beispiele TOFI und FOTI zu nennen, die auch sehr gut mit der BIA-Messung analysiert werden können.[98] TOFI bedeutet »Thin outside, fat inside«, also nach außen hin schlank, aber innen findet sich zum Beispiel viel Leberfett, durch eine hochkalorische

Ernährungswahl mit viel Zucker und gesättigtem Fett. Dies wäre auch durch viel Alkohol möglich. Den BMI und das Körpergewicht würde der Arzt aber als gut klassifizieren. FOTI bedeutet »Fat outside, thin inside«, nach außen hin zu dick, innerlich schlank. Dies sind Menschen, die einen erhöhten BMI zwischen 25 und 35 aufgrund von hormonellen Erkrankungen oder einem Lipödem haben. Sie haben aber oft eine ausgewogene Ernährung, mit der sie sich seit Jahren beschäftigen.

Weitere Literatur:

Cooper, Z. et al. (2008). »Kognitive Verhaltenstherapie bei Adipositas«, Schattauer Verlag, Stuttgart.

Hilbert, A., et al. (2010). »Essanfälle und Adipositas, Ein Manual zur kognitiv-behavioralen Therapie der Binge-Eating-Störung«, Hogrefe Verlag, Göttingen.

Kapitel 4: Mentales

Grundlagen zur Verhaltensumstellung

Die Kernaussage dieses Buches lautet »*Bei einer Adipositas-Operation wird der Magen operiert, aber nicht der Kopf*«. Viele Menschen wünschen sich, dass sie ihren Kopf einfach umprogrammieren könnten und endlich in die Tat umsetzen, was sie sich vornehmen. In ihrem Kopf soll es »Klick« machen, damit sie endlich Ziele umsetzen, die sie sich vornehmen. Endlich gesünder essen, sich mehr bewegen, sich mehr Zeit für sich selbst nehmen, stressfreier leben, mehr schlafen und und und ... Wünschen auch Sie sich diesen »Klick«, um endlich Ihre Wünsche und Ziele zu erreichen und besser mit Ihrem Körper umzugehen?

Einige adipöse Menschen glauben, dass sie allein durch die Adipositas-Operation oder eine Abnehmspritze diesen Effekt erleben werden, der dafür sorgt, dass ihr Kopf auf »Neustart« gesetzt wird. Das bedeutet, sie setzen all ihre Hoffnung darauf und glauben fest daran, dass sie beispielsweise durch die Operation ihre Ernährung nach ihren Vorstellungen optimal umsetzen können, sich regelmäßig bewegen und auch ansonsten einen positiven Lebensstil erreichen. Viele adipöse Menschen betrachten eine Adipositas-Operation als letzte Chance zur Verhaltensänderung und bringen einen so starken Willen mit, dass sie zunächst alles tun, um ihr neues Verhalten optimal umzusetzen. Gerade in der »Honeymoon«-Phase gelingt vielen Operierten die Umsetzung von Ernährungs- und Bewegungszielen sehr gut. Warum gelingt es vielen übergewichtigen und adipösen Menschen aber nicht, ihr Essverhalten langfristig umzustellen? Warum haben viele adipöse Menschen zwar ein Grundwissen über ausgewogene und kalorienbewusste Ernährung – aber es funktioniert nicht, dass sie ihr Wissen auch im Alltag anwenden? Warum besteht bei den meisten adipösen Menschen eine Kluft zwischen dem Wissen und der Umsetzung im Alltag? Adipöse Menschen zählen zu der Gruppe, die sich überproportional mit dem Thema *Abnehmen*, *Ernährung* und *Gewicht* beschäftigen!

Um das besser nachvollziehen zu können, reflektieren Sie sich als adipöse Person zunächst einmal bitte selbst: In welcher Art und Weise reden Sie mit sich selbst? Eher positiv motivierend und Mut zusprechend oder sind Sie kritisch mit sich? Jeder Mensch führt einen großen Teil des Tages bewusst oder unbewusst Selbstgespräche im Kopf.

In der Regel haben adipöse Menschen einen sehr strengen und harten »inneren Kritiker«, der gnadenlos schimpft, wenn sie sich ungünstig verhalten haben. Adipöse Menschen sind, wenn es um den Körper, das Gewicht und die Ernährung geht, bisher immer nur gescheitert. So fühlen sie sich zumindest – und dieses Gefühl bekommen sie auch tagtäglich in der Gesellschaft gespiegelt. Bei jeder restriktiven Diät sind sie gescheitert, und dieses Scheitern reduziert das Selbstvertrauen sowie das Selbstwertgefühl. Objektiv betrachtet kann jeder Mensch mit restriktiven Diäten nur scheitern, denn sie sind nicht langfristig wirksam; einige Menschen verfallen auch in andere Essstörungen, wie beispielsweise Anorexie (Magersucht) oder Orthorexie[99].

Zusätzlich zum inneren Kritiker kommt dann noch die Wahrnehmung des Umfeldes zum Tragen. Der Tenor in der Gesellschaft und den Medien lautet: »Mit Disziplin ist man schlank und übergewichtige

Menschen sind einfach disziplinlos!« Dazu kommen viele weitere Stigmatisierungen auf adipöse Menschen zu. Zum Beispiel geht eine adipöse Frau nach einer Long-Covid-Infektion zum Facharzt und wird vom Arzt nur darüber belehrt, dass sie so schlimm krank sei, weil sie so übergewichtig ist. Sie müsse abnehmen, sich besser ernähren und sich mehr bewegen. Meine Patienten machen immer wieder die Erfahrung, dass sie als adipöse Menschen im Alltag regelmäßig stigmatisiert werden.

So haben adipöse Menschen nicht nur schlechtere Bedingungen, wenn es um die Partnerwahl geht, sondern werden auch in der Berufswelt benachteiligt. Im Beruf werden ihnen weniger Fähigkeiten zugesprochen als schlankeren Menschen, sie werden seltener befördert und haben es generell schwerer, in eine leitende Position aufzusteigen, als wenn sie normalgewichtig wären. Auch ist deren Entlohnung häufig geringer als im Durchschnitt. Würde eine Umfrage an normalgewichtigen und schlanken Personen zu adipösen Menschen gestellt werden, würden eher negative Aussagen mit den übergewichtigen Menschen assoziiert werden. Adipöse Menschen seien selbst schuld, dass sie ein so hohes Gewicht haben, sie müssten sich nur selbst disziplinieren; sie seien fauler als der Durchschnitt, sie seien sehr unattraktiv und auch weniger gebildet als der Durchschnitt. So ist es nicht verwunderlich, dass sich viele adipöse Menschen in der Gesellschaft diskriminiert, beleidigt und bezüglich ihres Aussehens verurteilt fühlen. Wie fühlen Sie sich in dieser Gesellschaft angenommen, wenn es um Ihr Übergewicht geht?

Viele adipöse Menschen berichten, dass sie seit der Kindheit negative Erfahrungen mit diesen Stigmatisierungen gemacht haben. So berichten einige Betroffene, dass sie von den Eltern und nahen Angehörigen aufgrund des hohen Körpergewichtes immer Ablehnung erlebt haben. Bei einigen Menschen spielten Hänseleien und Mobbing in der Schulzeit und später dann am Arbeitsplatz eine Rolle. Andere adipöse Menschen erzählten von Verletzungen durch eine Partnerschaft, in der immer wieder das Gewicht thematisiert wurde und sie teilweise auch beleidigt worden sind. Andere haben Beleidigungen beim Sport erlebt und daher meiden viele aus Scham auch Fitnessstudios und Sportvereine. Oder aber sie gehen nicht an öffentlichen Orten essen, da sie Angst haben, böse Blicke und Erniedrigungen ertragen zu müssen. In Fast-Food-Restaurants trifft man in der Regel nicht die Menschen, die 170 Kilogramm wiegen. Diese Menschen verstecken sich überwiegend zu Hause. Scham und Schuld sind zwei wichtige Gefühlswahrnehmungen, welche adipöse Menschen oft spüren, wenn es um Körper, Gewicht und Essverhalten geht.

Grundlagen zur Verhaltensänderung: Achtsamkeit

In der heutigen Leistungsgesellschaft ist es selbstverständlich, dass viele Menschen einen völlig automatisierten Alltag erleben. Viele Personen beschreiben, dass ihr Alltag funktionieren muss. Sie jonglieren Beruf und Karriere, Familie, Erziehung und/oder Pflege sowie Freunde und einiges mehr. Das Erleben des Hier und Jetzt geht verloren, dies beeinflusst nicht nur das Essverhalten negativ. Achtsame beziehungsweise bewusste Entscheidungen können nicht mehr getroffen werden. Zu viele Dinge werden gleichzeitig per Multitasking erledigt und die Qualität der Ausführung dieser Dinge geht verloren. Dies ist nicht nur bei Männern der Fall, sondern auch bei Frauen, denn das menschliche Gehirn kann nicht zahlreiche Dinge quasi nebenbei erledigen und dann noch höchste Qualität liefern.

Achtsamkeit bedeutet, innezuhalten, genau wahrzunehmen und das eigene Bewusstsein auf den Augenblick auszurichten. Also wirklich mal das tun, was Sie gerade tun, das erleben, was Sie gerade erleben, und das spüren, was Sie gerade spüren.[100]

Viele Menschen und auch die meisten adipösen Menschen, gerade vor einer Adipositas-Operation, können kein achtsames Essverhalten umsetzen. Beim achtsamen Essen geht es um das bewusste

Aufnehmen von Nahrung, anstatt wie ferngesteuert nebenbei – und zu viel – zu essen und eine ungünstige Lebensmittelauswahl zu treffen. Ein Stück Schokolade, das bewusst zu einem besonderen Moment genossen wird, führt nicht dazu, dass Adipositas entsteht.

Jedoch wird eine Person immer dicker, wenn sie unbewusst zu oft Schokolade verschlingt und sich anschließend mit Schuldgefühlen quält. Achtsamkeit bedeutet auch hier, wirklich einmal das zu tun, was Sie gerade tun. Also beispielsweise nur zu essen, statt automatisiert viele andere Dinge parallel zu tun. In der Praxis lassen sich dabei oft viele Essfallen durch das unbewusste und automatisierte Verhalten beobachten:

- Eine strukturierte Planung der Mahlzeiten fehlt! Dafür fehlt die Zeit im hektischen Alltag.
- Essen und gleichzeitig lesen oder fernsehen.
- Essen und gleichzeitig am Handy sein.
- Essen und gleichzeitig am Computer arbeiten.
- Essen beim Autofahren.
- »All You Can Eat«-Verhalten.
- Gespräche und insbesondere Streitigkeiten beim Essen.
- Stress, Zeitdruck, Kantinenessen, hastiges Essen.
- Essen im Gehen oder Stehen.
- Essen aus Langeweile, Einsamkeit, Frust, Ärger oder Trauer.
- Essen, um sich zu belohnen.
- Zu oft zwischendurch essen.
- Appetit wird mit Hunger verwechselt.
- Das Essen wird zu schnell verzehrt.
- Sie benutzen einen zu großen Teller oder essen zu große Portionen.
- Die Energiedichte ist zu hoch, das heißt viel Fett und Kohlenhydrate, Gemüse fehlt.

Wenn Sie unter Adipositas leiden und konservativ oder mit bariatrischer Operation beziehungsweise Abnehmspritze gesünder werden wollen, sollten Sie zeitnah ein achtsames und bewusstes Essverhalten erlernen, statt wieder Diät zu machen. Das folgende Fallbeispiel zeigt, wie das Training eines achtsamen Essverhaltens aussehen kann. Wer sich im Multimodalem Konzept vor einer Adipositas-Operation befindet, sollte ähnlich üben.

Herr Martin (55 Jahre) besuchte die erste Sitzung der Ernährungstherapie mit einem BMI von 53 und sein Essverhalten konnte wie folgt beschrieben werden: Seit seiner Kindheit verschlingt er große Portionen. Bereits im Elternhaus wurde in der Familie hastig gegessen und ihm wurde eingeprägt, dass er alles aufzuessen habe, weil dies auch das Wetter beeinflusse (»Der Teller muss leer sein, dann scheint auch die Sonne«). Dieser Satz ist bis heute tief in seinem Unterbewusstsein verankert.

Im jugendlichen Alter war Herr Martin normalgewichtig, da er viel Bewegung im Alltag umsetzen konnte. Durch Beruf, Familie und Stress reduzierte sich der Bewegungsanteil später wieder, jedoch erhöhte sich die Kalorienzufuhr immer mehr, sodass das Körpergewicht weiter stieg. Herr Martin arbeitete jahrelang in einem stressigen Beruf im Vertrieb und erlebte viel Druck. Zeit für Nahrungsaufnahme verlor an Priorität und das Essen erfolgte zu oft nebenbei. So verzehrte er unbewusst über den Tag hinweg hochkalorische Lebensmittel im Auto, am Schreibtisch und im Gehen oder Stehen, ohne darauf zu achten, was und wie viel er eigentlich aß. Eine strukturierte Planung der Mahlzeiten fehlte komplett.

Abends verspeiste er dann eine warme Mahlzeit, die nicht immer selbst zubereitet, sondern häufig auch bestellt wurde. Hochkalorische Schnellgerichte hatten einen wichtigen Platz in seiner Abendmahlzeit. Ebenso verzehrte er weiterhin viel zu schnell viel zu große Portionen, da er einen starken Heißhunger verspürte. Herr Martin erklärte, dass ihm das gesunde Sättigungsgefühl fehlen würde. Eine Hyperphagie, wie sie in der Ernährungstherapie festgestellt wurde, bezeichnet eine unphysiologisch gesteigerte Nahrungsaufnahme, meist ausgelöst durch ein übermäßiges Hungergefühl. In der Ernährungstherapie waren Methoden des achtsamen/bewussten Essverhaltens zentral. Herr Martin führte ein Achtsamkeitstagebuch, in dem er sich sein Essverhalten im Alltag bewusst machte. Dadurch reduzierte er immer mehr Ablenkungen beim Essen und verzehrte seine Speisen schließlich am Tisch sitzend.

Die folgende Abbildung zum Thema *achtsames Essen* zeigt, in welchen Kategorien das Essverhalten beobachtet werden kann:

Mahlzeit 1:	☺	😐	☹
Ich habe tendenziell langsam gegessen			
Ich habe rechtzeitig aufgehört und nicht zu viel gegessen			
Ich habe mich nach dem Essen satt, aber nicht voll gefühlt			
Ich habe mein Essen im Sitzen genossen			
Ich habe wahrgenommen, wie mein Essen sich im Mund anfühlt (Geschmack, Aromen, Textur)			
Ich fühlte mich einigermaßen frei von Stress während des Essens			

Abbildung 17: Beispiel Achtsamkeitstagebuch in Anlehnung an Schweppe

Grundsätzlich ist für diese Menschen (Adipositas vor und nach der Operation, Abnehmspritzen und Essstörungen wie Binge Eating Disorder) das Erlernen einer Mahlzeitenstruktur eines der wichtigsten Ziele. Wie die Umsetzung von solchen Zielen gelingt, erfahren Sie im weiteren Verlauf dieses Kapitels.

Auch für Herrn Martin war die Entwicklung einer strukturierten Planung der Mahlzeiten elementar. Danach war die Reduzierung der Essgeschwindigkeit wichtig, um dadurch lernen zu können, die eigene Sättigung immer besser zu spüren, statt hinterher ein Völlegefühl zu haben.

Folgende Tipps können Ihnen bei einer zu hohen Essgeschwindigkeit helfen:

- Beim Essen einen Gang herunterschalten, mehrmals kauen, das Essen gut einspeicheln.
- Nach ein paar Bissen das Besteck ablegen.
- Nach der Hälfte der Mahlzeit in sich hineinhören: Bin ich noch hungrig?
- Bewusst einmal nicht aufessen.
- In der Kantinenrunde der Langsamste beim Essen sein.
- Kleine Teller, Kuchengabeln und kleine Löffel nutzen.
- Sich das Essen bewusst anschauen: Welche Farben nehme ich wahr? Wie riecht es?

Wichtig ist, bei dieser Thematik zu berücksichtigen, dass es sich um die Veränderung von Verhaltensweisen handelt, die oft jahrzehntelang verinnerlicht wurden und die nicht nach ein paar Mal üben sofort in das komplette Gegenteil gekehrt werden können. Verhaltensänderungen erfordern Zeit und Geduld. Motivationstrainings und Verstärkerübungen helfen sehr bei der Veränderung und haben in der Ernährungstherapie auch Herrn Martin geholfen, wieder ein bewussteres Essverhalten mit Sättigungswahrnehmung zu erlernen.

Eine weitere Methode, die im Rahmen eines Achtsamkeitstrainings in der Ernährungstherapie gut angewendet werden kann, ist die Rosinenübung[101]. Legen Sie eine Rosine in Ihre Handfläche und beantworten Sie für sich dann folgende Fragen.

- **Sehen: Wie sieht sie aus?** Achten Sie auf Farbe, Form, Größe und Struktur. Ist sie glänzend oder matt? Wie sieht die Rosine aus, wenn sie in der Hand liegt? Und wie, wenn Sie sie gegen das Licht halten?
- **Tasten: Wie fühlt sie sich an?** Fühlt sich die Rosine zwischen Ihren Fingern hart oder weich an, rau oder glatt, trocken oder feucht, schwer oder leicht, nachgiebig oder spröde?

- **Hören: Wie hört sich die Rosine an?** Das mag erst einmal merkwürdig erscheinen. Doch wenn Sie die Rosine zwischen Ihren Fingern drücken und reiben und sie ganz nah an Ihr Ohr halten, werden Sie auch Geräusche wahrnehmen können.
- **Riechen: Wie riecht die Rosine?** Achten Sie auf den Duft. Vielleicht können Sie das Aroma sehr gut wahrnehmen. Riecht die Rosine süß oder säuerlich, fruchtig, herb oder erdig? Tauchen Erinnerungen auf, wenn Sie an der Rosine schnuppern?
- **Schmecken: Wie schmeckt die Rosine?** Hierbei geht es nicht nur um die reinen Geschmacksempfindungen, sondern auch darum, wie sich die Rosine im Mund anfühlt. Berühren Sie mit der Rosine zuerst Ihre Lippen, legen Sie sie dann auf die Zunge, bewegen Sie sie im Mund hin und her, spüren Sie die Berührung mit der Zunge, dem Gaumen, dem Zahnfleisch und den Zähnen. Können Sie schon etwas schmecken? Nehmen Sie die Rosine dann zwischen Ihre Backenzähne und beißen Sie behutsam zu. Nehmen Sie das Aroma, das dabei verströmt wird, genau wahr. Kauen Sie langsam und beobachten Sie, ob sich der Geschmack verändert, wenn Sie länger kauen. Achten Sie darauf, wann der Impuls kommt, die Rosine zu schlucken, und verfolgen Sie den Weg der Rosine so weit wie möglich durch die Speiseröhre bis in den Magen.

Es geht darum, ein Lebensmittel im Moment achtsam mit allen Sinnen wahrzunehmen. Wenn Menschen mit einem sehr unachtsamen Essverhalten diese Übung ausprobieren, dann schmecken sie auf einmal ein Lebensmittel ganz anders und bekommen ein anderes Mundgefühl. Diese Übung regelmäßig anzuwenden, auch mal mit anderen Lebensmitteln wie Schokolade oder Brot, trainiert das achtsame beziehungsweise bewusste Essverhalten. Probieren Sie diese Rosinenübung einmal aus und notieren Sie sich, was Sie wahrgenommen haben. Welche Erkenntnis können Sie in Ihren Alltag übertragen?

Schweppe hat in seinem Buch weitere Achtsamkeitsübungen entwickelt, die geübt werden können, um ein bewusstes Essverhalten im Alltag zu entwickeln. Vielleicht ist nachfolgend eine Übung dabei, die Ihnen zur Entwicklung eines bewussten Essverhaltens helfen könnte:

Übung: Seien Sie kein braver Esser!

- Einige Menschen wurden brav erzogen: »Erst Teller leer essen.«
- Finden Sie heraus, welche Situationen Sie dazu verführen, über die Sättigung hinaus zu essen. Seien Sie dabei achtsam.
- Durchbrechen Sie die Gewohnheit, alles aufzuessen. Lassen Sie einen kleinen Anstandsrest zurück.
- Beobachten Sie, was diese Technik in Ihnen auslöst. Spüren Sie Widerstände?

Übung: »Noch Nicht!«

- Studien zeigen, dass es fast unmöglich ist, nur durch den Einsatz von Selbstdisziplin abzunehmen.
- Wenn wir nur wenig Disziplin einsetzen müssen, fällt das Abnehmen ziemlich leicht.
- Mit der Formulierung »Noch nicht« können Sie sich aus dem Autopilotmodus befreien.
- 1. Noch nicht: Sie haben Lust auf Eis oder Pizza? Dann sagen Sie sich innerlich: »Noch nicht – ich werde das etwas später essen«. Noch ein bisschen warten.
- 2. Was passiert jetzt: Was passiert, wenn Sie Ihrem Hunger nicht direkt nachgeben? Verschwindet er wieder? Kommt die Versuchung zurück?

Übung: Achtsam Diät halten – die »Minus-1-Diät«

- Die meisten Diäten unterstützen grundsätzlich nicht bei der Gewichtsabnahme, sondern führen zum Jo-Jo-Effekt.
- Bei der »Minus-1-Diät« geht es darum, wie sich eine kurzfristige

Umstellung der Ernährung auf uns, den Körper, die Gefühle und das Wohlbefinden auswirken.

- Was passiert mit dem Körper, wenn dieser eine Woche lang keinen Zucker oder Kaffee bekommt?
- Legen Sie großen Wert darauf, dies achtsam durchzuführen. Führen Sie dazu ein Tagebuch: Welche Veränderungen fallen auf? Beobachten Sie Ihren Körper ganz genau und beobachten Sie, was passiert, wenn Sie wieder Zucker zu sich nehmen.

Übung: Lenken Sie die Achtsamkeit beim Essen auf Ihre Gedanken und Gefühle.

- Fühlen Sie sich eher ruhig oder unruhig? Eher entspannt oder angespannt? Sind Ihre Gefühle positiv, neutral oder negativ?
- Gibt es konkrete Emotionen, wie Wut, Trauer, Angst, Scham, Langeweile?
- Wenn Sie ein Gefühl entdecken, benennen Sie es nicht mit »Ich bin verärgert«, sondern sagen Sie sich »Aha, da ist Ärger«.
- Beobachten Sie, ob Ihre Gefühle die Auswahl oder Art, wie Sie essen, beeinflussen.
- Urteilen und bewerten Sie nicht.

Achtsamkeit und Emotionsregulation

Achtsamkeitsstrategien unterstützen Sie nicht nur beim Erlernen von Hunger-, Appetit- und Sättigungswahrnehmungsprozessen, sondern helfen auch bei der Emotionsregulation.

Viele stark übergewichtige Menschen essen, bis sie sich voll und schwer fühlen, weil es ihnen ein Gefühl gibt, dass alles in Ordnung ist und sie beruhigt. Dieser beruhigende Effekt hält jedoch nur kurzfristig an, denn oft quälen sie anschließend Schuldgefühle über die hochkalorische oder unvorteilhaft ausgewählte Portion. Die stark übergewichtige Person befindet sich dann auch oft im ewigen Esskreislauf. Sie isst zu hochkalorisch, zu kohlenhydrat- und/oder zu fettreich sowie zu viel, und spürt danach ein schlechtes Gewissen. Dieses Gefühl senkt das Selbstwertgefühl, denn schon wieder wurde das Ziel nicht eingehalten. Starke Versagensgefühle sind häufig das Resultat. Ein Gefühl von Scheitern und Versagen kann wieder ein emotionaler Auslöser sein, zu viel und hochkalorisch zu essen – ein Teufelskreis entsteht. Um diesen Teufelskreis zu durchbrechen, kann das Anwenden von Achtsamkeitsstrategien im ersten Schritt sehr hilfreich sein.

Die übergewichtige Person notiert beispielsweise im Ernährungstagebuch ihre Gefühle und Gedanken vor und nach den Mahlzeiten. Dadurch wird bewusst, was die Auslöser des Verhaltens sind, um dem langfristig entgegensteuern zu können.

Wie fühle ich mich vor meiner Mahlzeit? Was sind meine Gedanken?	Das habe ich gegessen:	Was sind meine Gedanken nach der Mahlzeit? Wie zufrieden bin ich?
Müde, ich habe Heißhunger gespürt. Auf der Arbeit habe ich mich über meinen Kollegen geärgert.	Eine große Pizza Salami, danach Pudding und eine Tafel Schokolade	Ich spüre ein Völlegefühl und musste mich bremsen, weiter zu essen. Ich habe das Essen genossen, das schlechte Gewissen ist immer noch ärgerlich.

Tabelle 6: Mit Achtsamkeit den Gefühlen auf die Spur kommen

Das Wahrnehmen und Formulieren von Gedanken und Gefühlen ist ein Prozess und zu Beginn oft zunächst ungewohnt und schwierig für viele Menschen. Daher sollte es in Zusammenarbeit mit dem Ernährungs-/Verhaltenstherapeuten geübt werden.

Umsetzung Verhaltensänderung: Beispielmethoden

Nachfolgend werden Ihnen verschiedene Techniken und Modelle zur Verhaltensänderung vorgestellt. Dabei handelt es sich um einen ganz kleinen Ausschnitt davon, was in der Praxis alles angewendet werden kann. Die Praxis bietet Ihnen eine Vielzahl an Methoden, um Ihr Verhalten zu ändern. Vorweg wird auch oft zunächst tiefenpsychologisch gearbeitet. Darauf soll in diesem Buch nicht eingegangen werden. In der Psychologie kann beispielsweise auch die Schematherapie[102] angewendet werden, damit Betroffene Verhalten und Gefühle besser regulieren lernen.

In der Praxis sollten Psychologen, Mediziner und Ernährungstherapeuten (Ökotrophologen) immer nach ihren Spezialisierungen und Methoden arbeiten. Das bedeutet wiederum für Sie, dass Sie nach Ärzten und Therapeuten mit der passenden Spezialisierung Ausschau halten sollten – und nicht zu jemandem gehen sollten, der »ein bisschen was von allem« macht. Fragen Sie sich als stark übergewichtige Person auch immer: »Warum weiß ich, wie eine gesunde Ernährung aussieht, aber eine dauerhafte Ernährungsumstellung gelingt mir nicht? Wie gelingt die Umsetzung neu erlernter Verhaltensweisen am besten, damit ich es auch wirklich zur Gewohnheit werden lasse?«

Bitte beachten Sie: Zwischen dem (Ernährungs-)Wissen und der Umsetzung des Wissens besteht eine Kluft! Und in dieser Kluft befinden sich Emotionen, fest verankerte Glaubenssätze, Gewohnheiten und vielleicht auch einige traumatische Erfahrungen aus Ihrer Kindheit. Nur durch eine reine Wissensvermittlung werden Sie niemals automatisch auch Gewohnheiten verändern.

Von dem Psychologen Jens Corssen stammt das Buch *Der Selbstentwickler*[103]. In seinem Buch, das Sie auch als Audioversion hören können, stellt er vor, wie Sie sich persönlich weiterentwickeln können und dabei Fähigkeiten erlernen, die für diesen Prozess essenziell sind. Diese Fähigkeiten sollen hier vorgestellt und dabei auf eine Ernährungsumstellung angewendet werden. Folgende Fähigkeiten sind für eine Verhaltensänderung notwendig:

- Selbstbewusstheit
- Selbstvertrauen
- Selbstverantwortung
- Selbstüberwindung

Bereits im Abschnitt *Achtsamkeit* wurde Ihnen verdeutlicht, wie automatisiert viele Menschen in ihrem Alltag agieren. Multitasking ist völlig normal und auch die Nahrungsaufnahme erfolgt zu häufig unachtsam nebenbei: beim Fernsehen oder Arbeiten. Auch das Essen beim Autofahren, im Gehen oder im Stehen ist für viele Menschen völlig normal. Viele adipöse Menschen treffen zudem oft emotionale statt von Einsicht gesteuerte und achtsame Essentscheidungen.[104]

Beispiele für emotionales Essen können sein: »Ich will jetzt Schokolade haben!« oder »Schon wieder ein Kilo mehr, ich habe versagt, nun ist es egal, jetzt will ich essen!«

Beispiele für das einsichtige Denken: »Wenn ich esse, werde ich mich nach dem Essen schrecklich fühlen« oder »Ich brauche das nicht, ich habe nur Lust darauf«.

Viele adipöse Menschen befinden sich bezüglich ihres Essverhaltens in kognitiver Dissonanz[105] (»Ich esse viele Süßigkeiten, weiß aber, dass zu viele Süßigkeiten ungünstig für mein Ziel sind«).

Selbstbewusstheit

Werden Sie sich im ersten Schritt erst einmal bewusst, was Sie gerade tun und welche Entscheidungen Sie treffen – ohne diese zu bewerten. Jedes Mal, wenn Sie wieder eine emotionale Essentscheidung treffen, zum Beispiel »Ich will jetzt Schokolade haben!«, dann kreuzen Sie Ihre

Finger. Das Fingerkreuzen ist hierbei eine Geste des Bewusstmachens. Es geht also darum, zu merken, dass Sie im Hier und Jetzt sind und wahrnehmen, dass Sie dieses Verhalten gerade in diesem Moment ausüben, statt es erst zu bemerken, wenn Sie die Schokolade schon gegessen haben. Bevor Sie Verhalten verändern können, ist es im ersten Schritt entscheidend, dass Sie den Automatismus rund um das ungünstige Verhalten bemerken. Jens Corssen beschreibt: Wer sein ungünstiges Verhalten in diesen Situationen zunehmend bewusster wahrnimmt, wird automatisch mehr darüber nachdenken: »Will ich das überhaupt oder nicht?« Wichtig dabei ist auch, das Verhalten nicht gleich zu bewerten oder mit sich zu schimpfen. Denn ansonsten kommen Sie in eine Trotzreaktion. Kreuzen Sie im ersten Schritt bei Ihren emotionalen Essentscheidungen einfach nur Ihre Finger und beobachten Sie, was passiert!

Selbstvertrauen

Wer sich selbst vertraut, dem gelingt die Umsetzung von neu erlerntem Verhalten und neuen Zielen am besten. Wie können Sie selbst aber Selbstvertrauen aufbauen?

Viele adipöse Menschen haben aufgrund der zahlreichen gescheiterten Diätversuche und durch die negative Stigmatisierung in der Gesellschaft nur wenig Selbstvertrauen. In ihnen spricht häufig der »innere Kritiker« sehr laut. Um Selbstvertrauen zu erlernen, können Sie sich einerseits die Schritte aus dem weiter unten vorgestellten Zieltraining vornehmen und andererseits sollten Sie Ihren »inneren Freund« wieder mehr zur Sprache kommen lassen.

Jens Corssen empfiehlt folgende Herangehensweise: Nehmen Sie sich ein Ziel vor, das Sie ohnehin schon zu 90 Prozent in Ihrem Alltag umsetzen. Zunächst werden Sie sagen: »Das ist ja gar keine Herausforderung!« Aber warten Sie ab. Ein Beispiel könnte sein, dass Sie jeden Abend um 20 Uhr zur Tagesschau eine Kalzium-Tablette einnehmen.

Verfolgen Sie dieses Ziel nun zu 100 Prozent, komme, was wolle – als würde es um Ihr Leben gehen. Nach der Zielvereinbarung, jeden Abend um 20 Uhr das Kalzium zu nehmen, setzen Sie das also um, als ginge es um Ihr Leben. Wenn Sie dann mal kein Kalzium zu Hause haben, setzen Sie alles in Bewegung und besorgen Sie es. Kontaktieren Sie Freunde oder gehen Sie am Sonntagabend in die Notfallapotheke. Denn Sie haben sich vorgenommen, das Ziel zu 100 Prozent zu erreichen. Wenn Sie dieses Ziel nun für einen festgelegten Zeitraum auch wirklich umsetzen, dann werden Sie stolz auf sich sein und es wird Ihnen Selbstvertrauen geben. Sie können sich selbst vertrauen, dass Sie es umsetzen. Bisher sind Sie mit Ihren Zielen immer gescheitert, weil Sie Ihre Ziele viel zu hoch und viel zu unkonkret formuliert haben. Ihre bisherigen Ziele waren dadurch zum Scheitern verurteilt.

Selbstverantwortung

Wenn es um Verhaltensänderung geht, dann befinden sich viele stark übergewichtige Menschen in einer sogenannten »Opferperspektive«. In dieser Perspektive wird sehr viel gejammert: »Mir tut alles weh und ich kann mich nicht bewegen«, »Ich bin zu schwach und zu disziplinlos, um mich ordentlich zu ernähren« oder »Ich sehe so schrecklich aus, ich kann mich in der Öffentlichkeit nicht zeigen«.

Scham und Schuld sind zentrale Gefühle, die adipöse Menschen sehr häufig wahrnehmen. Durch die starke negative Stigmatisierung in der Gesellschaft werden diese Gefühle in der Regel auch aufrechterhalten. Es ist verständlich, dass man dann ins Jammern gerät; aber hilft Ihnen das in Ihrer Entwicklung weiter?

Bezüglich des Essverhaltens befinden sich viele adipöse Menschen dann schon bald in einem kontraproduktiven Esskreislauf, wie in der nachfolgenden Abbildung dargestellt. Sie essen oft viel zu große Portionen und eine zu kohlenhydrat- und/oder fettreiche Mahlzeit wird konsumiert, die nicht einer ausgewogenen und kalorienbewussten

Ernährung entsprochen hätte. Nach dem Essen haben sie ein schlechtes Gewissen (Schuldgefühle) und schimpfen innerlich mit sich: »Ich Blödmann, wieso habe ich schon wieder so viel gegessen? Selbst schuld, dass ich so fett bin.« Diese Denkweise reduziert Ihr Selbstwertgefühl. Ihr Essverhalten ändert sich durch das schlechte Gewissen aber nicht. Sie sind durch Ihre Gedankengänge so schlecht gelaunt, dass spätestens am nächsten Tag wieder ein emotionaler Auslöser für ein ungezügeltes Essverhalten vorhanden ist. Es ist vermeintlich ja eh egal, was Sie essen, Sie fühlen sich in dem Moment emotional zu schwach und disziplinlos für eine Ernährungsumstellung. Der Esskreislauf ist dann im vollen Gang.

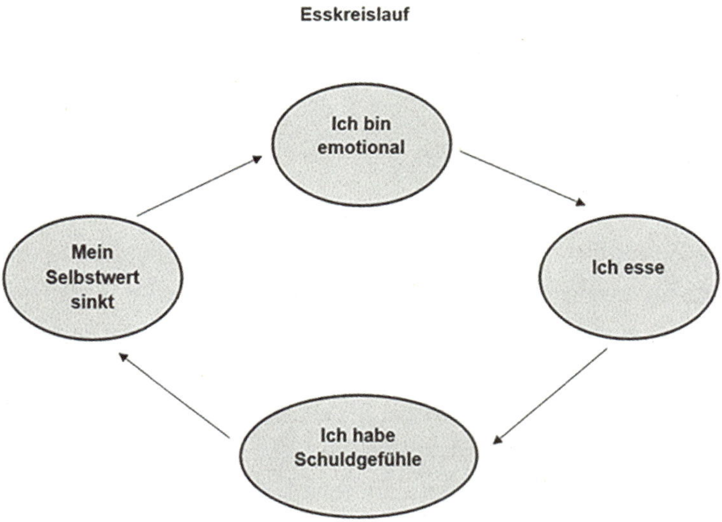

Abbildung 18: Der Esskreislauf in Anlehnung an Susan Albers[106]

Jens Corssen empfiehlt, sich immer wieder folgenden Satz zu sagen: »Ab heute mache ich alles ohne Schuldgefühle oder ich mache es nicht!« Wenn Sie also die Tafel Schokolade essen, dann weil Sie das wollen. Oder werden Sie von irgendjemandem dazu gezwungen, Schokolade zu essen? Sind Sie vorher im Rausch und haben keine Kontrolle über Ihre Essentscheidungen?

Schuldgefühle nach dem Essen verändern kein Verhalten, sondern beeinträchtigen Sie emotional und sorgen dafür, dass Sie sich immer mehr als Opfer Ihrer selbst fühlen. Wenn Sie dann mal an einem Tag eine Tafel Schokolade gegessen haben und Ihnen das bewusst wird, sagen Sie sich lieber: »Heute habe ich mich (bewusst) für die Schokolade entschieden, das ist zwar nicht günstig für mein Ziel, aber ich kann es nicht mehr ändern. Ab morgen werde ich, wenn Schokolade da ist, vorher nochmal darüber nachdenken und eine alternative Essentscheidung treffen.« Damit übernehmen Sie Verantwortung für das eigene Handeln, anstatt zu hadern und zu jammern. Bevor Sie handeln, können Sie eine Entscheidung nochmal revidieren, aber nicht mehr, wenn die Entscheidung und das Tun schon abgeschlossen sind!

Selbstüberwindung

Glück ist eine Überwindungsprämie! Wer sich selbst nie überwindet, wird auch nie ein Glücksgefühl spüren können. Das beginnt bereits morgens beim Aufstehen. Den meisten Menschen fällt es schwer, morgens aufzustehen, und es ist eine Überwindung, wenn der Wecker geklingelt hat. Wenn Sie dann aber aufgestanden sind, alle Erledigungen gemacht und Ihre Arbeit erfolgreich erledigt haben, sind Sie froh, dass Sie es gemacht haben, vielleicht sogar ein wenig stolz.

Wer aus seiner Komfortzone rauskommt, der kann sich in seiner Persönlichkeit auch weiterentwickeln. Selbstüberwindung brauchen Sie auch, wenn Sie Verhaltensprozesse verändern wollen. Unser Gehirn liebt Gewohnheiten. Verhaltensweisen sind tief verinnerlicht und laufen völlig automatisiert ab. Für das Gehirn ist dies ein energieeffizienter Prozess und daher möchte das Gehirn immer wieder die gleichen fest verankerten Gewohnheiten im Alltag durchführen.

Das fühlt sich dann auch für Sie entspannt, leicht und vertraut an. Neue Verhaltensweisen hingegen sind für Sie und für das Gehirn eine Überwindung – deswegen fällt es gerade am Anfang oder nach einem Rückschlag so schwer, dranzubleiben.

Umsetzung Verhaltensänderung: Umsetzung von Selbstfürsorge

Um ein gesundes Essverhalten langfristig im Alltag umsetzen zu können, ist das Erlernen und Praktizieren von Selbstfürsorge ein wichtiges Kriterium. Viele adipöse Menschen betreiben keinerlei Selbstfürsorge, sondern kümmern sich nur um die Bedürfnisse anderer Menschen und um alles andere um sie herum. Sie vergessen sich selbst und ihren Körper. Der Aspekt Selbstfürsorge wurde bereits im Abschnitt Essverhalten und Stress thematisiert, Stichwort: selbst gemachter Stress. Viele stark übergewichtige Menschen hetzen durch den Alltag, funktionieren beispielsweise im Schichtsystem und versorgen alle Menschen in ihrem Umfeld, jedoch sich selbst als Letzte. Alle und alles andere haben eine höhere Priorität.

So oder so ähnlich klingt es stattdessen, wenn Sie gut für sich sorgen und es Ihnen gelingt, Selbstfürsorge für sich umzusetzen: »Wer immer nur für Andere da ist und nie für sich selbst, der zerstört sich meist seelisch und körperlich!« »Ich zähle und auch meine Bedürfnisse zählen! Ich bin nicht nur Dienstleister für andere Menschen!«

Doch warum ist Selbstfürsorge so entscheidend dafür, dass Sie ein gesünderes Stressmanagement entwickeln und auch Ihre Ernährung besser umsetzen können?

Menschen setzen Dinge um, die ihnen wichtig sind. Jeder Mensch hat 24 Stunden Zeit pro Tag – und wie Sie diese Zeit gestalten, obliegt Ihnen. Wem oder was Sie wie viel Zeit geben, hängt davon ab, wie bedeutsam Sie die Person oder Sache empfinden. Wenn Ihnen die Familie sehr wichtig ist, dann werden Sie da auch viel Zeit und Kraft investieren. Wenn Sie sagen, »die Arbeit muss perfekt sein, da muss ich alles geben«, dann werden Sie der Arbeit auch viel Zeit und viel Kraft schenken. Die Frage ist, ob dort wirklich alles perfekt sein muss. Viele stark übergewichtige Menschen geben verschiedenen Dingen sehr viel Aufmerksamkeit und Bedeutung, aber oft am wenigsten sich selbst. Dadurch ist es für sie oft wichtiger, alles auf der Arbeit perfekt zu machen, anstatt dass sie sich eine achtsame Essenspause einzurichten und/oder mehr auf ihre Gesundheit zu achten. In ihnen ruht die innere Einstellung, dass Arbeit wichtiger ist als ihre eigenen Grundbedürfnisse. Ähnlich verhält es sich auch mit dem sozialen Umfeld: Viele adipöse Menschen beschäftigen sich damit, dass ihre Kinder, der Partner und die Kollegen mit allem versorgt sind und es ihnen gut geht. Sie vergessen dabei aber zu trinken oder selbst Mahlzeiten einzunehmen. Oft entwickelt sich dann irgendwann Heißhunger am Tag.

Erlauben Sie sich Selbstfürsorge im Alltag? Machen Sie an der Stelle einen kurzen Selbsttest:

- Erlauben Sie sich überhaupt Selbstfürsorge?
- Sorgen Sie für Ihre körperlichen Grundlagen, wie etwa dafür, Zeit für feste Mahlzeiten einzuplanen?
- Sorgen Sie für ausreichend Ruhe und Entspannung?
- Halten Sie den Druck und Stress in Ihrem Leben in Schach?
- Erlauben Sie sich den Raum für das, was Ihnen wichtig ist?

Viele Menschen haben gelernt zu funktionieren, und schon in der Kindheit wurde ihnen beigebracht, dass sie wertvoll sind, wenn sie sich um andere kümmern. Das Umsorgen von Anderen, wobei sie selbst zurückstecken, gibt ihnen Anerkennung. Das ist oft ein tief verankerter Grund, weshalb Menschen sich so stark um die Bedürfnisse anderer kümmern und sich selbst dabei komplett vergessen.

Das soll nicht heißen, dass Sie ab jetzt nur noch egoistisch handeln sollen. Auch diese Verhaltensweise ist ein Extrem. Viele Menschen, die selbstlos und ohne Selbstfürsorge handeln, meinen, sie seien egoistisch, wenn sie ab jetzt auch mal auf ihre eigenen Bedürfnisse schauen. Menschen ohne Selbstfürsorge haben ein altruistisches Verhalten. Egoistische Persönlichkeiten hingegen denken immer erst an ihr eigenes Wohl, bevor sie an die Bedürfnisse der anderen denken. Ein gesundes Verhalten ist auch hier, wenn Sie einen Mittelweg finden.

Doch wie gelingt Selbstfürsorge? Ein paar Beispiele, die Sie im Zieltraining üben können:[107]

- Nehmen Sie sich gezielt Zeit für sich!
- Planen Sie Pausen im Alltag ein!
- Behalten Sie die Kontrolle über Ihren Berufsalltag!
- Nehmen Sie sich nicht zu viel vor!
- Setzen Sie Grenzen, sagen Sie »Nein«!
- Überprüfen Sie perfektionistische Leistungsansprüche!
- Pflegen Sie soziale Kontakte!
- Nehmen Sie Hilfe an!
- Beantworten Sie für sich die Frage: »Was ist mir wichtig?«
- Gehen Sie eine Stunde früher ins Bett.
- Planen Sie Rituale ein, zum Beispiel nach Hause kommen und Tee kochen.
- Schaffen Sie sich Freiräume, zum Beispiel, indem Sie das Handy ausschalten!
- Machen Sie sich bewusst: »Was ist mir heute gelungen?«
- Lernen Sie, mit Stress umzugehen. Stress ist Teil unseres Lebens, machen Sie Selbstfürsorge zur Alltagsroutine!
- Denken Sie immer daran: Selbstfürsorge ist nicht egoistisch, sondern eine gute Sache!

Selbstfürsorge ist eine innere Einstellung und zunächst eine Frage der Übung. Nach und nach werden Sie sich immer besser um sich selbst kümmern, was Ihren Stresspegel reduzieren kann. Wenn Sie sich besser um sich kümmern, mehr Zeit für sich haben, können Sie auch Ihr neues, gesünderes Essverhalten besser umsetzen.

Umsetzung Verhaltensänderung: Realistische Ziele setzen

Welche Ziele haben Sie sich in der letzten Diät vorgenommen? Keine Kohlenhydrate mehr essen? Nach 18 Uhr keine Nahrung mehr aufnehmen? Pro Woche ein Kilogramm Körpergewicht abnehmen? Wie gut konnten Sie diese Ziele in der Praxis umsetzen? Und nun denken Sie an Ihre Ziele und Visionen, wenn Sie sich operieren lassen oder es mit einer Abnehmspritze versuchen möchten. Was wollen Sie damit erreichen?

Bei dieser Zielformulierung geht es schon konkret um das Thema *Abnehmen und Ernährung*. Lassen Sie uns aber zunächst ein paar Schritte zurückgehen und beobachten Sie, was Sie sich grundsätzlich alles so Tag für Tag vornehmen. In der heutigen Leistungsgesellschaft hetzen viele Menschen wie ferngesteuert durch den Alltag und funktionieren wie Maschinen. Sie agieren völlig unachtsam, ihre To-Do-Liste findet kein Ende und unrealistische Ziele bestimmen den Takt.

Angemerkt sei, dass dieses Phänomen nicht nur bei adipösen Menschen der Fall ist, sondern ein gesamtgesellschaftliches Problem. Aber die Gesellschaft wird ja auch immer dicker! So haben beispielsweise einige adipöse Frauen die Zielvorstellung, dass sie eine perfekte Ehe führen müssen, zwei Kinder haben, die sie perfekt erziehen und denen sie alles ermöglichen müssen (Stichwort: Helikopter-Mutter); im Beruf müssen sie erfolgreich sein und alles geben; das Haus muss perfekt sauber und gestylt sein, dazu müssen sie die besten Freunde haben und mehrmals die Woche Sport machen. Das muss doch alles möglich sein und es müsste doch leicht sein, die Ernährung dabei im Griff zu haben, Low-Carb zu essen und attraktiv auszusehen sowie immer gut gelaunt zu sein – in den Medien wird es doch gezeigt!

Die Folge dieser Zielvorstellung ist, dass diese Frauen durch den Alltag hetzen und das Treffen mit einer Freundin vergessen, die einfach im Café wartet. Bei den Sportkursen kommen sie regelmäßig zu spät, manchmal auch gar nicht – ohne Bescheid zu sagen –, und auch der Ehemann wird mal um 30 Minuten versetzt oder vergessen. Einige dieser Frauen machen ein MMK, weil sie mit einer Adipositas-Operation ja endlich schlank und attraktiv werden können (so ihre Wunschvorstellung), und während der digitalen Ernährungsgruppe zur Vorbereitung der Operation wird der Haushalt gemacht, statt sich auf die Ernährung zu konzentrieren. Die Kinder werden bekocht oder die Wohnung wird geputzt – sie können sich dabei aber nicht zeitgleich auf die anderen Teilnehmer in der Ernährungsgruppe konzentrieren und erhalten nur wenig Informationen zur Vorbereitung auf die Operation.

Zeitlose Werte wie Zuverlässigkeit, Dankbarkeit, Bodenständigkeit und Disziplin verlieren bei diesen Menschen an Bedeutung, weil sie in einer Wunschblase leben und einfach nur noch funktionieren, anstatt sich zu reflektieren.

Die Darstellung dieses Lebensmodells vermag im ersten Augenblick zynisch und überzogen erscheinen, doch in einer Welt der unbegrenzten Möglichkeiten, in der Sie Tausende Optionen zur gleichen Zeit wählen können und durch die Medien das perfekte Leben vorgegeben bekommen, entsteht auf der anderen Seite schnell Überforderung. Natürlich leben auch viele adipöse Menschen in prekären Verhältnissen, mit äußerst ungünstigen Rahmenbedingungen im Berufsalltag, mit Kindererziehung, geringen finanziellen Möglichkeiten und niedriger Bildung. Diese Menschen haben nur begrenzte Wahlmöglichkeiten. Es ist ein genereller Trend zu beobachten, dass festgelegte Ziele immer unrealistischer und realitätsfremder werden. Viele

Menschen und auch viele adipöse Menschen hinterfragen ihre Ziele nicht, sondern machen unbewusst mit, was die große Mehrheit und die Medien vorgeben.

Die meisten adipösen Menschen haben ein rigides Essverhalten. Beim rigiden Essverhalten befinden sich die Menschen oft abwechselnd in zwei Extremphasen bezüglich ihrer Ernährungskontrolle. Rigide Kontrolltypen formulieren utopische Ernährungs- und Bewegungsziele. Bildlich gesprochen starten sie bei der Formulierung ihrer Ziele bei 0 Prozent Verhaltensumsetzung, doch schon am nächsten Tag wollen sie alles zu 100 Prozent richtig machen – und das für immer. Kurz vor dem Diätstart essen sie unkontrolliert, kohlenhydrathaltig mit viel Zucker und unachtsam; eine Mahlzeitenstruktur besteht nicht. Ab dem Start der Diät gibt es keine Kohlenhydrate mehr und ab 18 Uhr keine Mahlzeit. Pünktlich zu den festgelegten Mahlzeiten wird gegessen, dabei gibt es nur Gemüse und Eiweiß und als Getränk ist nur noch Wasser erlaubt. Alle anderen Lebensmittel sind verboten. Diese angeblich perfekte Ernährung hält einige Wochen oder Monate, dann sind die Abnehmwilligen wieder bei 0 Prozent Verhaltensumsetzung: Das Kontrollsystem bricht langsam zusammen und ein ungezügeltes Essverhalten wie vor der Diät beginnt.

Der Kopf kann nicht von heute auf morgen alles perfekt umsetzen und verinnerlicht haben, da hilft auch kein Klick. Um dies zu veranschaulichen, stellen Sie sich folgendes Szenario vor: Sie sind Schüler und haben gerade Ihren Schulabschluss gemacht. Nun sollen Sie am nächsten Tag im Großkonzern eine riesige Belegschaft führen und große Entscheidungen mit Politik und anderen Firmen treffen. Wie gut gelingt Ihnen diese Umsetzung? Die meisten würden sagen: »Das gelingt überhaupt nicht, es fehlt an Erfahrung!« Das ist korrekt: Als Schüler sind Sie bei 0 Prozent Verhaltensumsetzung, dann sind Sie einen Tag ganz oben, fallen aber sofort wieder, weil der Kopf völlig überfordert ist. Vielleicht ist Ihr Kopf auch überfordert, wenn Sie von heute auf morgen Ihre Ernährung komplett umstellen wollen und Verhaltensziele setzen, die total unrealistisch sind. Denn wie realistisch ist es auf einer Skala von 0 (gar nicht realistisch) bis 10 (total realistisch), dass Sie für den Rest Ihres Lebens nie wieder Kohlenhydrate essen? Wie realistisch ist das Ernährungsziel, dass Sie für den Rest Ihres Lebens überhaupt keinen Zucker mehr essen und sich streng an die »Low-Carb«-Diät halten?

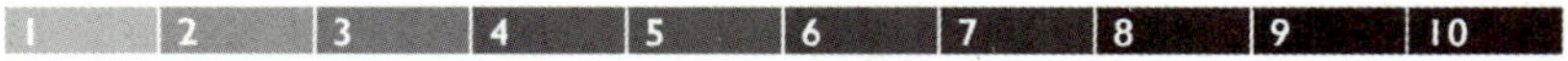

Skala: 1: Sehr unrealistisch, 10: Total realistisch
Abbildung 19: Zielskala langfristige Ernährungsumsetzung

Stellen Sie sich folgende Herangehensweise bei diesem Schüler vor: Dieser würde zunächst sein Abitur machen, eine Ausbildung, viele Praktika, dann erste Berufserfahrungen sammeln und Schritt für Schritt aufsteigen, bis er oben angekommen ist. Viele Erfahrungen und Kompetenzen sammeln, bis er eine Führungsposition besetzen kann. Wie realistisch ist es dann, dass er diese Position längerfristig innehat? Hier würden die meisten sagen: »Auf jeden Fall realistischer als beim ersten Szenario!«

Vielleicht können Sie diesem Beispiel für Ihre Zielformulierung einiges abgewinnen. In der rigiden Ernährungskontrolle setzen Sie sich völlig unrealistische Ziele, die nach kurzer Zeit wieder scheitern. Das Selbstwertgefühl sinkt und Sie fühlen sich immer mehr wie ein Versager. Dabei liegt es einfach nur an der Zielformulierung. Bei unrealistischen Zielvorgaben kann man nur scheitern! Menschen, die ihr Essverhalten flexibel kontrollieren, setzen sich realistische Ziele im Ess- und Gewichtsmanagement. Bei ihnen gilt das Prinzip der kleinen Schritte und dass sich dabei das Verhalten im Kopf festigen kann.

Bildlich gesprochen machen rigide Kontrolltypen einen Höhenflug und starten bei ihren Zielformulierungen von 0 auf 100 Prozent, können es aber nicht lange halten und sind dann wieder bei 0 Prozent. Flexible Kontrolltypen hingegen formulieren Ziele Schritt für Schritt und es ist, wie stufenweise eine Treppe hochzulaufen, wobei sich das Verhalten im Kopf festigen kann. Hier ist ein kompletter Zusammenbruch der festgelegten Ziele deutlich unwahrscheinlicher.

In unserer Gesellschaft bekommen Menschen aber die meiste Anerkennung, wenn sie alles sofort schaffen und große Ziele erreichen. Für viele Menschen ist es daher zunächst eine sehr große Überwindung, schrittweise kleine Ernährungs- und Verhaltensziele zu formulieren. Sie lernen in Diäten, in der Familie, in den Medien etc., dass nur eine schnelle Abnahme von Bedeutung ist. Solange sie die Einstellung beibehalten, dass nur schnelles Abnehmen ein Erfolg ist, und sie dementsprechend unrealistische Ernährungsziele formulieren, werden sie sich langfristig immer in extremen Kontrollphasen befinden und nie eine gesunde Ernährungs- und Verhaltensumstellung mit langfristiger Gewichtsstabilisierung erreichen!

Egal, ob auf konservativem Weg ohne Operation, mit einer Adipositas-Operation oder auch mit Unterstützung einer Abnehmspritze. Sie entscheiden: Wollen Sie weiterhin ein rigides Essverhalten mit unrealistischen Zielen, Extremphasen, Druck, Stress und Disziplin weiterleben? Oder wollen Sie sich weiterentwickeln und Schritt für Schritt neue Verhaltensweisen festigen, damit Selbstvertrauen und Selbstwert aufbauen und Ernährungs- und Gewichtsmanagement als lebenslange Aufgabe ansehen?

Lassen Sie uns im Folgenden genauer betrachten, wie Sie einen Schritt-für-Schritt-Plan erstellen und verfolgen können.

Beispiel Ernährungsziel

Die nachfolgende Tabelle stellt dar, wie Sie ein Verhaltensziel Schritt für Schritt in Ihrem Alltag integrieren können. Was ist ein wichtiges

Ziel im Bereich Ernährung und Bewegung, das Sie gerne verändern möchten?
Mein langfristiges Ziel:

Teilziel 1	Teilziel 2	Teilziel 3	Teilziel 4	
				Wichtigkeit (0 bis 10)
				Zuverlässigkeit (0 bis 10)

Tabelle 7: Ernährungszielplan entwickeln

Als Beispiel könnten wir als langfristiges Ziel »Eine strukturierte Mahlzeitenplanung« eintragen. Bitte beachten Sie, dass viele Menschen Ziele sehr unkonkret formulieren, und dann wird sich auch bald der »innere Schweinehund« bemerkbar machen.
Bei der Zielformulierung sind folgende Kriterien wichtig. Ziele sollten:

- konkret formuliert,
- realistisch,
- zeitnah umsetzbar und
- positiv sein.

Konkret formuliert: Das menschliche Gehirn möchte alles so beibehalten, wie es ist, und daher ist es von großer Bedeutung, ganz klare Ziele zu definieren. Viele Menschen sagen sich: »Ich will regelmäßig essen.« Am nächsten Tag ist es so hektisch, dass sie dann wieder das Frühstück vergessen und immer nur von A nach B hetzen. Am übernächsten Tag ist das Ziel zwar noch präsent, aber die Tochter ist krank und daher können sie dem Ziel auch keine Aufmerksamkeit schenken. Am darauffolgenden Tag haben sie nichts eingekauft und daher wird auch einfach nebenbei etwas vom Bäcker »gesnackt«. Und dann ist das Ziel wieder in Vergessenheit geraten. Kennen Sie solche Szenarien?

Konkret formuliert bedeutet daher, dass Sie beispielsweise mit einer Mahlzeit beginnen, und zwar mit jener, die Ihnen am leichtesten fällt. Bauen Sie Ihrem Gehirn eine Brücke zur Umsetzung. Beispielsweise könnten Sie sich vornehmen, morgens eine Kleinigkeit wie einen Joghurt zu konsumieren. Dies würde Ihnen an Werktagen gelingen, wenn Sie ins Büro fahren. Zur Erinnerung schalten Sie sich zunächst eine Handyerinnerung ein. Ihr konkretes Teilziel 1 lautet dann: »An Werktagen morgens um 7 Uhr einen Joghurt essen, Handyerinnerung einschalten.«

Realistisch formuliert: Ziele müssen realistisch sein, damit sie auch umgesetzt werden. Wie realistisch ist es auf einer Skala von 0 (gar nicht) bis 10 (auf jeden Fall), dass Sie dieses Teilziel 1 im nächsten Monat umsetzen? Gehen Sie in sich: Wenn Sie einen Wert über 8 und am besten 10 geben können, dann haben Sie ein realistisches Ziel gesetzt. Wenn Sie beispielsweise 5 sagen, dann sollte das Teilziel noch einmal umformuliert werden, sodass es leichter wird und in den nächsten Wochen auch eher erreicht werden kann.

Zeitnah umsetzbar: Ziele, die Sie formulieren, setzen Sie zeitnah um. Das bedeutet, dass Sie den Joghurt ab morgen früh konsumieren und nicht erst nächste Woche damit anfangen. Bei der Zielformulierung ist die Motivation am höchsten, und wenn die Umsetzung nach hinten verschoben wird, dann ist die Wahrscheinlichkeit, dass der »innere Schweinehund« wieder eingreift, sehr hoch.

Positiv formuliert: Viele Menschen definieren sich selbst Ernährungsziele, die negativ formuliert sind. Als Beispiel kann genannt werden: »Ich esse keine Schokolade mehr!« Mit dieser negativen Formulierung wird die Umsetzung erschwert, denn unser Gehirn kennt sozusagen das Wort »nicht« nicht.

Wenn Sie sich sagen: »Ich will keine Schokolade mehr essen!«, dann wird Ihr Gehirn nur »Schokolade« hören und Sie werden vermehrt an Schokolade denken. Zeitweise können Sie sich zwingen, sie nicht zu essen, werden aber sehr viel daran denken. Irgendwann wird der Heißhunger kommen und die Wahrscheinlichkeit ist groß, dass Sie viel zu viel Schokolade essen.

Von großer Bedeutung ist auch, dass Ihnen das Ziel wichtig ist und Sie selbst das Ziel definiert haben. Ziele, die von außen kommen, weil etwa der Arzt, die Ernährungsberaterin oder der Partner Ihnen eine Ernährungsumstellung empfiehlt, werden nicht positiv wahrgenommen und vor allem nicht langfristig umgesetzt. Wenn Sie gefragt werden, wie wichtig Ihnen das Ziel von 0 (gar nicht wichtig) bis 10 (sehr wichtig) ist, dann sollten Sie eine Zahl Richtung 10 nennen können.

Konzentrieren Sie sich in den ersten vier Wochen komplett auf das Teilziel 1. Wenn Ihnen die Umsetzung gut gelingt, dann bauen Sie darauf auf und nehmen Sie Teilziel 2 in Angriff, beispielsweise, abends bis 18:30 Uhr warm gegessen zu haben. Die *flexible Ernährungskontrolle* setzt auf kleine Schritte in der Ernährungsumstellung, da diese erfahrungsgemäß besser eingehalten werden, als von heute auf morgen alles zu ändern.

Nach fünf Monaten könnte sich Ihre Zielskala wie nachfolgend dargestellt entwickelt haben. Da Sie zeitweise etwas länger gebraucht haben, um es auch umzusetzen, was absolut in Ordnung ist, lautet Ihre Tabelle dann:

Teilziel 1	Teilziel 2	Teilziel 3	Teilziel 4	
An Werktagen morgens um 07.00 Uhr Joghurt, Handyerinnerung	Bis 18.30 Uhr Abendessen, Familie einbeziehen	Mittags in der Kantine nach dem Tellerprinzip essen	Nachmittags achtsam und bewusst einen »Snack« essen	
10	9	10	10	Wichtigkeit (0 bis 10)
9	8	9	10	Zuverlässigkeit (0 bis 10)

Tabelle 8: Umsetzung Ihres individuellen Zielplans

Nachdem Sie diese Ziele Schritt für Schritt formuliert haben, ist es entscheidend, diese auch aufrechtzuerhalten, damit sie zur Normalität werden. Es kann immer mal zu Rückfällen kommen, weil beispielsweise unvorhersehbarer Stress Ihren Alltag durcheinanderbringt. Rückfälle gehören bei einer langfristig angelegten Verhaltensänderung dazu, mehr dazu erfahren Sie im Abschnitt *Transtheoretisches Modell (TTM) der Verhaltensänderung*. Sie sind sogar ein wichtiger Bestandteil des Prozesses, denn aus Rückfällen können Sie auch lernen und sich weiterentwickeln, wenn Sie zeitnah weitermachen und gestärkt aus der Situation gehen.

Formulieren Sie nun Ihre eigenen Ernährungsziele!

Weitere Beispiele für Verhaltensmodelle zur Praxisanwendung

In diesem Abschnitt lernen Sie weitere konkrete Modelle kennen, mit denen das Verhalten beobachtet, bewertet und verändert werden kann. Dabei sei angemerkt, dass es sich nur um einen kleinen Ausschnitt an Möglichkeiten handelt und Methoden zur Verhaltensänderung deutlich vielschichtiger sind. Wenn Sie in diesem Buch merken, dass eine langfristig angelegte Verhaltenstherapie, vielleicht auch eine Traumatherapie oder eine tiefenpsychologische Behandlung, für Sie substanziell ist, dann begeben Sie sich bitte auf die Suche nach einem Spezialisten, der über weitaus mehr Methodenwissen verfügt und Hilfe zur Selbsthilfe bietet.

Das SORKC-Modell

Das SORKC-Modell ist ein Verhaltensmodell, das fünf Bestimmungsstücke als Lernvorgang beschreibt. Es soll den Verhaltensprozess als Erwerb einer bestimmten Verhaltensweise erklären. Das SORKC-Schema gilt in der Verhaltenstherapie als Standard für die Erklärung des Zustandekommens von pathophysiologischem Verhalten. Darüber hinaus kann es ungünstiges Verhalten in konkreten Situationen erklären. Das Modell stammt von Fredrik Kanfer. Die Bestandteile lassen sich wie folgt beschreiben:

- »*S (Stimulus)* bezeichnet eine äußere oder innere Reizsituation. In welcher Situation tritt das Verhalten auf?«
- »*O (Organismusvariable)* bezeichnet die individuellen biologischen und lerngeschichtlichen Ausgangsbedingungen beziehungsweise Charakteristika der Person auf den Stimulus.«
- »*R (Reaktion beziehungsweise Verhalten)* bezeichnet die Reaktion auf den Stimulus nach der Verarbeitung durch den Organismus auf kognitiver, motorischer, vegetativer und affektiver Ebene.«
- »*K (Kontingenz)* bezeichnet die Regelmäßigkeit des Auftretens der Konsequenz nach der Reaktion.«
- »*C (Konsequenz)* bezieht sich auf das Einsetzen einer Verstärkung oder Bestrafung als Folge eines Verhaltens (Was folgt auf das Verhalten?).«[108]

Mit diesem Modell lässt sich Ihr Verhalten erklären und Sie können lernen, Ihre inneren Bedürfnisse zu verstehen. Darauf aufbauend können Verhaltensstrategien, die an Ihre Bedürfnisse angepasst sind, entwickelt werden.

Beispiel aus der Praxis:

Frau Badur (35 Jahre, BMI 42) bezeichnet sich selbst als emotionale Esserin und greift in stressigen Situationen vermehrt zu Süßigkeiten. Sie hat schon viele fachlich orientierte Ernährungsberatungen absolviert, kennt die Prinzipien einer ausgewogenen und kalorienbewussten Ernährung, kann diese jedoch in ihrem stressigen Alltag mit einem Kleinkind nicht umsetzen. Mit dem vereinfachten SORKC-Modell wurde ihr emotionales Essverhalten analysiert. In diesem Modell wurden folgende Bedürfnisse, Effekte und Wirkmechanismen deutlich:

Frau Badur setzt sich selbst enorm unter Druck, hat perfektionistische Leistungsansprüche und entwickelt dadurch viel selbstgemachten Stress. Dadurch bestärkt sie ihren »inneren Kritiker«: Frau Badur spricht dadurch jetzt sehr oft mit sich selbst in Form des »inneren Kritikers« und lässt ihren »inneren Freund« gar nicht zu Wort kommen. Zur Beruhigung und zum Ausblenden von Kritik, Stress und Druck haben Süßigkeiten, aufgrund ihrer Kombination aus Zucker und Fett, bei ihr die beste Wirkung. Es ist fraglich, ob Frau Badur diese Wirkung auf ihre Emotionen auch durch Substitutionen wie Sport oder den Verzehr von Gemüse erreichen kann. Bisher wirkt dies nicht.

Wenn die Patientin ihr Verhalten ändern will, ist es aber notwendig, dass sie die auslösende Situation und ihren Umgang damit verändert. Im Klartext geht es bei ihr darum, ihren »inneren Freund« zu stärken, ihre perfektionistischen Leistungsansprüche zu minimieren, ihre Selbstakzeptanz zu erhöhen und den inneren Druck zu reduzieren. Dann wird sie immer seltener das Verlangen spüren, sich mit Süßigkeiten beruhigen zu müssen.

Transtheoretisches Modell (TTM) der Verhaltensänderung

Ein weiteres wichtiges Modell, das in diesem Buch unbedingt erwähnt sein soll und sich ebenfalls als Basis für weitere Methoden zur Verhaltensänderung nutzen lässt, ist das Transtheoretische Modell (TTM)[109]. Es wurde Ende der 1970er-Jahre von Prochaska und Di Clemente entwickelt. Nach diesem Modell stellt sich eine Verhaltensänderung als mehrstufiger Prozess dar, der in verschiedene, aufeinander aufbauende Stadien eingeteilt werden kann, welche der Patient durchläuft. Die Zeiträume, die Personen in den einzelnen Stufen verbringen, können dabei individuell unterschiedlich sein.

Dieses Modell wurde als Erstes für den Bereich *Rauchen* entwickelt. Mehrfach leicht modifiziert, diente es schließlich auch für Verhaltensbereiche wie zum Beispiel Alkoholkonsum und Essverhalten.

Das TTM umfasst folgende Stadien beziehungsweise Motivationsstufen beim Prozess einer Verhaltensänderung:

- **Sorglosigkeit:** Zu Beginn einer Behandlung befindet sich der Patient in einem Stadium der Sorglosigkeit. Personen auf dieser Stufe werden deshalb auch als »unmotiviert« charakterisiert.
- **Bewusstwerdung**: In dieser Phase beginnt der Patient, sich schädliches Verhalten bewusst zu machen. Es besteht eine Absicht, dieses Verhalten irgendwann zu ändern, jedoch gibt es noch keine konkreten Verhaltensänderungspläne.
- **Vorbereitung (Entscheidung)**: Das Problembewusstsein greift nun so weit, dass konkrete Pläne und Ziele über Möglichkeiten einer Verhaltensänderung gefasst und erste Schritte unternommen werden.
- **Handlung**: Der Patient versucht aktiv, das problematische Verhalten abzubauen und das gewünschte Verhalten aufzunehmen.
- **Aufrechterhaltung**: In dieser Phase gelingt es dem Patienten, das Zielvorhaben für mehr als sechs Monate stabil beizubehalten.

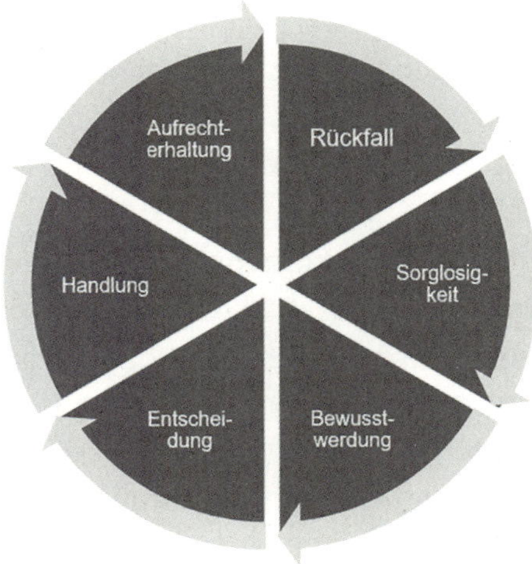

Abbildung 20: Das Transtheoretische Modell der Verhaltensänderung

Die einzelnen Stadien könnten am obigen Beispiel zur *Umsetzung einer strukturierten Mahlzeitenplanung* wie folgt aussehen:

- **Stufe 1 – Sorglosigkeit**: Sie streben (noch) keine Veränderung an. »Regelmäßiges Essen? Nee, das ist nichts für mich …«
- **Stufe 2 – Bewusstwerden**: Sie sind sich einiger Nachteile Ihres bisherigen Verhaltens bewusst. Eine klare Entscheidung ist noch nicht gefallen. »Regelmäßig Essen? Das wäre wichtig für mich. Ich weiß noch nicht wie, aber irgendwie würde ich das wohl hinkriegen!«
- **Stufe 3 – Entscheidung**: Die Zuversicht wächst! Sie sind bereit, klare Absprachen über die Veränderung zu treffen. »Regelmäßig essen? Klar, ich habe begonnen, eine feste Frühstücksmahlzeit einzubauen und der Handywecker klingelt regelmäßig, als Erinnerung!«
- **Stufe 4 – Handlung**: Sie unternehmen erste kleine Schritte in Richtung Veränderung. »Seit vier Wochen esse ich regelmäßig drei Hauptmahlzeiten und meine Frühstücksmahlzeit gelingt mir sehr gut!«
- **Stufe 5 – Aufrechterhaltung**: Eine Veränderung ist bereits über einen längeren Zeitraum hinweg konstant eingetreten (in der Regel mehr als sechs Monate). »Ohne mein Frühstück könnte ich den Tag gar nicht beginnen. Dann wäre ich überhaupt nicht fit!«
- **Stufe 6 – Rückfall**: Scheitern ist normaler Bestandteil des Veränderungskreislaufs. »Mist, ich habe wieder unregelmäßig gegessen, weil es im Alltag zu stressig war.«

Diesen mehrstufigen Prozess kann man sich auch als eine Art Kreislauf vorstellen, weswegen das TTM oft auch als Rad der Verhaltensänderung bezeichnet wird. In diesem ist das Stadium Rückfall zwar direkt nach der Aufrechterhaltung eingebettet. Rückfälle treten aber in der Realität am häufigsten in der Phase der Handlung auf. Das Modell lässt sich also unterschiedlich darstellen. Die Tatsache, dass es sich um einen Kreis handelt, spiegelt die Realität aber am besten wider. In jedem Verhaltensveränderungsprozess durchläuft der

Patient die verschiedenen Phasen mehrere Male, bevor eine stabile Verhaltensveränderung erreicht wird. Sie müssen also den Kreis beim Ziel *Strukturierte Mahlzeitenplanung* mehrere Male durchlaufen, bis sich dieses Verhalten auch gefestigt hat.

Bei Rauchern wurde festgestellt, dass sie das Rad drei bis sieben Mal durchlaufen müssen, bevor sie es endlich schaffen, ganz mit dem Rauchen aufzuhören. Dieses Rad sieht also Rückfälle als Normalereignisse oder auch als Teil des Veränderungsprozesses an. Nur durch Rückfälle kommen Sie Ihrem Ziel einen Schritt näher.

Für Adipositas-Patienten kann diese Denkweise eine große Unterstützung zur Verhaltensumsetzung sein. In der Regel herrscht gerade bei rigiden Verhaltensweisen der Tenor, dass beim Scheitern immer wieder das Gefühl von Versagen entsteht und das Selbstwertgefühl sinkt. Wenn aber Rückfälle als Normalereignis angesehen werden und Sie aus ihnen lernen können, können Sie dadurch wachsen. Das bedeutet natürlich nicht, dass Sie zum Rückfall ermutigt werden sollen.

Kapitel 5: Adipositas-Operation

Im ersten Kapitel wurden Ihnen die gängigsten Operationsverfahren – Schlauchmagen (Sleeve-Resektion), Roux-Y-Magenbypass und Omega-Loop-Bypass – vorgestellt. In diesem Kapitel sollen diese Verfahren nun näher unter die Lupe genommen werden. Es gibt auch noch andere Operationsverfahren, die oft im zweiten Schritt angewendet werden, wenn schon mal eine Adipositas-Operation stattgefunden hat. Dazu gehören auch der SADI- beziehungsweise SASI-Bypass, auf die später ebenfalls noch genauer eingegangen wird.[110] Weitere Operationsmethoden sind das Overstitch®-System[111] und der MiniMizer Magenring[112], die bei Therapieversagen nach den primären bariatrischen Operationen in Betracht gezogen werden können. Das Overstitch®-System kann bei zu häufigem Dumping-Syndrom zum Einsatz kommen. Der MiniMizer ist effektiv bei einer Dilatation (Ausdehnung) des Magens.

Wahl der Operationsmethode

Sie haben in den vorangehenden Kapiteln schon viel über die verschiedenen Operationsmethoden, Wechselwirkungen zwischen Adipositas und Medikamenten, Hormonen oder anderen Erkrankungen gehört. Nun soll es im Detail darum gehen, was die Methoden voneinander unterscheidet.[113] Dabei stellt sich natürlich die Frage: Was sind die Vor- und Nachteile der einzelnen Operationsmethoden?

Schlauchmagen (Sleeve-Resektion)

Vorteile	Nachteile
»normaler« Weg der Nahrung bleibt erhalten	nicht umkehrbare Operation
»Ghrelin«-Bereich ist entfernt, weniger Hunger, weniger Heißhunger	nicht geeignet für Patienten mit Sodbrennen
Mangelerscheinungen (Vitamine, Mineralien) sind seltener	die Wirkung bleibt bei weicher, hochkalorischer Nahrung aus
kein Dumping-Syndrom wie beim Bypass	durch Naht am Schlauchmagen Komplikationen wie Undichtigkeiten oder Fisteln möglich
Magenspiegelung weiterhin möglich	Der Schlauchmagen kann sich wieder weiten. Denken Sie an Ihr Verhalten!
	weniger Diabetes-Typ-II-Remissionen als bei den Bypass-Methoden

Tabelle 9: Vor- und Nachteile bei einer Sleeve-Resektion

Roux-Y-Bypass

Vorteile	Nachteile
höherer Gewichtsverlust als beim Schlauchmagen und mehr Wirksamkeit bei Erkrankungen wie Diabetes mellitus Typ II	Mangelerscheinungen sind ein wichtiges Thema, lebenslängliche Vitamin- und Mineralstoffpräparate sind Pflicht!
gut geeignet bei Patienten mit Sodbrennen	Magenspiegelung nicht möglich
	Dumping-Syndrom, Empfindlichkeit des Verdauungstraktes
	langfristige Wirkung auf den Körper nicht eindeutig: Knochendichte, Verdauungstrakt, Medikamentenwirkung, etc.

Tabelle 10: Vor- und Nachteile beim Roux-Y-Bypass

Omega-Loop-Bypass

Vorteile	Nachteile
hoher Gewichtsverlust und gute Wirkung bei Erkrankungen wie Diabetes mellitus Typ II	Mangelerscheinungen sind ein wichtiges Thema, lebenslängliche Vitamin- und Mineralstoffpräparate sind Pflicht!
kurze OP-Dauer und vergleichsweise wenig belastend	Dumping-Syndrom, Empfindlich- keit des Verdauungstraktes
OP ist leichter korrigierbar und umkehrbarer als die anderen	langfristige Wirkung auf den Körper ist nicht eindeutig: Knochendichte, Verdauungstrakt, Medikamentenwirkung, etc.
Verfahren auch bei Patienten mit sehr starkem Übergewicht (BMI>70) möglich	Magenspiegelung nicht möglich

Tabelle 11: Vor- und Nachteile beim Omega-Loop-Bypass

Gewichtsentwicklung nach einer bariatrischen Operation

Die bariatrische Operation ist derzeit die effektivste Methode, um langfristig Adipositas und deren Folgeerkrankungen zu minimieren. Die S3-Leitlinie *Chirurgie der Adipositas und metabolischen Erkrankungen* (2018)[114] zeigt den möglichen Gewichtsverlust durch die operativen Verfahren auf:

Verfahren	Gewichtsverlust (EWL) < 2 Jahre	Gewichtsverlust (EWL) > 5 Jahre
Schlauchmagen	49 bis 81 %	49,5 %
Magenbypass (Roux-Y)	62,1 bis 94,4 %	61,3 %
Magenband (Omega Loop)	28,7 bis 48 %	34,7 %

Tabelle 12: Gewichtsverlust (EWL) nach der bariatrischen Operation

Um den Gewichtsverlust in einer Formel auszudrücken und vergleichen zu können, wird als Berechnungsgröße der *Excess Weight Loss (EWL)* herangezogen. Hierbei wird berechnet, wie viel Prozent des Übergewichtes (bezogen auf das Idealgewicht) durch das Therapie- beziehungsweise Operationsverfahren verloren geht. Ein Beispiel: Herr Maas wog vor der Operation bei einer Größe von 1,80 Metern 180 Kilogramm. Sein BMI betrug 55,56. Nach neun Monaten hat er 40,40 Prozent seines Übergewichtes verloren, er hat also einen *Excess Weight Loss* von 40,40 Prozent; das entspricht 40 Kilogramm.

Wenn Sie eine Adipositas-Operation anstreben oder bereits operiert sind, dann haben Sie bestimmt ein Wunschgewicht. In Ihrer Adipositas-Klinik hat man Ihnen bestimmt Ihren EWL genannt und errechnet, wie viel Sie realistisch abnehmen könnten. Waren Sie damit zufrieden? Die Operation wird eine Adipositas an und für sich aber nicht wegoperieren und der Körper sowie der Kopf sind weiterhin auf Adipositas programmiert. Das bedeutet, dass Ihr Körper nicht vergessen wird, dass Sie ein adipöses Gewicht hatten. Denken Sie an die Set-Point-Theorie!

Nun kann der Chefarzt der Adipositas-Klinik Ihnen also Ihren EWL sowie ein Zielgewicht genannt und medizinisch genau begründet haben, weshalb Sie sich niemals mit jemandem vergleichen können, der immer Normalgewicht hatte. Doch wie setzen Sie das dann auch vom Kopf her um?

Gerade, weil Sie sich in den heutigen modernen Medien zu jeder Zeit mit anderen operierten Patienten vergleichen können, sollten Sie sich darüber vorab schon Gedanken machen. Denn in den sozialen Medien finden sich auch viele Operierte, die vermeintlich vorbildlich ihr Normalgewicht erreicht haben und es halten können. Dort finden sich auch viele junge Menschen, die adipös gestartet sind und nach ihren bariatrischen sowie Wiederherstellungs-Operationen ein neues, attraktives Ich präsentieren. Oder Menschen nach der Operation, die, wie es scheint, in Rekordgeschwindigkeit an Körpergewicht verlieren, was Sie blass vor Neid machen kann. Das Vergleichen mit diesen »perfekten« Beispielen wird Sie frustrieren, demotivieren und sehr unter Druck setzen. Aber wie perfekt sind diese Beispiele tatsächlich? Was steckt hinter der Fassade von neuen schönen Körpern nach Operationen? Was kann der Preis dafür sein, dass Sie zwar einen BMI im Normalgewicht haben, aber der Körper dafür viele neue Einschränkungen hat?

Nach einer Adipositas-Operation heißt es noch lange nicht, dass ein BMI im Normalbereich zwischen 20 und 24,9 für die Patienten die beste Gesundheit verspricht. Denken Sie dabei an die Informationen aus dem Kapitel 3 zum Thema *Gewichtsmanagement*! Menschen, die sich aufgrund von starken gesundheitlichen Beeinträchtigungen, wie Diabetes mellitus Typ II, Fettstoffwechselstörungen oder kardiologischen sowie rheumatischen Erkrankungen, operieren lassen und die weniger abhängig sind von der Zahl auf der Waage, können sehr von der bariatrischen Operation profitieren. Eine Adipositas-Operation ist allerdings keine Schönheitsoperation!

Hormonelle Veränderungen nach bariatrischer Operation und Gewichtsabnahme

Warum nehmen Patienten nach bariatrischen Operationen so viel Körpergewicht ab und warum verbessert sich der Gesundheitszustand der Menschen so enorm?

Bariatrische Operationen, wie Magenverkleinerungen oder Magenbypass, führen zu einem komplexen Zusammenspiel hormoneller Veränderungen, die zu einem deutlichen Gewichtsverlust beitragen. Die wichtigsten hormonellen Veränderungen sind folgende:[115]

- **Verminderte Ghrelinproduktion:** Ghrelin, oft als »Hungerhormon« bezeichnet, wird im Magen produziert und stimuliert Appetit und

Hungergefühl. Nach bariatrischen Operationen sinkt die Ghrelinproduktion, was zu einem verringerten Hungergefühl führt.

- **Erhöhte Leptinproduktion**: Leptin wird im Fettgewebe produziert und signalisiert dem Gehirn das Sättigungsgefühl. Nach der Operation steigt die Leptinproduktion, was zu einem früheren Sättigungsgefühl und reduzierter Nahrungsaufnahme führt.
- **Veränderte Darmhormone**: Bariatrische Operationen beeinflussen auch die Produktion und Freisetzung von weiteren Darmhormonen, wie zum Beispiel GLP-1 und Peptid YY, die ebenfalls die Regulierung von Appetit, Sättigung und Blutzuckerspiegel beeinflussen.

Die hormonellen Veränderungen lassen sich im Einzelnen daher auch wie folgt darstellen:

- **Ghrelin (Hungerhormon):** Einige Studien zeigen, dass der Ghrelin-Spiegel nach einer bariatrischen Operation (insbesondere bei einem Magenbypass) sinkt.
- **Peptid YY**: Der Peptid-YY-Anstieg nimmt nach der bariatrischen Operation zu, was zu einem verstärkten Sättigungssignal und reduzierten Hungergefühl beitragen könnte. Im Vergleich zur Schlauchmagen-OP ist der Anstieg von Peptid YY nach Anlage eines Magenbypass höher.
- **GLP-1**: Die postoperativ gesteigerte Freisetzung von GLP-1 führt zu einer höheren Insulinsekretion und durch eine veränderte Glukagonfreisetzung zu einer gesteigerten Insulinsensitivität. Somit kommt es insgesamt zu einer Verbesserung/Wiederherstellung der Blutzuckerkontrolle.
- **Leptin**: Die gesteigerte Produktion von Leptin wirkt sich nicht nur auf die Sättigungswahrnehmung, sondern auch auf kognitive Funktionen positiv aus, was mit einer verbesserten Aufmerksamkeit einhergeht. Operierte Menschen verhalten sich unter anderem deswegen zunächst achtsamer!

Neben dieser neuroendokrinen, also hormonellen, Veränderung wirken zwei weitere große Mechanismen bei einer Adipositas-Operation, die einen starken Gewichtsverlust möglich machen:

- **Restriktiv**: Die Operation verkleinert den Magen oder verändert die Verdauungswege, wodurch die Menge an Nahrung, die aufgenommen werden kann, begrenzt wird.
- **Hypomalabsorptiv**: Durch die Umgestaltung der Verdauungswege kann es zu einer eingeschränkten Aufnahme von Nährstoffen, insbesondere Fetten und fettlöslichen Vitaminen, kommen. Dadurch nehmen Personen weniger Kalorien auf und verlieren an Gewicht.

Portionsgröße und achtsames Essverhalten nach der Adipositas-Operation

Die Veränderungen nach der Operation wirken sich auch auf das Essverhalten aus: Neben den Veränderungen im Magen-Darm-Trakt spielen auch das eben erklärte veränderte Hunger- und Sättigungsgefühl eine Rolle. Gerade in der »Honeymoon«-Phase direkt nach einer bariatrischen Operation nehmen Patienten und Patientinnen enorm an Körpergewicht ab und ihr Essverhalten ändert sich schon allein deswegen, weil sie operiert sind. Patienten berichten oft von einem verringerten Hungergefühl, einem früheren Sättigungsgefühl und einer geringeren Lust auf Essen. Die starke Gewichtsabnahme in dieser Phase bewirkt, dass sich auch ihre Blutwerte wieder deutlich verbessern.

Bitte bedenken Sie aber: Diese Wirkmechanismen und allen voran die hormonellen Veränderungen sind vor allem während dieser ersten Phase aktiv. Irgendwann kann sich der Körper aber auch wieder an ungünstige Verhaltensweisen gewöhnen und die tollen Anfangseffekte wirken nicht mehr ausreichend. Wie kann das sein?

Der Magen ist dehnbar und, indem Sie beim Essen zusätzlich trinken, kann der Speisebrei schneller in den Dünndarm rutschen; im Magen ist dann Platz für neues Essen. Mit einem Bypass können Sie stündlich Nahrung aufnehmen, und wenn Sie beispielsweise viele Süßigkeiten essen, die nicht sättigen, dann wird der Zucker auch wieder aufgenommen. Betrachten Sie Ihren Magen nach der Operation daher am besten wie einen »Babymagen«. Babys essen auch nicht unachtsam, sondern intuitiv und bewusst. Auch Sie haben als Säugling intuitiv und bewusst gegessen, haben es aber in all den Lebensjahren wieder verlernt. Mit dem neuen operierten Magen bekommen Sie wieder einen Babymagen und bekommen eine zweite Chance, sich bewusst zu ernähren – aber auch dieser Magen kann wieder unachtsam erzogen werden.

Im Abschnitt *Grundlagen zur Verhaltensänderung: Achtsamkeit* ist detailliert beschrieben, warum bewusstes Essen für ein gesundes Gewichtsmanagement relevant ist. Das »achtsame Essverhalten« ist ein zentraler Baustein, damit nach Operation der Kostaufbau am besten gelingen kann und Sie langfristig ein gesundes Gewichtsmanagement erreichen können. In diesem Abschnitt erhalten Sie nun konkrete Empfehlungen zum achtsamen Essverhalten nach einer Adipositas-Operation:[116]

- **Kleine Portionen/Bissen essen:** Schneiden Sie Ihr Essen in kleine Stücke und kauen Sie jeden Bissen gründlich. So nehmen Sie die Nahrung besser auf und Ihr Sättigungsgefühl stellt sich schneller ein. Wählen Sie kleine Teller zu jeder Mahlzeit, um kleinere Portionen zu sich zu nehmen.
- **Gut kauen**: Kauen Sie jeden Bissen mindestens 20-mal, bevor Sie ihn schlucken. Dadurch wird die Nahrung besser zerkleinert und verdaut.
- **Aufmerksam essen**: Essen Sie in einer ruhigen Umgebung ohne Ablenkungen wie Fernsehen oder Handy. So können Sie sich voll

und ganz auf Ihr Essen konzentrieren und bemerken besser, wann Sie satt sind.

- **Sättigung wahrnehmen und Mahlzeit beenden**: Hören Sie auf Ihren Körper und essen Sie nur, bis Sie sich satt fühlen. Essen Sie dann nicht weiter, nur weil Ihr Teller noch nicht leer ist.
- **Zeit nehmen**: Nehmen Sie sich Zeit für Ihre Mahlzeiten und essen Sie nicht in Eile. Planen Sie mindestens 20 bis 30 Minuten für jede Mahlzeit ein.
- **Trinken Sie nicht während des Essens**: Trinken Sie schluckweise spätestens 30 Minuten vor und frühestens 30 Minuten nach dem Essen, aber nicht währenddessen. So vermeiden Sie, dass die Nahrung zu schnell »durchrutscht« und Sie dadurch zu wenig Nährstoffe aufnehmen.

Auch eine Adipositas-Operation ist keine Garantie dafür, dass die Portionsgrößen ein Leben lang klein bleiben! Das Nicht-Einhalten der beschriebenen Faktoren kann auf lange Sicht dazu führen, dass Sie sich wieder größere Portionen antrainieren. Sättigungssignale werden von verschiedenen Faktoren beeinflusst, die in der Abbildung 12: *zeb und FET* bereits aufgeführt wurden; darunter fallen unter anderem Essgeschwindigkeit, Konsistenz der Nahrung, Anteil an Ballaststoffen, Eiweißgehalt, Energiedichte und Fettgehalt. Achten Sie darüber hinaus auf das Einhalten einer strukturierten Mahlzeitenplanung wie im Abschnitt *Der Faktor Unstrukturierte Mahlzeitenplanung* beschrieben.

Fallbeispiel Operation: Positive Entwicklung

Im folgenden Fallbeispiel sollen die positiven Wirkmechanismen der Adipositas-Operation gezeigt werden.

Herr Steffens, Jahrgang 1964, besuchte vor seiner bariatrischen Operation drei Ernährungstherapiesitzungen. Er startete mit einem

Körpergewicht von 167 Kilogramm und 15,2 Litern viszeralem Bauchfett bei einer Größe von 1,70 Meter.

Er war bereits an Diabetes mellitus Typ II erkrankt, bei dem er zwar keine oralen Antidiabetika (OADs) einnahm, jedoch erfolgte bei ihm eine Insulintherapie. Er spritzte Mischinsuline und wurde mit dem Semaglutid Ozempic behandelt (siehe *Abnehmspritzen im Überblick*). Seine Blutzuckerwerte waren jedoch dauerhaft zu hoch (HbA1c bei 7,5 Prozent). Er litt zudem unter Bluthochdruck (Hypertonie) und Wassereinlagerungen, einer Schlafapnoe sowie einer Fettstoffwechselstörung. Er entwickelte auch eine Niereninsuffizienz, denn die Filterleistung seiner Nieren sank kontinuierlich (GFR[117] bei 65 Prozent). Die hohen Blutzuckerwerte trotz Diabetesbehandlung sowie seiner Hypertonie (160/100 mm/Hg) sind einerseits die größten »Feinde«, wenn es um die Filterleistung der Nieren geht, andererseits führen diese Erkrankungen aber auch zu weiteren Komplikationen wie Erblindung, Herzinfarkt und Schlaganfall.

Herr Steffens hatte zum Zeitpunkt des Erstkontaktes mit der Adipositas-Klinik einen sehr hohen Leidensdruck, gesundheitlich starke Beeinträchtigungen und war immobil. In der Ernährungstherapie vor der Operation zeigte sich folgendes Essverhalten: Bereits im ersten Gespräch berichtete Herr Steffens darüber, dass er jegliches Gefühl über Hunger, Appetit und Sättigung verloren hatte. Er versuchte, eine Mahlzeitenstruktur umzusetzen. Er aß aber ständig aufgrund von Appetit und seine Portionen waren sehr groß. So verzehrte er bereits bei seiner ersten Mahlzeit am Tag mindestens vier Scheiben Brot mit fettigem Belag. Dabei verschlang er das Essen in einer rasanten Essgeschwindigkeit. Herr Steffens war selbst unglücklich über seine Ernährung und ihn quälte das schlechte Gewissen. Jedoch konnte er die Ernährung nicht anders umsetzen, da er ein so starkes Verlangen spürte. In seiner Ernährungsprotokollauswertung zeigte sich, dass er an einem Tag 7 140 Kalorien verzehrte. Davon 383 Gramm Fett (Bedarf circa 69 Gramm), 678

Gramm Kohlenhydrate (Bedarf circa 252 Gramm), 244 Gramm Eiweiß (Bedarf circa 70 Gramm). Auch die Zufuhr von Salz, Zucker und gesättigtem Fett war viel zu hoch.

In den drei ernährungstherapeutischen Sitzungen wurde der Schwerpunkt auf das achtsame Essverhalten gelegt. Das Training zum achtsamen Essverhalten war für Herrn Steffens eine ganz neue Erfahrung, denn die bisherigen Ernährungsprogramme waren eher auf Wissensvermittlung durch Pläne und Infoblätter ausgelegt. Diese Wissensüberflutung in den Beratungen war für ihn auch teilweise zu viel und er war total überfordert.

Das Beispiel von Herrn Steffens zeigt sehr gut, dass Ernährungsprogramme für Adipositas-Patienten in der Praxis immer noch zu theorielastig, zu faktenbasiert und zu wenig praxisorientiert für eine Verhaltensumsetzung ausgelegt sind. Wissen allein verändert nichts, es gibt nur Denkanstöße! Während der drei Sitzungen der praxisorientierten Ernährungstherapie verlor er neben sechs Kilogramm Körpergewicht auch 0,2 Liter Bauchfett. Dann wurde bei Herrn Steffens ein Omega-Loop-Bypass operiert. Bereits in der eiweißreichen Diätphase[118] nahm er auf 149 Kilogramm Körpergewicht ab. Auch nach der Adipositas-Operation trainierte er das achtsame Essverhalten und versuchte, langsam zu essen, was ihm nach dem jahrelangen Schlingen immer noch sehr schwerfiel.

Herr Steffens profitierte sehr von den Vorteilen dieser Operation, was sich auch an den Blutwerten bemerkbar machte. Im Laufe der Zeit beschrieb er, wie hervorragend es ihm ginge und dass er wieder Lebensqualität gewonnen hätte. Nach der Operation ging der Diabetes mellitus Typ II in Remission. Das bedeutet, dass sich die Blutzuckerwerte stabilisierten. Seit der Operation musste Herr Steffens kein Insulin mehr spritzen und konnte das Ozempic absetzen. Nach drei Monaten und der Messung des HbA1c-Wertes hatte er so gute Blutzuckerwerte wie seit vielen Jahren nicht mehr (5,9 Prozent) und eine Gewichtsreduzierung von weiteren 29 Kilogramm erreicht. Sein Körpergewicht betrug drei Monate nach eiweißreicher Diätphase und Operation 138 Kilogramm. Sein viszerales Bauchfett hatte sich schon auf 12,1 Liter reduziert. Trotz der Operation musste Herr Steffens weiterhin Blutdrucktabletten – in einer angepassten Dosierung – einnehmen. Die meisten operierten Menschen mit einer schweren Hypertonie werden auch nach der Operation weiter mit Blutdrucktabletten behandelt, jedoch in geringerer Dosis. Die Blutdruckwerte von Herrn Steffens waren aber schon deutlich gesunken, wie er es nach einem halben Jahr in der Ernährungstherapie beschrieb (130/90 mm/Hg). Vor der bariatrischen Operation litt Herr Steffens an einer obstruktiven Schlafapnoe und sollte eigentlich eine medizinische Schlafmaske nutzen. Mit dieser Schlafmaske kam er jedoch nicht gut zurecht, denn sie hinderte ihn bei der Nachtruhe, war unhandlich und durch die starke körperliche Beeinträchtigung konnte er nachts nie durchschlafen. Seine Schlafqualität war sehr gering. Nach der Operation und mit der voranschreitenden Gewichtsabnahme verbesserte sich auch sein Schlaf. Er berichtete nach einem halben Jahr, dass er nachts komplett durchschlafen konnte. Ein weiterer positiver Effekt der Adipositas-Operation waren die verbesserten Nierenwerte. Die Filterleistung der Niere kann sich auch wieder verbessern und Herr Steffens ist ein schönes Beispiel dafür, denn Blutzuckerwerte und Bluthochdruck haben sich durch die operativen Wirkmechanismen und durch die Gewichtsabnahme verbessert. Nach einem halben Jahr brachte Herr Steffens ein Blutbild zur Kontrolle mit und zeigte stolz, dass sich auch seine GFR-Werte wieder auf 85 ml/min verbessert hatten.

Auch andere Beispiele zeigen sehr schön, wie sich metabolische Erkrankungen direkt nach der Operation so stark verbessern, dass die zugehörigen Werte teilweise wieder im Normalbereich liegen. In einem Beispiel hatte ein Patient mit Niereninsuffizienz nach einigen Monaten wieder die GFR-Werte einer gesunden Niere, also über 90 ml/min. Er legte einige Wochen nach der Bypass-Operation ein Blutbild mit Werten vor, die denen eines metabolisch gesunden Menschen entsprachen, denn alle Werte waren in Ordnung. Vorher litt er an Niereninsuffizienz, Insulinresistenz und erhöhter Harnsäure sowie erhöhten Entzündungswerten. Beachten Sie jedoch: Es gibt auch Fälle, in denen sich die Nierenwerte zunächst verschlechtern können. Langfristig stabilisiert es sich dann aber in den meisten Fällen und oft verbessert sich die Nierenleistung sogar. Dialysepflichtige Menschen können allerdings in der Regel nicht geheilt werden und auch andere Erkrankungen wie Parkinson oder Herzinsuffizienz sind durch die Operation nicht heilbar.

Gerade im ersten Jahr nach der Operation profitieren aber Menschen, die sehr stark an metabolischen Erkrankungen leiden, stark von den Wirkmechanismen des Eingriffs, wie das Beispiel von Herrn Steffens es zeigt. Herr Steffens fühlt sich gesundheitlich durch die Gewichtsabnahme immer besser und kann wieder am Leben teilnehmen. Er war vor der Operation fast immobil und nur ein halbes Jahr nach dem Eingriff fährt er bereits dreimal pro Woche für fünf Kilometer Fahrrad. Im Ernährungsprotokoll sechs Monate nach der Operation verzehrte er 873 Kalorien am Tag. Jedoch war seine Eiweißzufuhr mit 50 Gramm am Tag zu gering. Herr Steffens wird trotz allem also auch weiterhin eine Ernährungstherapie benötigen. Das Training zum achtsamen Essverhalten und die Umsetzung einer ausgewogenen sowie bedarfsgerechten Ernährung werden ihn in den nächsten Monaten begleiten, damit er es als Gewohnheit festigen kann. Herr Steffens ist ein gutes Beispiel, dass Menschen mit erheblichen metabolischen Einschränkungen und Erkrankungen von einer Adipositas-Operation profitieren können, wenn sie dann auch im Nachhinein begleitet werden. Die Operation ist ein Werkzeug, um die Gesundheit wiederherzustellen. Eine Schönheitsoperation ist es nicht.

Diabetes mellitus und bariatrische Operationen

Das Fallbeispiel von Herrn Steffens zeigt, dass die Adipositas-Operation für Menschen mit metabolischen Erkrankungen wie Diabetes mellitus Typ II eine sehr erfolgreiche Methode ist. Für viele Adipositas-Patienten mit gleichzeitig vorliegendem Diabetes mellitus ist die Operation aktuell sogar die erfolgreichste Methode, damit der Diabetes dauerhaft in Remission geht. Das bedeutet, dass sich die Blutzuckerwerte langfristig wieder normalisieren können. Insulinpflichtige Diabetiker (Typ II) müssen nach der Operation oft kein oder weniger Insulin spritzen, was aus Sicht vieler Diabetiker und Diabetologen sehr für eine bariatrische Operation spricht.

Diabetes mellitus ist laut der Definition der *World Health Organization* (WHO) eine Stoffwechselerkrankung, bei der der Körper Probleme hat, den Blutzuckerspiegel zu regulieren. Es gibt zwei Haupttypen von Diabetes:[119]

- **Diabetes mellitus Typ I**: Dabei produziert der Körper kein Insulin infolge einer autoimmunen Beta-Zell-Destruktion, die in der Regel zu einem absoluten Insulinmangel führt.
- **Diabetes mellitus Typ II**: Dabei produziert der Körper entweder nicht genug Insulin oder dieser geht aufgrund eines progressiven Verlustes der Insulinsekretion der Beta-Zelle nicht effektiv damit um. Häufig besteht vor diesem Hintergrund eine Insulinresistenz. Diabetes mellitus Typ II entwickelt sich meist schleichend, vor allem bei älteren Patienten. Er wird häufig als Zufallsbefund oder bei einer Check-Up-Untersuchung durch erhöhte Nüchtern-Blutglukose beziehungsweise erhöhtes und damit auffälliges HbA1c festgestellt. Weitere Ursachen von Diabetes mellitus Typ II sind Übergewicht/ Adipositas und eine unausgewogene (ballaststoffarme, fett- und zuckerreiche) Ernährung.

Zur Diagnose von Diabetes mellitus Typ II müssen verschiedene Kriterien erfüllt sein, die die WHO wie folgt definiert:

Test	Ergebnis
Nüchternplasmaglukoseerhöhung	≥ 126 mg/dl
Plasmaglukose zwei Stunden nach Belastung mit 75 g oraler Glukose	≥ 200 mg/dl
HbA1c	≥ 6,5 Prozent

Tabelle 13: Diagnosekriterien eines Diabetes mellitus Typ II laut WHO[120]

Patienten mit Diabetes mellitus Typ II werden zunächst mit oralen Antidiabetika (OADs) eingestellt. Der Therapieerfolg wird regelmäßig in Intervallen von drei bis sechs Monaten ärztlich kontrolliert. Bei Versagen der Therapie mit verschiedenen oralen Antidiabetika oder schweren Nebenwirkungen sollte eine ergänzende oder alleinige Insulintherapie erwogen und mit einem Arzt individuell besprochen werden. Dabei sind kurzwirksame Insuline, Mischinsuline, langwirksame Insuline und Kombinationen mit OADs möglich. Kurzwirksame Insuline werden mit dem Essen verabreicht. Zur Behandlung von Diabetes mellitus Typ II werden auch die Abnehmspritzen in Betracht gezogen (siehe *Abnehmspritzen im Überblick*). Dabei werden Abnehmspritzen mit dem Wirkstoff Semaglutid (Ozempic) und seit 2023 auch in Deutschland der Wirkstoff Tirzepatid (Mounjaro) verwendet.

Patienten mit Diabetes mellitus Typ I müssen täglich Insulin spritzen, da ihr Körper kein Insulin produziert. Sie spritzen Basalinsulin in Kombination mit Tabletten. Das bedeutet, dass das Insulin unabhängig vom Essen gespritzt wird, damit der Blutzucker zwischen den Mahlzeiten im Gleichgewicht gehalten wird. Vor den Hauptmahlzeiten steigen sie auf ein kurzwirksames Insulin um, damit der Zuckergehalt nicht zu sehr ansteigt. Die Insulinpumpe ahmt die Arbeit der Bauchspeicheldrüse nach.

Bei Adipositas-Patienten tritt ein Diabetes mellitus Typ I seltener auf als der Typ II. Bei Typ-I-Diabetikern mit Adipositas bestehen häufig zusätzlich die negativen Effekte, die prägend bei Diabetes mellitus Typ II sind. Das bedeutet, sie müssen Insulin spritzen, jedoch besteht auch hier eine Insulinresistenz, weil dieser Patient beispielsweise eine zu kohlenhydratreiche sowie hochkalorische Ernährungsweise praktiziert. Die Zahl der Adipositas-Patienten steigt und diese Patientengruppe hat ein hohes Risiko, an einer Insulinresistenz oder einem Diabetes mellitus Typ II zu erkranken. Dessen Folgen sind häufig koronare Herzerkrankungen, Schlaganfall, arterielle Verschlusskrankheit und Erkrankungen der Augen sowie Nieren, was eine dringende Behandlung des Diabetes mellitus Typ II sehr notwendig macht. Daher sollen bariatrische Operationen zur Remission des Diabetes mellitus beitragen. Eine Diabetesremission wird definiert als eine Rückkehr des Blutglukose-Langzeitwertes (HbA1c-Wertes) auf unter 6,5 Prozent. Diese Patienten benötigen dann keine oder nur noch eine minimale medikamentöse Behandlung. Die folgende Tabelle stellt die Diabetesremission im Zeitablauf für Schlauchmagen und Magenbypass dar.

Verfahren	Remission (Prozent) < 2 Jahre	Remission (Prozent) 2 bis 5 Jahre	Remission (Prozent) > 5 Jahre
Schlauchmagen	53,3 – 86 %	64,7 %	58,2 %
Magenbypass	83 – 84 %	71,6 – 85,3 %	75 %

(Werte können je nach Studie variieren)

Tabelle 14: Diabetesremission (Prozent) im Zeitverlauf[121]

Diese Remissionswerte sprechen für bariatrische Operationen zur Behandlung von Diabetes mellitus. Jedoch wird nicht jeder Patient geheilt, und die Remissionswerte verschlechtern sich im Zeitverlauf oft wieder. Dabei hat das langfristige Ess- und Bewegungsverhalten einen entscheidenden Einfluss auf diese Werte. Wer langfristig wieder kalorien- und kohlenhydratreich isst sowie wenig in Bewegung ist, kann wieder schlechte Blutzuckerwerte entwickeln.

Was passiert im Körper, wodurch die Verbesserung der Blutzuckerwerte nach bariatrischen Operationen ermöglicht wird? Bei bariatrischen Operationen wird der Magen und/oder der Darm verändert, um die Nahrungsaufnahme zu reduzieren oder die Nährstoffaufnahme zu beeinflussen. Diese Operationen fördern die Gewichtsreduktion und können dazu führen, dass der Körper auf verschiedene Weisen auf den veränderten Verdauungstrakt reagiert, was sich wiederum auf den Blut- zuckerspiegel und die Insulinproduktion auswirken kann. Viele Patienten erleben dann nach einer solchen Operation eine Remission ihres Diabetes mellitus. Es gibt auch andere Mechanismen, durch die bariatrische Operationen den Blutzuckerspiegel beeinflussen können. So wird durch die Adipositas-Chirurgie auch der Hormonhaushalt verändert, wie oben bereits beschrieben. Da die bariatrischen Operationen eine wirksame Methode bei Diabetes mellitus sind, können laut S3-Leitlinie *Chirurgie der Adipositas und metabolischen Erkrankungen* auch Menschen operiert werden, die einen BMI zwischen 35 und 40 haben und an Diabetes mellitus erkrankt sind. Bei Patienten mit einem BMI über 40 und Diabetes mellitus gehören bariatrische Operationen zur Primärindikation und sind sofort ohne vorangehendes multimodales Konzept durchführbar.[122]

Nach der Operation sollte bezüglich des Diabetes mellitus eine Kontrolle beim Hausarzt, Diabetologen oder Endokrinologen stattfinden. Bei Patienten, die vorher an Diabetes mellitus Typ II erkrankt waren, wird überprüft, ob sich eine Diabetesremission eingestellt hat. Sie benötigen vorerst keine OADs und/oder Insulintherapie mehr. Bei Diabetes Typ II ist zu beobachten: Je länger die Menschen vor der Operation an Diabetes erkrankt waren, desto schlechter sind die Remissionswerte nach der OP.

Bei Menschen mit Diabetes Typ I reduziert sich mit der bariatrischen Operation die Adipositas und damit ihre Insulinresistenz. Dadurch wird zwar die benötigte Menge verringert, aber Insulin muss auch weiterhin gespritzt werden, da der Körper keines produziert. Sie müssen also nach wie vor regelmäßig ihren Blutzucker messen. Allerdings sollte der Blutzucker nach der Operation etwas höher eingestellt werden, und zwar auf etwa 120 bis 150 mg/dl. Die Herausforderung bei Menschen mit Diabetes mellitus Typ I und einem Bypass ist eine mögliche Unterzuckerung. Während diese Patienten bei einer Unterzuckerung vor der Operation ihren Blutzucker mit einfachen Kohlenhydraten wie Traubenzucker stabilisieren konnten, ist dies nach der Operation nicht möglich. Wenn die Patienten ihren Blutzucker zu niedrig einstellen und in eine Unterzuckerung kommen, könnte der Traubenzucker nach der Operation das Dumping-Syndrom auslösen. Daher müssen diese Patienten weiterhin sehr gut auf eine kontrollierte Blutzuckereinstellung achten. In der Praxis können bei Menschen mit Diabetes mellitus Typ I, gerade nach Bypass-Operationen, sehr häufig Komplikationen auf-treten. Das Problem ist, dass nie berechnet werden kann, wie viel Insulin gebraucht wird. Zum einen ist die Nahrungsmenge nicht absehbar, die zu einer Mahlzeit gegessen werden kann und zum anderen weiß man nicht, wie viele Kohlenhydrate zu welcher Zeit absorbiert werden. Auch eine Blutzuckermessung ist schwierig. Einige Patienten haben dann schon aus Verzweiflung wahllos Süßigkeiten gegessen, jedoch kann das Dumping-Syndrom dann folgen. Langfristig kann bei diesen Patienten eine Mangelernährung entstehen und daher ist ein Bypass nicht immer die beste Option für diese Patienten.

Für alle operierten Menschen, die vorher an Diabetes erkrankt waren, gilt: Es gibt keine Garantie für eine lebenslange Heilung! Eine kontinuierliche medizinische Betreuung und Überwachung der relevanten Werte sind nach der Operation weiterhin erforderlich. Zudem ist die effektivste Methode für eine dauerhafte Remission eine langfristig angelegte Ernährungs- und Verhaltensumstellung mit viel Bewegung.

Sodbrennen und bariatrische Operationen

Neben dem Diabetes mellitus leiden viele Adipositas-Patienten häufig auch an weiteren Komplikationen. Eine weitere negative Begleiterkrankung kann der Reflux[123] sein. Der Begriff »Reflux« kommt aus dem lateinischen *refluxus*, was für »Rückfluss« steht und in diesem Zusammenhang den Rückfluss von saurem Mageninhalt in die Speiseröhre beschreibt. Sodbrennen ist ein Symptom des Refluxes und äußert sich meist als ein brennender Schmerz hinter dem Brustbein, der oft mit einem sauren Aufstoßen einhergeht.

Im Magen wird die Magensäure, eine etwa 0,5-prozentige Salzsäure, gebildet. Diese ist wichtig für die Verdauung der Nahrung und sorgt dafür, dass unerwünschte Bakterien abgetötet werden. Damit im extrem sauren Milieu des Magens nicht auch die Magenschleimhaut angegriffen wird, schützt sich diese durch eine selbst produzierte Schleimschicht. Wenn nun zu viel Magensäure produziert wird oder die Schutzschicht im Magen aufgrund von Medikamenten oder erhöhtem Stresslevel in ihrer Funktion eingeschränkt ist, kann es zu einem Aufsteigen des sauren Mageninhaltes und damit zum Sodbrennen kommen. Grund für einen Reflux kann auch eine Schwächung des Magenschließmuskels sein, der normalerweise ein Aufsteigen von Mageninhalt verhindert.

Zusammengefasst lassen sich folgende Ursachen für Sodbrennen benennen:

- Ungünstige Lebensmittelauswahl,
- hoher Stresslevel,
- Schwangerschaft,
- Übergewicht,
- Medikamente
- Und geschwächter Magenschließmuskel.

Mit einer Ernährungsumstellung lässt sich Sodbrennen reduzieren. Süße und sehr fettige Speisen fördern das Sodbrennen. Süß- und Backwaren, Mayonnaise und fettiges Fleisch sind ungünstig. Statt säurereichem Obst (zum Beispiel Mandarine, Orange, Grapefruit) sollte säurearmes Obst (zum Beispiel Apfel, Banane, Birne) bevorzugt verzehrt werden. Auch viele Kohlsorten und Zwiebeln wirken reizend, während Möhren, Gurke, Tomate und Zucchini gut vertragen werden. Kohlensäurehaltige Getränke sind bei Sodbrennen ebenfalls nicht zu empfehlen und die Betroffenen sollten zu stillem Wasser und Kräutertees wechseln. Sich eine Tabelle für »gut verträgliche Lebensmittel bei Sodbrennen« anzulegen, kann helfen. Eine Ernährungsumstellung sowie Stressreduzierung halfen auch Herrn Aslan aus dem nachfolgenden Fallbeispiel bei seinen Beschwerden mit dem sauren Aufstoßen.

Fallbeispiel Sodbrennen

Herr Aslan ist 40 Jahre alt und hat einen BMI von 45. Er ist Projektmanager und sein Alltag war immer sehr stressig. Vor der Ernährungstherapie nahm er sich tagsüber keine Zeit zum Essen und verzehrte seine Nahrung unachtsam nebenbei. Zwischendurch gab es ein Brötchen mit Wurst oder Kleinigkeiten aus der Kantine. Spätabends folgte der Heißhunger, und eine große sowie fettige Mahlzeit kurz vorm Schlafen wurde in hohem Tempo verzehrt. Herr Aslan rauchte, und am Wochenende wurde beim Fußballschauen Bier getrunken.

Diese Verhaltensweisen führten dazu, dass Herr Aslan regelmäßig Sodbrennen bekam und gelegentlich Pantoprazol einnahm. Pantoprazol oder Omeprazol sind Arzneien, die bewirken, dass der Magen weniger Säure bildet. Sie gehören zur Arzneistoffgruppe der Protonenpumpenhemmer. Bei Langzeitnutzung kann es unter anderem zu einem Mangel an Vitamin B12 und Mineralstoffen kommen. Einige Patienten leiden nach dem Absetzen dieser Medikamente verstärkt unter den Reflux-Beschwerden (Rebound-Phänomen). Herr Aslan absolvierte im Multimodalen Konzept zur bariatrischen Operation eine Ernährungstherapie und verstand den Zusammenhang zwischen Essverhalten, Stress, Rauchen, Alkohol und Sodbrennen sehr gut. So konnte er sich viele Verhaltensweisen antrainieren, die positiven Einfluss auf das Sodbrennen hatten. Tagsüber plante er Mahlzeiten ein, um abends nur noch eine kleine Portion zu verzehren. Er reduzierte seine Essgeschwindigkeit, wählte gut verträgliche Lebensmittel und trank stilles Wasser. Zur weiteren Vorbereitung auf die Operation war es sein Ziel, einen Nikotinentzug zu machen und das Rauchen ganz aufzugeben. Herr Aslan konnte zum Ende des MMK auch die Einnahme von Pantoprazol stark reduzieren.

In diesem Beispiel konnte Herr Aslan sein Essverhalten verändern; er erreichte während des MMK auch einen Nikotinverzicht. Sein Körpergewicht konnte er allerdings nicht reduzieren. Er erreichte lediglich eine Gewichtsstagnation – war aber froh, dass es durch den Nikotinentzug nicht zu einer Gewichtssteigerung kam. Daher entschied er sich für eine bariatrische Operation. Doch welche Operation ist bei ihm am besten geeignet?

Die europäische ESPEN-Leitlinie *Zur Behandlung von Adipositas mit Magen-, Darm- und Lebererkrankungen*[124] von 2022 hat verschiedene Empfehlungen zum Thema *Reflux-Erkrankungen* und *Übergewicht* ausgesprochen, unter anderem folgende:

- Bei Patienten mit gastroösophagealen Refluxsymptomen und Übergewicht oder Adipositas sollte eine Gewichtsreduktion bevorzugt durch eine Veränderung des Lebensstils einschließlich einer Ernährungsumstellung sowie erhöhter sportlicher Aktivität erreicht werden.
- Wenn konservative Methoden zur Gewichtsreduktion nicht zum Ziel führen, kann eine bariatrische Operation in Betracht gezogen werden. Dabei wird der Roux-Y-Magenbypass bevorzugt

empfohlen. In Studien wurde gezeigt, dass sowohl der Roux-Y-Magenbypass als auch die Sleeve-Gastrektomie zur Gewichtsreduktion bei Patienten mit Reflux-Symptomen führen.

Bei einigen Patienten mit Adipositas und Sodbrennen kann eine bariatrische Operation eine Verbesserung oder sogar vollständige Beseitigung von Sodbrennen bewirken. Dies kann auf mehrere Faktoren zurückzuführen sein. Erstens führt die Gewichtsabnahme nach der Operation zu einer Verringerung des Drucks auf den Magen und den unteren Ösophagus-Muskel, der den Magen vom unteren Ende der Speiseröhre trennt. Ein reduzierter Druck kann den Rückfluss von Magensäure in die Speiseröhre verringern. Zweitens kann sich die Anatomie des Verdauungstrakts nach der Operation ändern, was ebenfalls dazu beitragen kann, Sodbrennen zu reduzieren.

Bei einigen Patienten kann es jedoch nach einer bariatrischen Operation zu einer Verschlechterung des Sodbrennens kommen. Dies kann verschiedene Gründe haben. Zum Beispiel können bestimmte Verfahren, wie der Schlauchmagen (Sleeve-Gastrektomie), den Druck auf den unteren Ösophagus-Muskel erhöhen und damit den Rückfluss von Magensäure begünstigen. Außerdem kann die schnellere Passage der Nahrung durch den veränderten Verdauungstrakt zu einer erhöhten Säureproduktion führen.

Auch wenn Herr Aslan viele Einflussfaktoren des Sodbrennens im MMK verbessern konnte, hat es viele Vorteile, wenn ihm ein Roux-Y-Magenbypass anstelle eines Schlauchmagens operiert wird. Folgende Gründe werden beim Roux-Y-Bypass als vorteilhafter angesehen:

- **Reduzierter Magensäurerückfluss**: Beim Roux-Y-Bypass wird der obere Teil des Magens umgangen und eine direkte Verbindung zwischen dem verbleibenden kleinen Magen und dem Dünndarm hergestellt. Dadurch wird der Kontakt zwischen der Magensäure und der Speiseröhre reduziert, was den Rückfluss von Magensäure in die Speiseröhre verringern kann. Dies kann dazu beitragen, Sodbrennen zu lindern.

- **Vermeidung des Druckanstiegs**: Eine Schlauchmagen-Operation kann den Druck im oberen Magen erhöhen, was den Rückfluss von Magensäure begünstigen kann. Beim Roux-Y-Bypass hingegen wird der reduzierte Magenvolumenanteil umgangen und der Druck auf den unteren Ösophagus-Muskel, der den Magen von der Speiseröhre trennt, kann verringert werden.
- **Gewichtsabnahme und Sodbrennen**: Eine signifikante Ge-wichtsabnahme nach einer bariatrischen Operation kann generell zu einer Verbesserung des Sodbrennens führen. Da der Roux-Y-Bypass meist eine effektivere Gewichtsabnahme bewirkt als die Schlauchmagen-Operation, kann dies auch zu einer größe-ren Verbesserung des Sodbrennens führen. Bei Patienten, die vor einer bariatrischen Operation an Sodbren-nen leiden, wird der Roux-Y-Bypass daher dem Omega-Loop-Bypass vorgezogen.

Es kann aber auch vorkommen, dass Redo-Eingriffe (Verfahrenswechsel) aufgrund einer Verschlechterung von Sodbrennen nach bariatrischen Operationen durchgeführt werden müssen. Dies kann bei verschiedenen Verfahren auftreten, jedoch ist die Wahrscheinlichkeit bei der Sleeve-Gastrektomie höher. Wenn sich der Patient für einen Verfahrenswechsel entscheidet und aus einem Sleeve ein Roux-Y-Bypass gemacht werden soll, ist vorab eine Ernährungstherapie sehr zu empfehlen.

Die oben bereits geschilderten Ernährungs- und Verhaltensempfehlungen gelten auch für Operierte. Dabei kommt hinzu, dass Operierte häufig wesentlich empfindlicher reagieren als Nichtoperierte. Nikotinentzug, Stressreduktion, stilles Wasser, achtsames Essverhalten und eine Tabelle mit »gut verträglichen Lebensmitteln bei Sodbrennen« sind essenziell. Mit diesen Punkten sollte sich der Patient zuerst beschäftigen, bevor der Redo-Eingriff durchgeführt wird. Direkt nach der bariatrischen Operation wird in der Regel zunächst ein Protoneninhibitor wie Pantoprazol empfohlen.[125] Der Protoneninhibitor wird für vier bis sechs Wochen zur Ulkus-Prophylaxe empfohlen. Beim Magenbypass kann sogar eine verlängerte Einnahme von mindestens sechs Wochen erfolgen, da die Rate an Geschwüren an den Anastomosen gesenkt werden. Neben Pantoprazol kann auch Omeprazol empfohlen werden. Pantoprazol wirkt stärker sowie schneller und hat weniger Wechselwirkungen mit anderen Medikamenten. Omeprazol hingegen kann auch während einer Schwangerschaft gegeben werden.

Da Herr Aslan sich schon vor der Operation mit seinem Essverhalten beschäftigt und viele Verhaltensweisen eingestellt hatte, die ein Sodbrennen begünstigen, könnte er durch den Roux-Y-Bypass sehr gut abnehmen und bezüglich des Reflux-Syndroms beschwerdefrei werden. Herr Aslan kann also von einer bariatrischen Operation deutlich profitieren.

Oft entwickeln Patienten nach bariatrischen Operationen aber Magengeschwüre oder nehmen über viele Jahre hinweg einen Protoneninhibitor. Die langfristige Aufnahme von Protoneninhibitoren über viele Jahre hinweg kann allerdings die Entstehung von Demenz und Osteoporose fördern. Daher ist eine entsprechende Verhaltensanpassung durchaus sinnvoll. Weitere wichtige Verhaltensweisen, mit denen Sie einer Magenschleimhautentzündung und damit auch einem Magengeschwür entgegenwirken können, sind:

- Aufhören zu rauchen (nach der Operation).
- Regelmäßiges Essverhalten: Sowohl zu lange Esspausen als auch das Auslassen einer Mahlzeit fördern eine Entzündung.
- Genießen Sie Alkohol in Maßen oder lassen Sie ihn ganz weg!
- Wenn Sie Ihre Eisentabletten morgens nüchtern nehmen wollen, dann in nur Form eines »Duodenal-Eisens«.

- Bestimmte Medikamente, wie Ibuprofen, können eine Schleimhautentzündung fördern.

Sekundäre bariatrische Operationen

Sekundäre bariatrische Operationen sind bei einem Teil aller operierten Patienten im Langzeitverlauf notwendig. Es handelt sich dabei um sogenannte Revisions- und Redo-Eingriffe:[126]

Als *Revisionseingriffe* werden Operationen bezeichnet, deren Zweck die Wiederherstellung der gewichtsreduzierenden Funktionen einer bereits durchgeführten Operationstechnik oder Beseitigung von eingetretenen Komplikationen sowie Nebenwirkungen sind. Bei diesem Verfahren wird beispielsweise die Größe des Magenpouches nach einem Magenbypass wiederhergestellt. Ein Magen ist dehnbar und langfristig können sich auch operierte Patienten wieder größere Essmengen antrainieren.

Eine weitere sekundäre bariatrische Operationsmethode sind *Redo-Eingriffe*. Diese Umwandlungsoperation wird als Verfahrenswechsel bezeichnet und wird bei unzureichendem Gewichtsverlust, bei einer deutlichen erneuten Gewichtszunahme oder bei unzureichendem metabolischem Effekt (zum Beispiel einem Wiederauftreten des Diabetes mellitus) durchgeführt. Dabei wird beispielsweise ein Schlauchmagen zu einem Roux-Y-Bypass umgewandelt. Dies wird zum Beispiel auch bei Komplikationen wie einem starken Reflux angewendet. Ein typischer Redo-Eingriff ist der *SADI-S-Bypass*. Es gibt aber auch noch den *SASI-Bypass*.

Der SADI-S-Bypass (Anastomosis-Duodenoileale-Bypass mit Sleeve) ist eine Kombination aus dem Schlauchmagen und dem Omega-Loop-Bypass. Dabei wird zunächst eine Schlauchmagen-Operation durchgeführt. Danach wird der Zwölffingerdarm knapp unterhalb des Magenausgangs durchtrennt. Eine circa 200 Zentimeter lange Dünndarmschlinge wird gebildet, die direkt mit dem Schlauchmagen anastomosiert, also verbunden, wird. Beim SADI-S-Bypass ist der Magenausgang noch vorhanden und der Verdauungsbrei kommt erst im neuen gemeinsamen Kanal zusammen. Der SADI-S-Bypass wird als zweiter Schritt durchgeführt, wenn nach einer Schlauchmagen-Operation ein unzureichender Gewichtsverlust oder ein erneuter Gewichtsanstieg zu beobachten ist.

Beim SASI-Bypass wird eine Schlauchmagen-Operation mit einer Nahtverbindung zwischen dem unteren Anteil des Schlauchmagens und einer Dünndarmschlinge kombiniert. Im Unterschied zum SADI-S-Bypass bleibt der natürliche Weg der Nahrung durch den Zwölffingerdarm erhalten. Die Anwendung erfolgt meist bei Patienten, die nach einem Schlauchmagen über anhaltende Re-flux-Beschwerden klagen.

Was bedeuten die bariatrische und sekundäre bariatrische Chirurgie nun für Sie als Adipositas-Patient? Können Sie sich noch mehr auf die Operationsmethoden verlassen, müssen Sie sich gar nicht mehr mit Essverhalten und langfristigen Verhaltensveränderungen beschäftigen, da Folgeoperationen wieder alles in Ordnung bringen können? Das soll mit den nachfolgenden Fallbeispielen genauer beleuchtet werden.

Fallbeispiel sekundäre bariatrische Operationen

Im folgenden Patientenbeispiel geht es um Frau Paulsen, Jahrgang 1968. Sie ist seit ihrer Kindheit übergewichtig und fühlte sich durch dieses Gewicht immer sehr ungeliebt. In ihrer Familie zählte Leistung und sie wurde regelmäßig durch ihr Aussehen abgewertet. Dabei waren Sätze wie »Das Gehirn verfettet und du wirst dumm, wenn du nicht endlich abnimmst!« an der Tagesordnung. Daher musste sie regelmäßig restriktive Diätmaßnahmen durchführen, durch die sie kurzfristig Körpergewicht verlor, langfristig betrachtet aber immer mehr zunahm und sich in ihrem Körper auch immer unwohler fühlte.

Frau Paulsen entwickelte ein emotional gesteuertes Essverhalten und rigide Denkmuster. Ihr Selbstwertgefühl ist bis heute sehr gering und sie entwickelte ein negatives Körperschema. Darüber hinaus beschreibt sie viele weitere Störfaktoren im Essverhalten, und sie befindet sich regelmäßig »im ewigen Kreislauf von Essanfällen mit Schuldgefühlen und anschließender Restriktion«. Daraufhin entwickelte sich bei ihr eine Binge-Eating-Störung.

Im Jahre 2006 wurde bei ihr die erste adipositas-chirurgische Maßnahme zur Gewichtsreduktion durchgeführt. Zu diesem Zeitpunkt wog sie 130 Kilogramm bei einer Größe von 1,62 Metern. In diesem Jahr wurde bei ihr ein Magenband unterhalb des Übergangs von der Speiseröhre zum Magen angebracht. Heutzutage werden Magenbänder in Deutschland aufgrund der geringen Erfolgsquote und der Komplikationen nicht mehr operiert. Ein Jahr nach Einsetzen eines Magenbandes beträgt der EWL im Durchschnitt 39,1 Prozent. Vor und kurz nach dem Einsetzen des Magenbandes wurde Frau Paulsen ernährungstherapeutisch kaum betreut. Sie erhielt einen Prospekt mit Informationen zu gut verträglichen Lebensmitteln und einen Ernährungsplan für die ersten vier Wochen.

Dass sie sich mit ihren Essstörungen beschäftigen muss, war ihr gar nicht bewusst. Zunächst nahm Frau Paulsen an Körpergewicht ab. Jedoch erhöhte sich das Gewicht wieder und nach wenigen Jahren erreichte sie wieder ihr Ausgangsgewicht, da sie in alte Essgewohnheiten verfiel und sich die Essstörung verschlimmerte. Frau Paulsen wog im Jahre 2016 bereits 189 Kilogramm. Zunächst hatte sie nach dem Einsetzen des Magenbandes 29 Kilogramm abgenommen, jedoch erreichte sie nach drei Jahren ihr Ausgangsgewicht und durch das emotional gesteuerte Essverhalten mit vielen Süßigkeiten am Abend stieg das Körpergewicht weiter an.

Nach zehn Jahren stellte sie sich daher wieder der Adipositas-Klinik vor. Ihr wurde gesagt, das Magenband sei gebrochen und müsse entfernt werden. Parallel wurde der Redo-Eingriff geplant.

Phasenweise setzte Frau Paulsen starre Diätmaßnahmen um und anschließend folgte der Jo-Jo-Effekt mit sehr ungezügeltem Essverhalten. Als 2016 der Roux-Y-Bypass geplant wurde, besuchte Frau Paulsen vorweg drei Ernährungsberatungen und in einem kurzen Gespräch wurde ein psychologisches Gutachten erstellt. Aufgrund des hohen BMI konnte sie zeitnah operiert werden und musste kein sechsmonatiges Multimodales Konzept absolvieren.

In der Ernährungsberatung wurden allgemeine Ernährungsgrundlagen über eine ausgewogene Ernährung, ein Kostplan für die ersten vier Wochen sowie Empfehlungen zur Vitaminaufnahme besprochen. Dadurch war sie erneut nur sehr wenig auf die bariatrische Operation vorbereitet und hatte beispielsweise nichts über die Bedeutung von Eiweiß, Tellerprinzip und Trinkverhalten nach einer Operation gelernt. Frau Paulsen hatte oberflächlich erste Ernährungsinformationen gelernt, jedoch wurde ihr Binge-Eating in der Vorbereitung nie thematisiert. Ihre Essstörung wurde weiterhin nicht ausreichend behandelt.

Frau Paulsen stopfte sich weiterhin abends mit hochkalorischen und süßen Lebensmitteln voll. Gerade wenn sie negative Emotionen verspürte, war das Verlangen nach Zucker sehr hoch, die Ernährungskontrolle sehr gering und sie merkte, dass sie ihre Emotionen mit den Süßigkeiten dämpfen konnte. Anschließend folgten jedoch Schuldgefühle. Als dann aber die Bypass-Operation stattfand, war Frau Paulsen zunächst sehr glücklich, denn die Gewichtsreduktion erfolgte automatisch und das Verlangen nach süßen Lebensmitteln war erst mal nicht da. Sie war in der »Honeymoon«-Phase und schon nach einem Jahr verringerte sich ihr Gewicht auf 142 Kilogramm. Frau Paulsen konnte sich besser bewegen und ihre Blutwerte verbesserten sich enorm. 2019 erreichte sie ihr niedrigstes Körpergewicht mit 98 Kilogramm. Im Dezember 2022 besuchte Frau Paulsen erneut die Adipositasklinik und Ernährungstherapie. Im Gespräch berichtete sie, dass der Magenpouch geweitet sei und der Magenbypass nicht mehr wirke. Sie habe wieder stark zugenommen und ein Revisionseingriff stehe bevor.

Was ist passiert? Nach einer bestimmten Zeit endete die »Honeymoon«-Phase. Mit Beginn der Covid-19-Pandemie erhöhte sich zudem der Stresspegel von Frau Paulsen, und sie nahm verstärkt negative Gefühle wahr. Parallel wurde die Verträglichkeit von Lebensmitteln immer besser und schleichend wurde das Essverhalten von Frau Paulsen wieder ungesünder. Frau Paulsen war beispielsweise nicht bewusst, dass sie Essen und Trinken trennen muss. Im Jahre 2022 verzehrte sie also wieder relativ große Portionen unachtsam. Sie beschrieb trotz Magenbypass ein Essverhalten wie vor der Operation – nur mit etwas kleineren Portionen als vor dem Bypass. Abends kamen die süßen Gelüste und ein Kontrollverlust aufgrund von Unzufriedenheit sowie emotionaler Instabilität war die Folge. Sie berichtete im ersten Gespräch vor der Revisions-Operation, dass der Pouch geweitet sei, aber alles wieder in Ordnung käme, wenn der Pouch wiederhergestellt worden sei.

Für das Frühjahr 2023 wurde eine Revision geplant. Der Erfolg der erneuten Operation war fraglich; ebenso blieb offen, ob sie ohne therapeutische Unterstützung je aus ihrer bisherigen Spirale aussteigen würde. In den nun anstehenden Sitzungen startete sie aber zum ersten Mal eine Ernährungstherapie, die sich auch mit Themen zur ernährungstherapeutischen Aufarbeitung sowie Reflexion befasste – woraufhin sie die Operation erstmal verschob, um sich zunächst mit ihrem Essverhalten und den Störfaktoren zu beschäftigen.

Dieses Patientenbeispiel soll zeigen, wie wichtig die Eigenverantwortung der Patienten und die ernährungstherapeutische sowie psychologische Begleitung sind. Viele stark adipöse Menschen bringen Essstörungsmuster mit, die langfristig betreut werden müssen. Darüber hinaus ist ein Revisionseingriff im Vergleich zur ersten Operation schwieriger und anspruchsvoller. Die Patienten sollten über mögliche Verläufe gut informiert werden und sich nicht nur Vorteile aus der glücklichen »Honeymoon«-Phase vor Augen führen. Auch sollte das medizinische sowie therapeutische Personal gut geschult sein, um Essstörungsmuster früh genug erkennen und behandeln zu können.

Positive und negative Fallbeispiele (post-operativ)

Was sind die Erfolgsgeheimnisse, damit Sie dauerhaft mithilfe von Abnehmspritzen oder durch die bariatrische Operation profitieren können? Und mit dauerhaft sind nicht nur ein oder zwei Jahre gemeint! Dauerhaft bedeutet, dass es Ihnen in den nächsten zehn, 20 oder über 30 Jahren gesundheitlich gut geht. Anhand der nachfolgenden Fallbeispiele soll Ihnen ein Gefühl dafür vermittelt werden, wie Sie das Beste aus Ihrem Weg der Heilung herausholen können.

Fallbeispiel Positiv: Dankbarkeit, Selbstfürsorge

Im ersten Beispiel soll Ihnen gezeigt werden, welche Faktoren sich positiv auf ein gesundes Gewichtsmanagement auswirken.

Frau Zöllner ist 1964 geboren und absolvierte das Multimodale Konzept für die Adipositas-Operation im Jahre 2018. Damals startete sie mit einem BMI von 44. Frau Zöllner ist seit der Kindheit übergewichtig und eine familiäre Veranlagung für Adipositas besteht. In der Familie wurde immer hochkalorisch gegessen und die Portionen waren zu groß. Frau Zöllner absolvierte erste restriktive Maßnahmen zur Gewichtsreduktion, durch die sie kurzfristig abnahm, langfristig hatte sie mit dem Jojo-Effekt zu kämpfen. In den 90er-Jahren besuchte sie Reha-Kliniken mit Ernährungsberatung und ab 2014 führte sie zwei Jahre lang ein Ernährungsprogramm durch, bei dem sie eine flexible Ernährungskontrolle ohne starre Verbote lebte. Leider schlichen sich aber auch nach diesem Programm, welches sie als sehr positiv empfand, alte Verhaltensweisen wieder ein und sie nahm zu. Dass Diäten langfristig dem Stoffwechsel schaden, wusste sie und sie hatte bereits in den Ernährungsberatungen viel Ernährungswissen erlernt. Durch ihre bisherigen Erfahrungen gelang es Frau Zöller immer besser, ihr Verhalten zu reflektieren. Zu Beginn der Ernährungstherapie beschrieb sie eine große Unzufriedenheit mit ihrem Körper. Sie aß sehr große Portionen, war nur eingeschränkt beweglich und litt an Schlafapnoe.

Im Januar 2019 wurde der Roux-Y-Bypass operiert. Für Frau Zöllner begann ein neues Leben. Sie berichtete, dass sie von Anfang an mit folgender Einstellung in Behandlung gegangen ist: »Ich habe mich bewusst für die Operation entschieden und alles, was kommt, ist richtig!« Durch diese Einstellung hat sie viel Druck abgebaut und ist mit Gelassenheit in ihre neue Situation reingegangen. Nach sieben Monaten hatte sie 28 Kilogramm Körpergewicht verloren und strahlte wie ein neuer Mensch. »Ich bin so dankbar, dass mir mit dieser Operation geholfen wurde!« Frau Zöllner hatte zwischendurch auch Gewichtsstillstände und auf der Waage ging es einmal sogar nach oben. Dazu sagte sie aber, dass sie trotzdem spüre, dass es in die richtige Richtung gehe. Vor der Operation war sie stark bewegungseingeschränkt und nun war sie endlich wieder mobil. Das sei doch viel wichtiger. Außerdem brauche sie keine Schlafmaske mehr. Im März 2024 fühlte sich Frau Zöllner weiterhin sehr wohl und zeigte viel Dankbarkeit sowie Zufriedenheit, dass sie durch die Operation eine neue Chance bekommen hatte. Ihr Körpergewicht habe sich bei einem BMI von 32 eingependelt. Ihr gehe es gesundheitlich viel besser als vor der Adipositas-Operation und sie kümmere sich jetzt um ihren Körper.

Da sie die Operation weiterhin als Geschenk wahrnahm und sich überwiegend darauf konzentrierte, was sie schon geschafft hat, statt darauf, was noch nicht gut ist, blieb sie motiviert. Frau Zöllner hatte zwischenzeitlich auch starke Verdauungsbeschwerden wie Obstipation (Verstopfung) und ihr Körpergewicht ist etwa sieben Kilogramm höher als in der »Honeymoon«-Phase. Sie befand sich aber nicht in einer Opferperspektive nach dem Motto »Alles ist gegen mich und schlecht«, sondern dachte lösungsorientiert und sagte sich immer wieder: »Ich habe mich bewusst für die OP entschieden und alles, was kommt, ist richtig!«

Frau Zöllner berichtete auch von den Reaktionen der Menschen auf ihren Körper. Als sie einen BMI von 44 hatte, erlebte sie Stigmatisierungen und fiese Blicke auf der Straße. Scham war für sie ein großes Thema. Auch von bestimmten Ärzten erlebte sie unverschämte Aussagen aufgrund ihrer Adipositas. Mit einem BMI von 32 wurde sie in der Öffentlichkeit bereits ganz anders wahrgenommen und erlebte, dass Menschen nun mit weniger Vorurteilen auf sie zukamen. Die ganzen Erfahrungen beflügelten sie, sodass sie seit der Operation positiv mit ihrem Körper umgeht. Dies zeigt sich auch in ihrer Verhaltensumsetzung. Sie nimmt sich mittlerweile Zeit für ihren Körper, wenn es um Bewegung, Mahlzeitenstruktur, Supplemente und Ernährungsauswahl geht.

Dankbarkeit, Selbstfürsorge, Gelassenheit, Zufriedenheit und die Sicht auf das bereits Gelungene sind zentrale Schlüssel für einen langfristigen Erfolg! Sie können das Glas halb voll oder halb leer sehen! Wie Sie es sehen, entscheiden Sie, und dies hat maßgeblichen Einfluss darauf, wie gut Sie neue Verhaltensweisen langfristig umsetzen!

Fallbeispiel Negativ: Druck, Stress

Leider profitiert nicht jeder Patient dauerhaft von der bariatrischen Operation oder Abnehmspritze, ein Rückfall ist immer möglich, wie oben schon mal geschildert. Wie kann dies passieren? Welche Faktoren Rückfälle in alte Gewohnheiten und Probleme nach Operation begünstigen können, zeigt Ihnen das zweite Fallbeispiel.

Frau Weiner ist 1985 geboren und absolvierte ihr Multimodales Konzept zur bariatrischen Operation von November 2016 bis Mai 2017. Sie startete das MMK mit einem Körpergewicht von 107 Kilogramm bei einer Körpergröße von 1,68 Meter. Frau Weiner war immer sehr gewichtsfokussiert und eine hohe Gewichtsabnahme in kürzester Zeit war für sie der größte Erfolg. Frau Weiner traf emotional gesteuerte Essentscheidungen und ihr Stresspegel im Alltag war sehr hoch. Sie aß zwischendurch, um sich zu belohnen und zu entspannen. Ihr Essverhalten war unachtsam, denn sie nahm sich keine Zeit zum Essen. Selbstfürsorge fehlte, denn allen anderen Aufgaben im Alltag gab sie eine höhere Priorität. Bisher gelang ihr die Durchführung einer strukturierten Mahlzeitenplanung nicht über einen längeren Zeitraum hinweg. Frau Weiner kontrollierte ihr Essverhalten rigide und verfiel dadurch dem Teufelskreis aus extremer Diät und anschließenden Essanfällen mit Schuldgefühlen. Während der Ernährungstherapie im MMK, die sie überwiegend in Form einer Gruppentherapie durchführte, wurde sie in Bezug auf ihr Essverhalten bewusster. Sie erlernte erste Schritte einer Ernährungsumstellung und verstand wichtige Themen, die zu einer langfristig angelegten Ernährungsumstellung dazugehören.

Im August 2017 wurde bei Frau Weiner ein Omega-Loop-Bypass operiert. Zunächst war sie überglücklich und die »Honeymoon«-Phase zeigte sich in ihrer vollen Pracht. Frau Weiner nahm gerade am Anfang wöchentlich einiges an Körpergewicht ab – und für jemanden, der sehr gewichtsfokussiert ist, war dies ein echter Glücksbooster. Durch die hormonellen Effekte der Operation fühlte sich Frau Weiner zunächst auch sehr gut. Sie konnte sich wieder besser bewegen, bekam viel Anerkennung aus ihrem Umfeld und die Umsetzung einer achtsamen sowie hochwertigen Lebensmittelauswahl gelang ihr sehr gut. Bis 2019 erreichte sie das niedrigste Körpergewicht von 79 Kilogramm.

Die negativen Veränderungen im Essverhalten entwickelten sich schleichend; Frau Weiner kann sie rückblickend zeitlich auch gar nicht genau einordnen. Direkt nach der Operation aß sie sehr achtsam, regelmäßig und achtete auf die Ernährungsvorgaben für bariatrisch operierte Patienten. Das bedeutet, erst die Eiweißkomponente, dann das Gemüse, zuletzt die Beilage essen. Fünf kleine Mahlzeiten baute sie täglich ein, die sie in Ruhe aß, und sie trennte auch Essen und Trinken. Der Stresspegel im Alltag von Frau Weiner hatte sich zunächst nicht verändert, doch ab März 2020 stieg dieser enorm an. Frau Weiner hatte sich zwar im MMK sechs Monate lang mit den Themen Selbstfürsorge, Achtsamkeit und emotionale Essentscheidungen beschäftigt, danach aber im Alltag nie wieder. Die mangelnde Selbstfürsorge wurde wieder ein zentrales Thema und so entwickelte sich schleichend wieder eine unstrukturierte Mahlzeitenplanung.

Heute reagiert Frau Weiner beim Konsumieren von Zucker zwar mit einem Dumping-Syndrom, jedoch hat sie sich in den letzten Jahren immer mehr an die Symptome gewöhnt, die sowohl bei Früh-, wie auch beim Spätdumping entstehen. Sie wird oft müde und legt sich dann einfach kurz hin. Da der Stresspegel im Alltag so hoch ist, empfindet sie die Aufnahme von zuckerhaltigen »Snacks« trotz allem als gute Möglichkeit, um sich kurz zu beruhigen und runterfahren zu können. Gerne trinkt sie zwischendurch auch süße Getränke und trennt Essen und Trinken nicht mehr (Stand April 2024). Ein großes Problem ist zudem mittlerweile ihr Konsum von alkoholischen Getränken. Vor der Operation trank Frau Weiner fast keinen Alkohol. Irgendwann nach der Operation hatte sie es aber aufgrund des hohen Stresspegels ausprobiert. Der Alkohol wird nach Magenoperationen besonders gut vom Körper aufgenommen und die Operierten sind sehr schnell betrunken. Alkohol kann das Gefühl einer Entspannung hervorrufen und negative Gefühle verdrängen. Frau Weiner erzählte von Abenden, an denen sie viel gegessen und dazu eine Flasche Wein getrunken hatte. Das fühlte sich so entspannend an und die ganzen Probleme im Alltag hätten in diesem Moment keine Bedeutung mehr gehabt. Irgendwann sei sie dann aber so betrunken gewesen, dass sie nicht mehr wusste, wie sie ins Bett gekommen war; am nächsten Morgen wachte sie mit schlechtem Gewissen auf und fühlte sich grauenhaft.

Frau Weiner benötigt eine langfristig angelegte Verhaltens-/Ernährungstherapie. Zentrale Themen, wie bereits in diesem Buch beschrieben, sind zu erlernen und benötigen Zeit, um verinnerlicht zu werden: Essen und Stress, Erlernen von Selbstfürsorge, Aufbau eines flexiblen sowie achtsamen Essverhaltens, Methoden zur Emotionsregulierung, Selbstakzeptanz und weitere Thematiken aus dem Bereich *Mindset* sind zu üben, damit sich ihr Essverhalten wieder stabilisiert. Dann sollte sie es schaffen, ihr seelisches Ungleichgewicht nicht mit Zucker und Alkohol zu kompensieren.

Fallbeispiel: Gefahren durch »Operationstourismus«

Meiner Ansicht nach ist ein Trend zu beobachten, dass immer mehr Patienten mit Adipositas im Ausland eine bariatrische Operation durchführen lassen. Dabei werden vor allem Schlauchmagenoperationen (Sleeve-Gastrektomie) durchgeführt; und zwar in Ländern wie beispielsweise in der Türkei. Die Medizinier können in diesen »Niedriglohnländern« durch die Digitalisierung ihre Leistungen in Form eines Rundum-Pakets (Operation, Betreuung und Reiseleistungen) anbieten. Für die Patienten erscheint es wie ein »All-Inklusive-Angebot« mit Reise und dem Vorteil einer Gewichtsabnahme, ohne dass sie dabei das Multimodale Konzept mit seinen anspruchsvollen Auflagen in Deutschland erfüllen müssen. Sie können sich dabei beispielsweise auch schon mit einem BMI von 34 ohne Folgeerkrankungen operieren lassen. Ist das Abnehmen durch solche Reisen tatsächlich so einfach oder verbergen sich hier ungeahnte Risiken?

Frau Dreier (BMI 34, ohne Folgeerkrankungen) hat sich in einem Zentrum für Adipositas-Chirurgie in Izmir (Türkei)[127] informiert. Die Internetseite ist ansprechend und wirkt sehr seriös. Alle Informationen auf der Internetseite sind auf Türkisch, auf Englisch und auf Deutsch. Frau Dreier hat sich vom Kundenservice telefonisch ausführlich beraten lassen und auch die Mitarbeiterin dort spricht fließend Deutsch. In diesem Zentrum der Allgemein- und Viszeralchirurgie kann Frau Dreier für rund 4 000 Euro ein Komplettpaket inklusive Operation bekommen. In diesem Komplettpaket sind außer den Flugkosten folgende Leistungen enthalten: ein Transfer zum Hotel, Hotelübernachtung, Voruntersuchung in der Klinik, eine Magenspiegelung, die Schlauchmagenoperation und ein Paket mit Eiweiß für den ersten Monat. Sie erhält einen ganz konkreten Ernährungsplan, was sie an welchem Tag an Nahrung zu sich nehmen darf. An welchen Tagen die flüssige Kost aufgenommen wird, wann Babygläschen gegessen werden; und nach 30 Tagen darf sie wieder ganz normale, feste Lebensmittel konsumieren. Sie könne zusätzlich für 250 Euro ein Paket mit Eiweiß und Nahrungsergänzungsmitteln für sechs Monate bestellen und danach sei die Supplementierung ohnehin nicht mehr obligatorisch, so die Aussage am Telefon. Eine Ernährungsberatung ist über den Messenger-Dienst *WhatsApp* möglich, bei der der Kundendienst Übersetzungen tätigt. In regelmäßigen Abständen müsse sie zudem ihre Blutwerte beim Hausarzt kontrollieren lassen und diese auch per *WhatsApp* der Klinik in Izmir zusenden. Diese Klinik spricht sich für eine Schlauchmagenoperation aus, denn Bypass-Operationen seien eine Variante für morbide Adipositas.

Der Service durch diese Klinik in der Türkei wirkt sehr verlockend. Frau Dreier wurde empfohlen, dass sie bei der Recherche nach Adipositas-Kliniken im Ausland auf ein »Gesundheitstourismus-Zertifikat« achten solle. Tatsächlich sind die Qualitätsanforderungen im Ausland oft intransparent und nicht mit deutschen Standards vergleichbar. In der Türkei sollen die Unternehmen durch dieses »Gesundheitstourismus-Zertifikat« nachweisen können, dass sie erforderliche Qualitätsstandards erfüllen, um medizinische Dienstleistungen für ausländische Patienten anbieten zu dürfen. Einige Kliniken bieten Adipositas-Operationen auch für deutlich weniger Geld an. Sie sind nicht zertifiziert und bei Komplikationen nicht mehr als Ansprechpartner verfügbar.

Natürlich können Sie sich im Ausland wie in der Türkei operieren lassen, aber bedenken Sie auch hier wieder: »Der Kopf wird nicht mitoperiert!« In diesem Buch haben Sie bereits gelernt, wie Adipositas entsteht und wie der Körper quasi daran festhält. Wenn Sie Ihr Essverhalten beispielsweise immer dann nicht umsetzen konnten, wenn Sie gestresst waren, und sich die Adipositas dadurch manifestiert hat, dann stellen Sie sich die Frage, was passiert, wenn Sie sich in der Türkei einen Schlauchmagen operieren lassen. Sie werden in der »Honeymoon«-Phase gut abnehmen. Aber wenn der Stresspegel weiterhin wieder hoch ist, dann ist die Wahrscheinlichkeit, dass Sie wieder zunehmen, sehr groß. In diesen Kliniken wird gar nicht auf das Thema Essverhalten eingegangen. Dazu kommt, dass wichtige Prinzipien nicht berücksichtigt werden, die bei einer langfristigen Ernährungsumstellung nach bariatrischen Operationen empfohlen werden. Beispielsweise, dass das Essen und Trinken lebenslang getrennt werden sollen oder dass die Prinzipien des achtsamen sowie strukturierten Essverhaltens erlernt werden müssen. Auch Nahrungsergänzungsmittel sollten lebenslang eingenommen werden und ein wichtiges Thema beim Schlauchmagen ist das Reflux-Syndrom, das nicht thematisiert wird.

Weitere Literatur:

Prof. Dr. med. Schopf, S. (2023). »Ratgeber Adipositas-OP. Dein Begleiter für die Zeit davor und danach. Endlich dauerhaft abnehmen«, humboldt- Verlag, Hannover.

Ordemann, J. und U. Elbelt (2017). »Adipositas- und metabolische Chirurgie«. Springer-Verlag, Berlin.

Stroh, C. et al. (2009). »Status of Bariatric Surgery in Germany – Results of the Nationwide Survey on Bariatric Surgery 2005–2007«, https://www.ncbi.nlm.nih.gov/pmc/articles/PMC6444465/; besucht am 14.02.2025.

Mulla, C. et al. (2018). »Mechanisms of weight loss and improved metabolism following bariatric surgery«, https://www.ncbi.nlm.nih.gov/pmc/artic-les/PMC5788713/; besucht am 14.02.2025.

Slouha, E. et al. (2014) »Hormonal changes after bariatric surgery: Implications for weight loss and metabolic improvement«, https://www.ncbi.nlm.nih.gov/pmc/articles/PMC10729911/; besucht am 14.02.2025.

Deutsche Gesellschaft für Allgemein- und Viszeralchirurgie. »S3-Leitlinie: Chirurgie der Adipositas und metabolischer Erkrankungen«, https://adipo-sitas-gesellschaft.de/dag/leitlinien/; besucht am 14.02.2025.

Han, Y. et al. (2020). »Comparative analysis of weight loss and resolution of comorbidities between laparoscopic sleeve gastrectomy and Roux-en-Y gastric bypass: A systematic review and meta-analysis based on 18 studies«. In: International Journal of Surgery, https://www.sciencedirect.com/science/article/pii/S1743919120302004?ref=pdf_download&fr=RR-9&rr=7cc694f2ced9aca4; besucht am 14.02.2025.

Purnell, JQ. et al. (2016). »Type 2 Diabetes Remission Rates After Laparoscopic Gastric Bypass and Gastric Banding: Results of the Longitudinal Assessment of Bariatric Surgery Study«. Diabetes Care, 2016 Jul;39(7):1101-7, https://pubmed.ncbi.nlm.nih.gov/27289123/; besucht am 15.08.2024.

Lee WJ. et al.(2011). »Gastric bypass vs sleeve gastrectomy for type 2 diabetes mellitus: a randomized controlled trial«. Arch Surg. 2011 Feb;146(2):143-8, https://pubmed.ncbi.nlm.nih.gov/21339423/; besucht am 15.08.2024.

Salminen, P. et.al. (2022). »Effect of Laparoscopic Sleeve Gastrectomy vs Roux-en-Y Gastric Bypass on Weight Loss, Comorbidities, and

Reflux at 10 Years in Adult Patients With Obesity«, The SLEEVEPASS Randomized Clinical Trial, https://jamanetwork.com/journals/jama-surgery/article-abstract/2793539; besucht am 16.08.2024.

Bischhoff, S. et al. (2022). »European guideline on obesity care in patients with gastrointestinal and liver diseases a Joint ESPEN/UEG guideline«. In: Clinical Nutrition, https://www.clinicalnutrition-journal.com/article/S0261-5614(22)00239-4/fulltext; besucht am 06.12.2024.

Gönroos, S. (2020). »Effect of Laparoscopic Sleeve Gastrectomy vs Roux-en-Y Gastric Bypass on Weight Loss and Quality of Life at 7 Years in Patients With Morbid Obesity«, The SLEEVEPASS Randomized Clinical Trial, doi:10.1001/jamasurg.2020.5666; besucht am 06.12.2024.

Kapitel 6: Top oder Flop: Neuer Trend Abnehmspritzen

Medikamente zur Gewichtsabnahme

Im Kapitel *Hormone und Adipositas* wurde gezeigt, dass bei adipösen Menschen eine hormonelle Dysbalance vorliegt. Die pharmazeutische Forschung hat sich diesem Thema der *Hormonellen Dysbalance bei Adipositas* gewidmet und seit Jahren sind Medikamente zur Gewichtsreduktion auf dem Markt erhältlich. Einige davon haben sich auf Basis von Diabetes-Medikamenten entwickelt. Die historisch-chronologische Entwicklung der verschiedenen Medikamente soll hier ebenso beleuchtet werden wie deren unterschiedliche Wirkweisen und Verträglichkeiten. Bei Adipositas sind beispielsweise Medikamente zugelassen, die folgende Wirkstoffe enthalten: Orlistat, Liraglutid und Semaglutid.

Erstere werden in der nachfolgenden Tabelle näher erklärt, auf Semaglutid wird noch einmal gesondert eingegangen.

Wirkstoff	Markenname	Wirkung	Nachteile
Naltrexon/ Bupropion	Mysimba® (verschreibungspflichtig)	Naltrexon wird auch in der Behandlung von Suchterkrankungen eingesetzt. Bupropion ist ein Antidepressivum. Der Wirkmechanismus für die Kombination der beiden Substanzen ist bei der Adipositas Behandlung nicht genau bekannt. Es wird vermutet, dass das dieses Kombinationspräparat den Appetit zügelt und den Energieverbrauch des Körpers ankurbelt. In medizinischen Studien führte Naltrexon/ Bupropion bei den meisten Patienten zu einer moderaten Gewichtsabnahme.	Psychische Störungen wie Depressionen oder Ängste können auftreten. Auch von Selbstmordgedanken und Suiziden wird in der Fachliteratur berichtet. Weiterhin kann es zu erhöhtem Blutdruck kommen, was insbesondere bei Patienten, die bereits an Bluthochdruck leiden, problematisch sein kann. »Die Anwendung von Opioiden zusammen mit Mysimba kann zu schweren Nebenwirkungen führen.« (BfArM[128])

Wirkstoff	Markenname	Wirkung	Nachteile
GLP-1-Agonist Liraglutid	Seit 2016 Saxenda, zuvor als Diabetes Medikament (Victoza) erhältlich	Liraglutid steigert die Insulinsekretion, verzögert die Magenentleerung und zügelt den Appetit. Der Wirkstoff, der in Studien zu erheblichen Gewichtsverlusten führte, muss täglich injiziert werden. Victoza und Saxenda sind als Injektionslösung und als Fertig-Pen für die häusliche Anwen dung erhältlich.	Übelkeit, Erbrechen, Verstopfung und Durchfall über vermehrt fettigen oder öligen Stuhl; es kann zu Unterzuckerungen und in sehr seltenen Fällen zu einer gefährlichen Bauchspeicheldrüsenentzündung kommen.

Wirkstoff	Markenname	Wirkung	Nachteile
Orlistat	Xenical und dessen Generika (verschreibungs- pflichtig)	Der Wirkstoff hemmt bestimmte Enzyme im Darm, die Nahrungsfette aufspalten und damit deren Aufnahme ins Blut ermöglichen. Orlistat bewirkt so, dass ein Teil der mit der Nahrung aufgenommenen Fette unverdaut ausgeschieden wird und nicht zur Energiegewinnung zur Verfügung steht.	Übelkeit, Erbrechen, Verstopfung und Durchfall über vermehrt fettigen oder öligen Stuhl

Tabelle 15: Bekannte Arzneimittel zur Gewichtsreduktion

Weitere Arzneimittel[129] waren/sind noch auf dem Markt zu finden, wie beispielsweise die Wirkstoffkombination aus Naltrexon und Bupropion, die jedoch schwerwiegende toxische Effekte haben. Die *Europäische Arzneimittel-Agentur* (EMA) hat 2023 mit der Überprüfung von Naltrexon/Bupropion (zum Beispiel in Mysimba) begonnen und auch bei weiteren Medikamenten gab es Marktrücknahmen aufgrund der erwähnten schwerwiegenden toxischen Effekte.

- ALVALIN (D-Norpseudoephedrin)
- REGENON, TENUATE (Amfepramon)
- MENOCIL (Aminorex)
- PONDERAX (Fenfluramin)[130]

Abnehmspritzen im Überblick

Die Schlagzeilen mehren sich, dass Abnehmspritzen immer mehr zum Trend werden. Zum einen könnten sie eine gute Alternative zur Behandlung von Adipositas sein und die Patienten müssten keine lebenslangen Einschränkungen durch die Operation in Kauf nehmen. Zum anderen wäre diese Methode schon ab einem BMI deutlich unter 40 möglich. Was ist unter den Abnehmspritzen zu verstehen und welche gibt es überhaupt?

Der Wirkstoff Liraglutid

2009 wurde Victoza (ein Liraglutid) in Deutschland zur Behandlung von Diabetes Typ II zugelassen. Liraglutid ist ein GLP-1-Rezeptoragonist[131]. Dies ist ein Wirkstoff, der Folgendes im Körper bewirkt, sobald er gespritzt wird: GLP-1-Rezeptoragonisten verlangsamen die Magenentleerung und erhöhen dadurch das Sättigungsgefühl. Eine Steigerung der körpereigenen Insulinproduktion wird erreicht und auf Dauer führt die Einnahme dieses Wirkstoffes zur Gewichtsreduktion. 2016 wurde Liraglutid unter dem Handelsnamen Saxenda zur Behandlung von Adipositas auf dem Markt gebracht. Liraglutid ist als Injektionslösung und auch als Fertig-Pen erhältlich und muss täglich gespritzt werden.

Der Wirkstoff Semaglutid

Im Februar 2018 wurde Semaglutid als Fertig-Pen zum Spritzen für Erwachsene mit Diabetes mellitus Typ II in Deutschland zugelassen. Semaglutid muss im Gegensatz zu Liraglutid nur einmal wöchentlich und unabhängig von einer Mahlzeit gespritzt werden. Die Eiweißstruktur ähnelt dem Liraglutid. Semaglutid ist daher wie das Liraglutid auch ein GLP-1-Rezeptoragonist und hat denselben

Wirkmechanismus. Semaglutid stimuliert die Insulinsekretion und hemmt die Glucagonsekretion, wodurch der Blutzuckerspiegel sinkt. Es verlangsamt die Magenentleerung und verstärkt so das Sättigungsgefühl. Dadurch werden kleinere Portionen gegessen. Semaglutid soll auch die Kontrolle über das Essverhalten erhöhen und Heißhungerattacken reduzieren. Im Gehirn bewirkt es die hormonelle Wirkung einer schnelleren Sättigung und weniger Appetit wird verspürt.

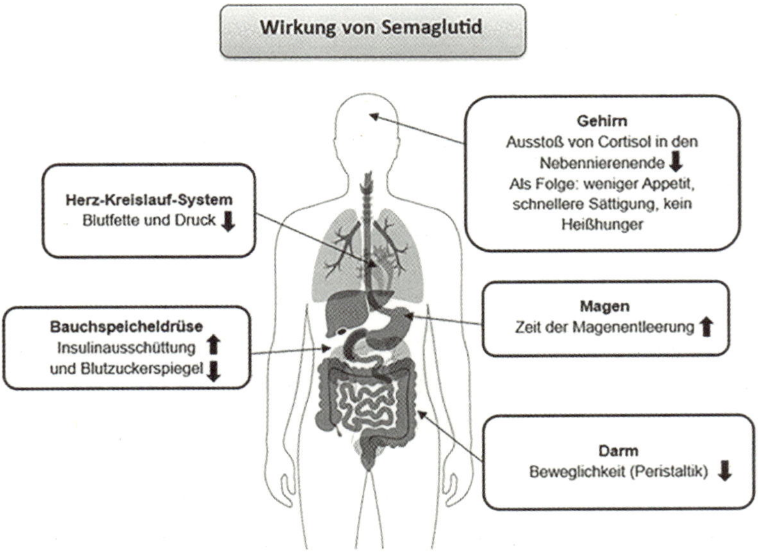

Abbildung 21: Das bewirkt Semaglutid im Körper[132]

Im Februar 2020 erfolgte die deutsche Markteinführung von Ozempic[133]. Ozempic ist ebenfalls ein Diabetesmedikament mit dem Wirkstoff Semaglutid. Im Januar 2022 erfolgte dann die Markteinführung von Wegovy[134].

Bei Wegovy handelt es sich um ein etwas höher dosiertes Semaglutid, welches offiziell zur Gewichtsregulierung auf dem Markt bereitsteht. Wegovy kann als Adipositas-Medikament bezeichnet werden. Wegovy wird, im Gegensatz zu Ozempic, nicht von den Krankenkassen bezahlt. Die Kosten für Wegovy belaufen sich in Deutschland derzeit auf etwa 328 Euro (USA: 1 350 Dollar) im Monat (Stand 2024). Wegovy kann bei Erwachsenen mit einem BMI über 30 – oder bei einer gewichtsbedingten Begleiterkrankung ab einem BMI von 27 – verschrieben werden. Auch Jugendliche über 12 Jahre mit Adipositas gemäß geschlechts- und altersspezifischer Wachstumstabelle und einem Körpergewicht über 60 Kilogramm können mit Wegovy behandelt werden.

Was unterscheidet Ozempic von Wegovy?

- **Ozempic**: Eine Kostenübernahme der Krankenkasse erfolgt nur bei Diagnose eines Diabetes mellitus Typ II in Deutschland. Das Medikament ist nur für Menschen mit Diabetes mellitus Typ II zugelassen.

- **Wegovy**: Keine Kostenübernahme der gesetzlichen Krankenkassen in Deutschland! Pro Jahr entstehen Kosten von etwa 4 000 Euro zur Selbstzahlung. Höher dosiertes Semaglutid. Zugelassen als Ergänzung bei einer kalorienreduzierten Ernährung und verstärkter körperlicher Aktivität für Erwachsene mit einem BMI > 30 oder mit einem BMI > 27 und mindestens einer Begleiterkrankung. Auch zugelassen für Jugendliche ab 12 Jahren mit Adipositas und einem Körpergewicht über 60 Kilogramm.

Gerade wenn Abnehmspritzen als Adipositas-Medikament zur Gewichtsreduktion genutzt werden (Wegovy), ist das mit einem erheblichen Kostenfaktor verbunden. Die Nachfrage steigt und diese Medikamente werden knapp. Ein Schwarzmarkt für Abnehmspritzen entwickelt sich. Die Gewichtsabnahme bei Wegovy ist nur so lange möglich und kann auch nur so lange gehalten werden, wie es eingenommen wird. Danach kommt es zur Gewichtszunahme, da der Appetit auch wieder steigt. Diabetiker erreichen eine geringere Gewichtsabnahme als Nicht-Diabetiker.

Ozempic wird vordergründig für die Behandlung des Diabetes mellitus Typ II eingesetzt. Es wird mit einer niedrigen Dosis begonnen (0,25 mg bei Ozempic) und dann wird aufdosiert (in der Regel 0,5 mg nach vier Wochen). Durch die Einnahme von Ozempic wird nicht nur die Nahrungsaufnahme gesteuert, sondern das Semaglutid hat weitere positive metabolische Effekte. In einer bisherigen SELECT-Studie[135] wurde gezeigt, dass Semaglutid auch eine positive Wirkung auf Herz- und Blutgefäße hat und somit kardiovaskulär schützend ist. Jedoch muss bei diesen positiven Effekten der Abnehmspritzen ein ganz wichtiger Punkt beachtet werden: Es gibt keinerlei Langzeitergebnisse! Weder, wenn es um die langfristige Gewichtsentwicklung geht, noch in Bezug auf die allgemeinen Gesundheitsfolgen.

Daher sollten Sie sich vor der Nutzung von Abnehmspritzen folgende Fragen stellen: Welche Nebenwirkungen sind mit den Abnehmspritzen verbunden und wie lange muss ein Patient die Abnehmspritze nehmen? Müssen Menschen diese ihr Leben lang nehmen und kann auch wieder ein Gewichtsanstieg folgen?

In der STEP-5-Studie (2022)[136] wurden die Wirksamkeit, Sicherheit und Nebenwirkungen von Semaglutid im Vergleich zu einem Placebo zur Langzeitbehandlung von Erwachsenen mit Adipositas oder Übergewicht mit mindestens einer gewichtsbedingten Komorbidität ohne Diabetes untersucht. In den Ergebnissen werden bei Semaglutid hauptsächlich Nebenwirkungen genannt, die den Magen-Darm-Trakt betreffen. Am häufigsten wird dabei Übelkeit genannt, aber auch weitere gastrointestinale Störungen sind zu nennen: Erbrechen, Durchfall, Verstopfung, Bauchschmerzen, Blähungen, Magenentzündungen und Sodbrennen. Es können auch weitere Nebenwirkungen auftreten wie Kopfschmerzen, Schwindel und Erschöpfung. Die Wahrscheinlichkeit einer Bauchspeicheldrüsenentzündung ist höher und die *Europäische Arzneimittel-Agentur* hält chronische Schädigungen der Bauchspeicheldrüse für denkbar.

Der Wirkstoff Tirzepatid

In den USA heißt die Abnehmspritze Zepbound. Es handelt sich um ein Tirzepatid. In der Europäischen Union darf die Abnehmspritze auch unter dem Namen Mounjaro verschrieben werden. Als Abnehmspritze wirkt Tirzepatid als »dual-agonistisches« Medikament, indem es sowohl den GLP-1- als auch den GIP[137]-Hormonweg aktiviert. GIP zügelt den Appetit und senkt das Körpergewicht. Diese kombinierte Wirkung führte in früheren Studien zu einer Gewichtsreduktion von gut 20 Prozent Gewichtsabnahme in 72 Wochen. Diese Gewichtsabnahme ist höher als beim Semaglutid. Die am häufigsten berichtete Nebenwirkungen waren auch hier gastrointestinale Störungen, einschließlich Übelkeit, Durchfall und Erbrechen. Auch beim Tirzepatid gibt es keine Langzeitstudien. Seit November 2023 ist Mounjaro[138] zur Behandlung von Erwachsenen mit unzureichend eingestelltem Diabetes mellitus Typ II in Deutschland zugelassen.

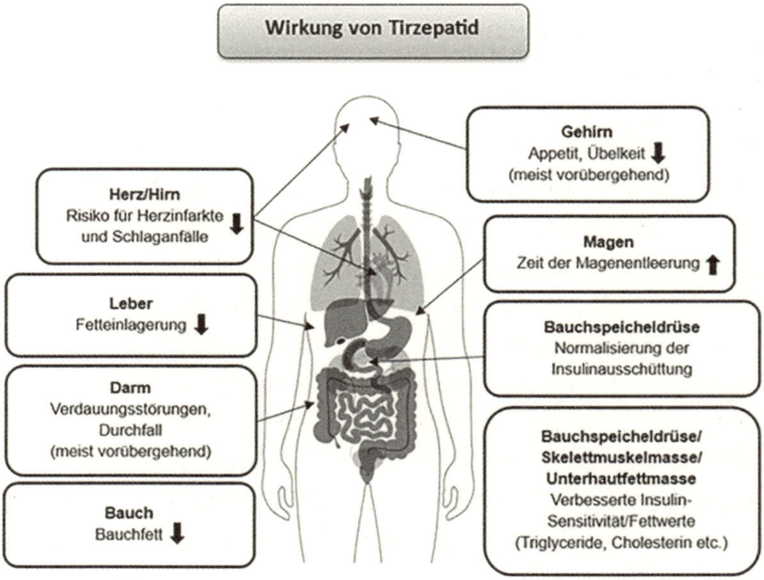

Abbildung 22: Das bewirkt Tirzepatid im Körper[139]

Die beiden nachfolgenden Tabellen sollen nun noch einmal einen zusammenfassenden Überblick über die Entwicklung der bekanntesten Adipositas-Spritzen (*Tabelle 16*) sowie deren zentrale Unterscheidungsmerkmale (*Tabelle 17*) darstellen.

Einführung	Wirkstoff		Handelsname
2009	Liraglutid	Für Diabetes II	Victoza
2016	Liraglutid	Für Adipositas	Saxenda
2020	Semaglutid	Für Diabetes II	Ozempic
2022	Semaglutid	Für Adipositas	Wegovy
2023	Tirzepatid	Für Diabetes II	Mounjaro
2023	Tirzepatid	Für Adipositas	Mounjaro

Tabelle 16: Abnehmspritzen und Marktzulassungen im Überblick

	Zepbound (USA) bzw. Mounjaro (EU)	Wegovy	Saxenda
Aktiver Wirkstoff	Tirzepatid	Semaglutid	Liraglutid
Hersteller	Eli Lilly	Novo Nordisk	Novo Nordisk
Anwendung	Wöchentliche Injektion	Wöchentliche Injektion	Wöchentliche Injektion
Wirkung	Dual-agonistisch	Single-agonistisch	Single-agonistisch
Zulassung	In Deutschland noch ausstehend	In Deutschland zugelassen	In Deutschland zugelassen

Tabelle 17: Abnehmspritzen im Vergleich[140]

Nicht alle adipösen Menschen, die eine Abnehmspritze nutzen, sprechen gleichermaßen auf den jeweiligen Wirkstoff an. Das kann in Einzelfällen daran liegen, dass der Rezeptor, der im Gehirn für das Sättigungsempfinden zuständig ist, nicht bei jedem Menschen perfekt mit dem GLP-1-Agonisten zusammenpasst. Das Medikament blockiert dann den Hunger nicht ausreichend. Dieses hormonelle Phänomen ist auch schon bei Menschen nach Adipositas-Operationen beobachtet worden. Durch Abnehmspritzen wird zwar zunächst eine Gewichtsreduktion erreicht, aber irgendwann gibt es ein Plateau im Gewichtsverlauf, auch bei weiterer konstanter Einnahme. Beim Absetzen der Spritze nach einigen Monaten nimmt der Appetit wieder zu und damit auch die Gewichtszunahme. Die Frage ist daher auch, ob Sie Ihr Leben lang Abnehmspritzen zur Regulierung Ihres Körpergewichtes nutzen möchten.

Aktuell werden weitere Medikamente erforscht, die mit weniger Nebeneffekten noch besser zur Gewichtsreduzierung beitragen sollen. Dessen ungeachtet ist aber auch beim Thema Abnehmspritzen zu beachten: Nur in einer Kombination aus Ernährungs-, Verhaltens- und Bewegungsumstellung erzielen Sie das beste Gewichtsmanagement! Wenn Sie Abnehmspritzen zur Gewichtsreduktion einsetzen wollen, dann sollte auch hier parallel ein Umdenken im Kopf stattfinden. Wenn Sie einfach nur wenig essen, weil Sie keinen Appetit mehr haben, jedoch nicht auf Nährstoffe achten, keine Mahlzeitenstruktur einhalten und keinerlei Bewegung haben, dann werden Sie zwar abnehmen, aber auch hier wieder in erster Linie Muskulatur. Auch hier müssten Sie sich über kurz oder lang die Frage stellen: Ist eine solche »ungesunde Gewichtsreduktion« nachhaltig?

Abnehmspritzen: Ein Blick in die Zukunft

Es ist fraglich, ob sich Patienten ein Leben lang freiwillig einmal pro Woche eine Spritze setzen möchten. Zukünftig soll es diese Wirkstoffe daher zur oralen Einnahme in Tablettenform geben. Studien untersuchen die Wirksamkeit und Sicherheit oraler GLP-1-Rezeptoragonisten zur Gewichtsreduktion bei Übergewicht und Adipositas. Konkret geht es dabei um den oralen GLP-1-Rezeptoragonisten Orforglipron[141].

Orforglipron wird an erwachsenen Personen mit Übergewicht und mindestens einer Komorbidität oder an adipösen Personen ohne Diabetes mellitus untersucht. Bisherige Ergebnisse zeigen, dass Orforglipron bei der Behandlung von Übergewicht wirksam ist. Die Nebenwirkungen sind ähnlich wie beim injizierbaren GLP-1-Rezeptoragonisten.

Bisher ist die höchste zugelassene orale Dosierung von Semaglutid in der Wirksamkeit etwas schwächer als die Spritze. Auch wird an trial-agonistischen Medikamenten geforscht, also an Medikamenten, die sogar drei Hormonwege aktivieren sollen. Während Semaglutid monoagonistisch wirkt (GLP-1) und Tirzepatid duo-agonistisch (GLP-1 und GIP), soll zukünftig Retatrutid[142] drei verschiedenen Rezeptoren binden und so auf den Stoffwechsel einwirken. Dabei werden der GLP-1-, der GIP- und der Glukagon-Rezeptor aktiviert. Die bisherigen Ergebnisse der Phase-2-Studie bei Übergewichtigen und Adipösen zeigen, dass eine signifikante Gewichtsabnahme mit Retatrutid möglich ist. Bei höchster Dosierung ist die größte Gewichtsabnahme möglich – zum Beispiel eine durchschnittliche Gewichtsabnahme von 17,5 Prozent in 48 Wochen. Die häufigsten Nebenwirkungen waren gastrointestinal, jedoch meist mild bis moderat. Ein vorübergehender Anstieg der Herzfrequenz wurde beobachtet. Weitere Studien sind erforderlich, um die langfristige Wirksamkeit und Sicherheit zu bestätigen.

In diesem Feld passiert derzeit viel und die Entwicklung verschiedener Medikamente wird spannend bleiben. Für viele adipöse Menschen werden diese Medikamente zukünftig bestimmt eine Option sein, jedoch bleibt ein wichtiger Punkt zunächst offen: Es gibt keine Langzeiterfahrung, da die Medikamente erst seit Kurzem zugelassen sind (oder noch erforscht werden) und der Zusammenhang zwischen Essverhalten, Bewegung und Psyche wurde bisher wenig untersucht, ist jedoch sehr entscheidend.

Fallbeispiel Abnehmspritze mit hoher Gewichtsabnahme

Herr Müller, Jahrgang 1965, wog im November 2023 149 Kilogramm bei einer Größe von 1,85 Metern (BMI = 44). Das viszerale Bauchfett betrug 9,8 Liter. Herr Müller litt an Bluthochdruck, einer Fettstoffwechselstörung, einer Fettleber und das Blutbild zeigte zu hohe Harnsäurewerte.

Sein Wunsch war es, schnellstmöglich Körpergewicht zu verlieren, denn damit assoziierte er Gesundheit und Leistungsfähigkeit. Die bariatrische Operation war für ihn ein zu großer Eingriff, aufgrund der großen Veränderung des Verdauungstrakts. Daher entschied er sich für die Abnehmspritze Wegovy, die er vom Arzt verschrieben bekam und anschließend selbst zahlen musste.

Das Essverhalten von Herrn Müller lässt sich wie folgt beschreiben: Er war bereits in der Jugend pummelig und durch seinen verantwortungsvollen Beruf als Teamleiter für 60 Mitarbeiter und den damit verbundenen Stress hatte er in den letzten 15 Jahren schrittweise immer mehr zugenommen. Herr Müller legte ein sehr unachtsames sowie hochkalorisches Essverhalten an den Tag. Eine strukturierte Mahlzeitenplanung fehlte. Er nannte das fehlende Sättigungsgefühl und die viel zu großen Portionen am Abend als wesentliche Faktoren, die zu seiner Adipositas geführt hatten. Tagsüber im Alltagsstress aß er verhältnismäßig wenig und wenn, dann nur unachtsam zwischendurch. Abends verspürte er Heißhunger. Er aß eine große warme Mahlzeit und anschließend verzehrte er unkontrolliert Süßigkeiten vor dem Fernseher.

Dann startete Herr Müller im November 2023 mit der Einnahme von Wegovy. Nach der Anfangsphase wurde das Semaglutid bei ihm aufdosiert und Herr Müller berichtete, keine Nebenwirkungen zu verspüren. Er war nach kürzester Zeit sehr zufrieden, denn sein wichtigstes Ziel, eine geringere Zahl auf der Waage zu sehen, wurde erreicht. Darüber hinaus verspürte er keinen Hunger sowie Appetit und kontrollierte sein Essverhalten sehr. Er erreichte eine kontinuierliche Gewichtsabnahme, bei der er Mitte Januar schon 139 Kilogramm, Mitte Februar 132 Kilogramm und Ende April 124 Kilogramm erreichte. Herr Müller war durch diese Gewichtsentwicklung sehr motiviert und besuchte ein Fitnessstudio, in dem er auch eine Bioelektrische Impedanzmessung (BIA) (*siehe Kapitel 3*) durchführen lassen konnte.

Die BIA-Messung von Herrn Müller zeigte zunächst, dass er überdurchschnittlich viel Gewicht verloren hatte. Er war zwar sehr stolz darauf, dass endlich die Zahl auf der Waage runtergegangen war, doch leider hatte er überwiegend Muskulatur verloren. Im April 2024 lagen die Muskelwerte aller Segmente (Beine, Arme, Rumpf) bereits im unterdurchschnittlichen Bereich. Die prozentuale Fettmasse war mit 40 Prozent immer noch zu hoch. Das viszerale Bauchfett reduzierte sich aber immerhin schon auf 6,3 Liter. Was war passiert? Herr Müller war, wie schon erwähnt, stolz auf die Gewichtsabnahme. Er hatte Sport gemacht und nur wenig gegessen. Er aß lediglich zweimal am Tag und die Auswertung des Ernährungsprotokolls zeigte, dass nicht nur die Energieaufnahme mit 1 200 Kalorien am Tag deutlich geringer war als vor der Nutzung von Wegovy, sondern auch, dass die Eiweißzufuhr nur bei 11 Prozent der Tageszufuhr, also bei 45 Gramm am Tag, lag – viel zu wenig!

Herr Müller konnte, durch die Erkenntnisse aus BIA und Ernährungsprotokoll, daraufhin seine Ernährung umstellen, erhöhte die Mahlzeitenfrequenz auf drei Hauptmahlzeiten und eine Zwischenmahlzeit, verzehrte ausreichend Eiweiß und auch alle weiteren

Nährstoffe nahm er vermehrt auf. Er entwickelte ein achtsames Essverhalten. Im folgenden Verlauf fiel die Gewichtsabnahmekurve zwar flacher aus, aber dafür konnte er wieder Muskelmasse zunehmen. Die prozentuale Fettmasse sank im Gegenzug bis Juni 2024 auf 38 Prozent. Er hatte sich zwischenzeitlich einen Wegovy-Pen mit höherer Dosis gespritzt. Bei dieser Dosis hatte er dann Durchfälle (Diarrhoe) und Blähungen (Flatulenzen) als Nebenwirkungen erlebt. Daraufhin wurde die Dosierung wieder nach unten korrigiert. Herr Müller kann sich vorstellen, eine lebenslange Einnahme von Wegovy in seiner Enddosierung zu machen.

Dieses Fallbeispiel zeigt, wie wichtig auch bei der Einnahme von Abnehmspritzen eine Ernährungs- und Verhaltensumstellung sowie Bewegung sind. Sie können nicht einfach nur auf Abnehmspritzen vertrauen, wenn sie zeitgleich an alten, ungesunden Verhaltensmustern festhalten.

Fallbeispiel Abnehmspritzen nach Adipositas-Operationen

In diesem Buch wurde bereits dargestellt, dass bariatrische Operationen keine Garantie dafür sind, dass das Körpergewicht dauerhaft reduziert bleibt. Langfristig sind auch Gewichtszunahmen und Komplikationen möglich. Wäre es möglich, wenn jemand operiert wurde und wieder zunimmt, dass dieser Patient das Körpergewicht anschließend durch Abnehmspritzen managen kann? Also, dass zuerst eine Adipositas-Operation erfolgt und das Gewichtsmanagement dann durch die Wirkstoffe der Abnehmspritzen reguliert wird? Dazu soll zunächst ein Fallbeispiel gezeigt werden:

Bei Frau Janssen, Jahrgang 1975, wurde im Jahre 2017 eine Schlauchmagenoperation durchgeführt; 2023 erfolgte die Umwandlungsoperation zum Roux-Y-Bypass. Frau Janssen hatte viele Nebenerkrankungen und der Reflux war auch immer ein bedeutsames Thema. Sie hat trotz beider operativen Eingriffe wieder zugenommen und im Frühjahr 2024 lag ihr BMI bei 42. Sie berichtete von starken Heißhungergelüsten nach Süßigkeiten, auf die immer das Dumping-Syndrom folgte. Trotz der negativen Symptomatiken eines Spätdumpings (starke Unterzuckerung nach etwa einer Stunde mit Herzrasen und Schwindelgefühl) änderte sie ihr Verhalten nicht.

Dann kam die Idee auf, ihren Heißhunger mit Ozempic zu behandeln. Durch das Ozempic hatte sie das Dumping-Syndrom bereits nach kurzer Zeit deutlich besser unter Kontrolle, da sie weniger Heißhunger verspürte. Sie nahm auch wieder an Körpergewicht ab. Allerdings verschlechterte sich der Reflux massiv. Nun kam natürlich die Frage auf: Lag die deutliche Verschlechterung des Refluxes am Ozempic oder am Verhalten?

Auf der einen Seite wurde in der Ernährungstherapie deutlich, dass Frau Janssen keine Selbstfürsorge umsetzte. Sie praktizierte ein Verhalten, welches Reflux begünstigt. Dazu zählten die Einnahme von Eisen auf nüchternem Magen, die fehlende Mahlzeitenstruktur sowie das Vergessen von Mahlzeiten, die viel zu geringe Eiweißaufnahme und der Alkoholkonsum am Wochenende. Sie nahm sehr viele Medikamente ein und musste daher zusätzlich eine hohe Dosis an Protonenpumpeninhibitoren (PPI) einnehmen. Dies würde das Verhalten als Ursache in den Fokus rücken. Auf der anderen Seite hat Ozempic aber folgenden Effekt: Das Semaglutid im Ozempic verzögert die Magenentleerung und staut sich länger im kleinen Restmagen. Dadurch könnte ein Druck entstehen und Magensäure dadurch nach oben fließen und den Reflux begünstigen – das würde für Ozempic als Ursache sprechen.

All diese Punkte sind ungewiss und viel weitere Forschung zu diesem Thema ist notwendig. Es fehlen noch Langzeitstudien und viele weitere Erfahrungen von Menschen, die über mehrere Jahre hinweg mit den genannten Wirkstoffen behandelt werden. Zukünftig ist wahrscheinlich, dass Menschen, die von einem Wiederanstieg des

Gewichts nach einer bariatrischen Operation betroffen sind, dann häufiger mit Abnehmspritzen behandelt werden.

Adipositas-Operation versus Abnehmspritze

Sie haben nun viel über die verschiedenen Methoden zur Gewichtsreduktion gelernt. Ab einem gewissen Punkt heißt es nun: Treffen Sie eine Entscheidung! Soll es eher eine Adipositas-Operation sein oder erreichen Sie eher durch eine Abnehmspritze die gewünschte Gewichtsreduzierung? Oder wäre eine konservative Methode ohne Operation und Abnehmspritze die beste Wahl, wie es im Gast-beitrag von Herrn Wittlake vorgestellt wurde? Und welche Rolle soll eine Verhaltens-/Ernährungstherapie spielen?

Damit Sie Ihre Entscheidung besser treffen können, werden in der nachfolgenden Tabelle zunächst die Adipositas-Operation und Abnehmspritze einander gegenübergestellt – so haben Sie die wichtigsten Informationen auf einen Blick.

Kriterium	Adipositas-Operation	Abnehmspritze
Wirkungsweise	Verkleinerung des Magens oder Umleitung des Darms	Hemmung des Appe- tits und Regulierung des Blutzuckerspiegels durch hormonelle Wirkung
Effektivität	Kann zu einem deutlichen Gewichtsverlust führen (etwa 30 Prozent des Körpergewichts, EWL 50–60 Prozent), Verbesserung von metabolischen Erkrankungen	Kann zu einem moderaten Gewichtsverlust führen (etwa fünf bis zehn Prozent des Körpergewichts), kann zur Verbesserung von metabolischen Erkrankungen führen
Wirkung	Langfristige Wirkung und Gesundheit bei Ernährungs-, Verhaltensumstellung und Bewegung	Langfristige Wirkung nur bei kontinuierlicher Anwendung sowie Ernährungs-, Verhaltensumstellung und Bewegung

Tabelle 18: Adipositas-Operation oder Abnehmspritze?

Die Wahl zwischen einer Adipositas-Operation und einer Abnehmspritze sollte individuell mit einem Arzt besprochen werden. Dabei sollten neben den in der Tabelle genannten Kriterien die folgenden Faktoren im Detail berücksichtigt werden:

- Der BMI und das Vorliegen von Begleiterkrankungen.
- Die persönlichen Wünsche und Ziele des Patienten.
- Die individuellen Risiken und Nebenwirkungen beider Behandlungsmethoden.

Weitere Literatur:

Oviva. »Wie effektiv sind Abnehm- und Adipositas Medikamente wirklich?«, https://oviva.com/de/de/adipositas-medikamente/#welchemedikamentehelfenbeiadipositas; besucht am 16.08.2024.

Rbb-online. »Abnehmspritze Wegovy (Semaglutid) – Chancen & Risiken«, https://www.rbb-online.de/rbbpraxis/rbb_praxis_service/gesundes-wissen/abnehmspritze-wegovy-semaglutid-chancen-risiken.html; besucht am 16.08.2024.

Herden, B. »24 Kilo weniger so gut wirkt das neue Medikament gegen Übergewicht«, https://www.welt.de/gesundheit/plus239231169/Abnehmen-24-Kilo-weniger-Das-neue-Medikament-gegen-Uebergewicht.html; besucht am 16.08.2024.

Ernährungsradar. »Abnehmspritze – neue Hilfe gegen Übergewicht«, https://www.ernaehrungsradar.de/abnehmspritze/forschungsstand-abnehmspritze/; besucht am 16.08.2024.

Brisant. »So wirkt das Medikament Zepbound – und so gefährlich ist es«, https://www.brisant.de/gesundheit/ernaehrung/neue-diaet-spritze-104.html; besucht am 16.08.2024.

Kapitel 7:
Leitfaden für Sie als Adipositas-Patient

Checkliste für ein langfristiges, erfolgreiches und gesundes Gewichtsmanagement

Kreuzen Sie im ersten Schritt an, was auf Sie zutrifft – beschäftigen Sie sich mit Ihren Adipositas-Faktoren!

❒ Bewegungsmangel
❒ Fehlernährung
❒ Unstrukturierte Mahlzeitenplanung
❒ Hormonelle Faktoren
❒ Schlafmangel
❒ Chronischer Stress
❒ Medikamentenaufnahme, Erkrankungen
❒ Restriktive Diäten, Verringerung des Energiestoffwechsels
❒ Ungünstiges Darmmikrobiom
❒ Weitere Faktoren [ergänzen Sie, was Ihnen noch wichtig ist]:

Fragen Sie sich in einem zweiten Schritt: Was hat Sie dick gemacht und was hält Ihre Adipositas aufrecht? Entwickeln Sie anschließend Schritt für Schritt Verhaltensweisen, um diese Faktoren wieder in Balance zu bringen:

- Entwickeln Sie ein achtsames Essverhalten und einen achtsamen Umgang mit Ihrer Gefühlsregulation.
- Trainieren Sie Mindset-Aufgaben zum Thema *Zielsetzung* und entwickeln Sie Methoden für ein flexibles Kontrollverhalten.
- Finden Sie einen gesunden Umgang mit der Zahl auf der Waage.
- Finden Sie mehr Gleichgewicht.
- Entwickeln Sie mehr Selbstwert, Selbstakzeptanz und Selbstfürsorge.

Eine Adipositas-Operation oder auch eine Abnehmspritze kann eine gute Unterstützung zur Gewichtsreduktion sein. Welche Methode für Sie geeignet ist, sollten Sie unbedingt mit einem spezialisierten Facharzt besprechen. Informieren Sie sich vorab aber am besten selbst – schauen Sie sich dazu beispielsweise die Kapitel 5 und 6 in diesem Buch noch einmal genauer an.

Wichtig:
Wenn eine Essstörung diagnostiziert wurde und/oder weitere psychiatrische Diagnosen vorliegen, suchen Sie sich bitte zusätzlich auch hier professionelle Unterstützung!

Tipps zur Suche nach einem Spezialisten

Die Suche nach dem richtigen Spezialisten für eine Adipositas-Operation kann schwierig sein. Es ist wichtig, dass Sie sich von einem erfahrenen und qualifizierten Facharzt operieren lassen, der auf Adipositas-Chirurgie spezialisiert ist. Folgende Organisationen können bei der Suche nach einem Spezialisten helfen:

- *Deutsche Gesellschaft für Adipositas-Chirurgie* (DGAS), https://adipositas-gesellschaft.de/.
- *Berufsverband der Deutschen Chirurgen* (BDC), https://www.bdc.de/.

In Deutschland gibt es zudem einige zertifizierte Exzellenzzentren für Adipositas-Chirurgie. Ein Exzellenzzentrum ist eine medizinische Einrichtung, die sich auf bestimmte Bereiche (wie zum Beispiel metabolische Chirurgie und Adipositas) spezialisiert hat[143]. Diese Zentren erfüllen hohe Qualitätsstandards und bieten eine umfassende Patientenbetreuung und zeichnen sich in der Regel durch folgende Merkmale aus:

- **Hohe Spezialisierung:** Ärzte und medizinisches Personal verfügen über besondere Expertise in ihrem Fachgebiet.
- **Moderne Ausstattung**: Die Zentren sind mit modernsten medizinischen Geräten und Technologien ausgestattet.
- **Erfolgreiche Behandlungsmethoden**: Sie wenden anerkannte und besonders effektive Behandlungsmethoden an.
- **Interdisziplinäre Zusammenarbeit**: Verschiedene Fachärzte arbeiten eng zusammen, um die bestmögliche Behandlung für Patienten zu gewährleisten.
- **Forschung und Lehre**: Exzellenzzentren beteiligen sich häufig an Forschungsprojekten und bilden medizinisches Fachpersonal aus.
- **Zertifizierung**: Oftmals werden Exzellenzzentren von unabhängigen Institutionen zertifiziert, die die Einhaltung von Qualitätsstandards überprüfen. Nicht jede Klinik, die sich selbst als Exzellenzzentrum bezeichnet, erfüllt diese Kriterien tatsächlich. Achten Sie daher besonders auf seriöse Quellen und Zertifizierungen.

Auch die Behandlung mit der Abnehmspritze sollte nur in Begleitung von erfahrenen Ärzten durchgeführt werden, die auf die Behandlung von Adipositas spezialisiert sind. Folgende Organisationen können Ihnen weitere Informationen zur Abnehmspritze geben:

- *Deutsche Gesellschaft für Adipositas* (DAG), https://adipositas-gesellschaft.de/.
- *Bundesverband der niedergelassenen Ärztinnen und Ärzte Deutschlands*
- (BVND), https://www.bundesaerztekammer.de/.
- *Zentraler Ausschuss der Kassenärztlichen Bundesvereinigung* (ZI), https://www.zi.de/.

Bei der Ernährungstherapie achten Sie auf die Zertifizierung des Therapeuten. Qualifizierte Ernährungstherapeuten haben eine Ausbildung als Diätassistenten oder ein ernährungsbezogenes Studium mit Bachelor-, Master- oder Diplom-Abschluss. Viele Fachkräfte haben darüber hinaus ein Zertifikat von einem der folgenden sechs Anbieter erworben und sich somit zusätzlich für die Ernährungsberatung qualifiziert[144]:

- Ernährungsberater/DGE, Ernährungsmedizinischer Berater/DGE, Deutsche Gesellschaft für Ernährung e. V. (DGE)
- VDD-Fortbildungszertifikat, Verband der Diätassistenten – Deutscher Bundesverband e. V. (VDD)
- Ernährungsberater VDOE, BerufsVerband Oecotrophologie e. V. (VDOE)
- Qualifizierter Diät- und Ernährungsberater VFED, Verband für Ernährung und Diätetik e. V. (VFED)
- QUETHEB-Registrierung, Deutsche Gesellschaft der qualifizierten Ernährungstherapeuten und Ernährungsberater e. V. (QUETHEB)
- Ernährungsberater UGB, Verband für Unabhängige Gesundheitsberatung e. V. (UGB)

Zukünftig sollen diese Anbieter über den allgemeinen E-Zert abgebildet werden:

- E-Zert, Plattform qualifizierte Ernährungstherapie & Ernährungsberatung e. V.

Außerdem sind auch Ärztinnen und Ärzte mit speziellem Fortbildungsnachweis für die Ernährungsberatung qualifiziert.

Achten Sie bei Ihrer Suche zudem vor allem darauf, dass sich der Ernährungstherapeut auf die Aspekte *Adipositas*, *Essverhalten* und *bariatrische Operation* spezialisiert hat; denn jeder Therapeut wählt unterschiedliche Schwerpunkte. Doch nur mit dieser Spezialisierung hat er die Erfahrung und das Wissen, um Sie explizit in allen Themen, die in diesem Buch beschrieben wurden, begleiten zu können.

Verhaltensorientierte Ernährungstherapie versus Ernährungsapps

In Zeiten der Digitalisierung stellt sich immer häufiger auch die Frage, ob Ernährungsapplikationen (Ernährungsapps) auf dem Mobilgerät eine persönliche Ernährungstherapie nach und nach ersetzen können. Künstliche Intelligenz soll immer mehr auf individuelle Bedürfnisse eingehen können und durch die tägliche Begleitung erleben die Patienten auch eine durchgehende Kontrolle. Das gefällt vor allem Menschen mit rigidem Essverhalten, da sie sich gerne an den Zahlen orientieren und das Gefühl von Kontrolle brauchen.

Da muss die klassische Ernährungstherapie auf jeden Fall gut aufgestellt sein, um auf das komplexe System der Adipositas-Therapie vor und nach bariatrischen Operationen sowie den Abnehmspritzen oder auch den konservativen Weg ohne Operation reagieren und mit den vermeintlich top individualisierten Apps mithalten zu können. In einer Ernährungstherapie einfach nur Flyer zu verteilen, die Ernährungspyramide zu erklären und Ernährungsprotokolle zu analysieren und anzupassen, ist zu wenig. Es müssen also konkrete Pläne und gegebenenfalls auch Kontrollmechanismen mit dem Patienten erarbeitet werden, damit er den Mehrwert im Vergleich zu den Apps erkennen kann.

Bei den Ernährungsapps wiederum wird zwischen Lifestyle-Apps und DiGAs (Digitale Gesundheitsapps) unterschieden. Worin sie sich unterscheiden, wird zum besseren Verständnis in der nachfolgenden Tabelle abgebildet.

	Lifestyle-Apps	DiGAs
Beschreibung	Apps, die zur Lebensstiländerung beitragen sollen	Apps, die zur Lebens- stiländerung beitragen, sobald eine Indikation vorliegt
Zugang	Über einen App-Store. Ent- weder frei oder gebührenpflichtig	Wird verordnet und ist kostenfrei für die jeweilige Zielgruppe
Vorgaben	Es gibt keine Vorgaben	BfArM bestimmt Kriterien, ist ein Medizinprodukt
Ziel	zum Beispiel zur Kontrolle von Eiweiß nach Adipositas-OP	Therapieunterstützung
Dauer	Unbeschränkt	Zeitlich begrenzt

Tabelle 19: Lifestyle-App versus Digitale Gesundheitsapp

Die Nutzung der Lifestyle-Apps ist sehr unreguliert, es gibt also keine Auflagen vonseiten des Bundesinstituts für Arzneimittel und Medizinprodukte (BfArM), aber verschiedene Untersuchungen legen nahe, dass während der Nutzung auch eine höhere Gewichtsabnahme stattfindet. Dies ist verständlich, da hierbei wieder eine Kontrolle vorherrscht – und gerade Personen mit rigidem Kontrollverhalten schätzen solche Techniken.

Wie funktionieren Ernährungsapps überhaupt?

Ernährungsapps sind mobile Anwendungen, die dabei helfen können, die Ernährung zu verbessern. Sie bieten eine Vielzahl von Funktionen, darunter:

- **Kalorien- und Nährstoffzähler:** Sie können Ihre täglichen Kalorien- und Nährstoffzufuhr (zum Beispiel Eiweiß, Kohlenhydrate, Fett) erfassen und verfolgen.
- **Lebensmitteldatenbank**: Sie können nach Lebensmitteln suchen und deren Nährwertinformationen einsehen.
- **Mahlzeitenplanung**: Sie können Mahlzeiten und Snacks planen und erstellen.
- **Rezepte**: Sie können aus einer Vielzahl von Rezepten wählen, die Ihren Ernährungsbedürfnissen entsprechen.
- **Barcode-Scanner**: Sie können den Barcode von Lebensmitteln scannen, um ihre Nährwertinformationen automatisch zu erfassen.
- **Fortschrittsüberwachung**: Sie können Ihren Gewichtsverlust oder Ihre Fortschritte bei anderen Ernährungszielen verfolgen.
- **Motivation und Unterstützung**: Sie können Motivationstipps geben und selbst Unterstützung von anderen Nutzern erhalten.

Die meisten Ernährungsapps funktionieren dabei nach dem gleichen Prinzip:

1. **Profil erstellen:** In dem Profil geben Sie Informationen über sich selbst ein, zum Beispiel Alter, Geschlecht, Gewicht, Größe, Aktivitätsniveau und Ernährungsziele.
2. **Erfassung Ihrer Nahrungsaufnahme**: Die Nahrungsaufnahme kann manuell eingegeben werden, indem Sie nach Lebensmitteln suchen oder Barcodes scannen. Sie können auch Mahlzeiten mithilfe der Mahlzeitenplanungstools der App erstellen.

3. **Berechnung von Kalorien- und Nährstoffzufuhr**: Die App vergleicht die Nahrungsaufnahme mit den eingegebenen demografischen Daten und berechnet, wie viele Kalorien und Nährstoffe Sie zu sich genommen haben.
4. **Fortschritte verfolgen**: Sie können Ihren Gewichtsverlust oder Fortschritte Ihrer anderen Ernährungszielen überwachen und sehen, wie es sich im Laufe der Zeit verbessert.

Ernährungsapps können eine wertvolle Ergänzung zur Umsetzung einer gesunden Ernährung sein. Sie können dabei unterstützen, die Kalorien- und Nährstoffzufuhr zu kontrollieren, gesündere Entscheidungen zu treffen und die Ernährungsziele zu erreichen. Bitte bedenken Sie aber, dass nicht alle Ernährungsapps gleich sind. Es ist wichtig, eine App zu wählen, die seriös und wissenschaftlich fundiert ist. Ernährungsapps können auch Fehler machen. Schauen Sie, dass Sie Ihre Nahrungsaufnahme so genau wie möglich erfassen und dass Sie die Ergebnisse der App mit Vorsicht genießen. Dies gilt beispielsweise beim Hauptnährstoff Eiweiß. Diesem Nährstoff wird aktuell in der Gesellschaft eine sehr hohe Bedeutung zugemessen und dies kann dazu veranlassen, viele Produkte mit zugesetztem Eiweiß zu verzehren.

Die digitalen Gesundheitsanwendungen (DiGA) können – im Gegensatz zu den normalen Ernährungsapps – von den Krankenkassen bezahlt werden. Diese digitalen Gesundheitsanwendungen sind Medizinprodukte, die der Patient beispielsweise am PC oder Smartphone nutzen kann. Insgesamt sind 63 DIGAS gelistet (Stand Juni 2024).

Zwei digitale Gesundheitsanwendungen sind speziell für die Zielgruppe Adipositas entwickelt worden und können vom behandelnden Arzt (zum Beispiel Hausarzt) verschrieben werden. Auf der einen Seite gibt es die Adipositas-App *zanadio*. Die Gruppe der App-Nutzer zeigte einen Gewichtsverlust von 5,7 Prozent nach neun Monaten und 7,8 Prozent nach zwölf Monaten. Auf der anderen Seite ist die

App *Oviva Direkt* für Adipositas verfügbar. Dort zeigte die App-Gruppe einen Gewichtsverlust von 3,2 Prozent nach drei Monaten. Bei den Ergebnissen aus den Studien von Holzapfel (*siehe weitere Literatur*) wird der Fokus wieder nur auf das Körpergewicht gelegt und es gibt keine Langzeitdaten. Gerade rigide Kontrollpersonen profitieren kurzfristig immer von starren Kontrollregularien.

Grundsätzlich ist es daher wichtig, zu beachten, dass Ernährungsapps kein Ersatz für eine professionelle Ernährungstherapie sind. Ein professioneller Ernährungstherapeut mit Spezialisierung auf Adipositas, Verhaltensumsetzung und bariatrische Operationen/Abnehmspritzen kann gezielt mit Ihnen erarbeiten, was es braucht, damit auch der Kopf langfristig eine Verhaltensänderung mitmacht und Sie dadurch ein verbessertes Gewichtsmanagement erreichen. Adipositas ist nicht heilbar, sondern es geht um einen gesunden Umgang mit dieser Erkrankung. Dies erfordert professionelles Expertenwissen an Ihrer Seite, damit Sie diesen Umgang erlernen können. Eine Ernährungsapp kann nur ergänzend zur leichteren Nachverfolgung des Essverhaltens genutzt werden, Ihnen den gesunden Umgang mit Ernährung und Körper aber nicht beibringen; sie ersetzen daher beispielsweise auch keine Ernährungstherapie in einem Multimodalem Konzept vor einer bariatrischen Operation.

In Zukunft sollte professionelle Ernährungstherapie daher eine Kassenleistung sein. Bariatrische Operationen, Medikamente und auch DIGAS werden schon heute unter bestimmten Bedingungen von der Krankenkasse bezahlt. Qualifizierte Ernährungstherapie hingegen wird nur zu einem geringen Anteil von Krankenkassen bezuschusst und das Finden eines passenden Therapeuten erweist sich oft als eine große Herausforderung. Dabei ist die Umsetzung im Kopf das zentrale Thema, um im Umgang mit der Krankheit Adipositas langfristig erfolgreich zu sein.

Weitere Literatur:

Bundesinstitut für Arzneimittel und Medizinprodukte (BfArM), https://www.bfarm.de/; besucht am 16.08.2024.

Holzmann, S. et al. (2017). »Ernährungs-Apps: Qualität und Limitationen«. In: Ernährungs Umschau, 12.05.2024.

Stiftung Warentest (2013). »Gesundheits-Apps. ›Ich weiß, wie viel du wiegst‹«, https://www.test.de/Gesundheits-Apps-Ich-weiss-wie-viel-du-wiegst-4622985-0/; besucht am 16.08.2024.

Holzapfel, C. (2024). »Lifestyle-Apps versus Digitale Gesundheitsanwendungen«, Vortrag am 13.06.2024, Leipzig.

Health On. »Marktstudie Ernährungs-Apps 01/2019«, https://healthon.de/marktanalysen; besucht am 16.08.2024.

Kapitel 8: Zusammenfassung und Ausblick

In diesem Buch haben Sie erfahren, wie Adipositas entsteht und wodurch sie aufrechterhalten wird. Darüber hinaus wurde Ihnen gezeigt, was es braucht, damit Sie auf lange Sicht ein gesundes Gewichtsmanagement entwickeln können. Sie konnten lernen, wie bedeutsam das *Aufräumen* bisheriger Denkstrukturen und die Entwicklung eines positiven *Mindsets* ist, damit Sie langfristig zufrieden, dankbar und glücklich mit Ihrem Körper leben können.

Adipositas kann nicht geheilt werden, Ihre Aufgabe besteht vielmehr darin, den bestmöglichen Umgang mit dieser Erkrankung zu finden, sodass die Adipositas Ihnen kein Leid mehr beschert.

Sie können einen neuen, gesunden Weg finden, wie es Herr Mierendorf und Herr Wittlake geschafft und am Anfang dieses Buches beschrieben haben. Beide haben ihr Mindset verändert und Selbstverantwortung übernommen. Sie schaffen dadurch eine langfristige Veränderung des Ess- und Bewegungsverhaltens und haben seelisch aufgeräumt. Dadurch müssen sie nicht lebenslang ein Medikament wie eine Abnehmspritze oder Supplemente wie bei einer Adipositas-Operation nehmen.

Aber auch das ist ein möglicher Start in Ihr neues Leben. Doch auch, wenn Sie sich für eine Adipositas-Operation oder für Abnehmspritzen entscheiden, werden Sie auf Dauer nur erfolgreich sein, wenn Sie vom Kopf her eine langfristige Verhaltensänderung anstreben und Ihrem Körper viel Selbstfürsorge entgegenbringen.

Ein operierter Magen entspricht nicht dem natürlichen Verdauungstrakt. Jedoch kann eine Operation gerade für Menschen eine Option sein, die aufgrund jahrzehntelanger Diäten, einen BMI weit über 40 oder 50 haben und die unter erheblichen metabolischen Folgeerkrankungen mit stark eingeschränkter Lebenserwartung leiden. Allerdings sollten die Operation und auch die Abnehmspritze nicht mit einer Schönheitsoperation verwechselt werden. Dies könnte besonders bei jüngeren übergewichtigen Menschen, denen die langfristigen Folgen nicht ausreichend bewusst sind und die ihr eigenes (Ess-)Verhalten bisher zu wenig reflektiert haben, zum Trend werden.

Wenn Sie aber beispielsweise mittleren Alterss sind, immobil, und durch unzählige restriktive Diäten eine konservative Gewichtsabnahme nahezu unmöglich ist und Sie vor allem an vielen metabolischen Folgeerkrankungen wie Diabetes mellitus Typ II, einer Schlafapnoe, einer Fettleber und/oder einer Herzerkrankung leiden, dann hat eine Adipositas-Operation sehr viele Vorteile für Sie. Wer sich unter diesen Gegebenheiten operieren lässt, wird mit hoher Wahrscheinlichkeit anschließend mehr Lebensqualität erfahren und sein Leben verlängern können – sofern diese Menschen bereits sind, anschließend auch an gesünderen Verhaltensweisen zu arbeiten. Sie profitieren von einer Adipositas-Operation in Form von mehr Beweglichkeit und einer besseren allgemeinen Gesundheit.

Wenn Sie aber beispielsweise mit Anfang 20 einen BMI von um die 40 haben, unter einer Essstörung, einer Körperschemastörung beziehungsweise Dysmorphophobie leiden und/oder ihr Alltag geprägt ist von Stress, sie schwere traumatische Belastungen erlebt haben, Sie emotionale sowie impulsive Essentscheidungen treffen, dann sollten Sie zunächst eine Therapie machen, bevor Sie sich mit einer Adipositas-Operation beschäftigen. Der Kopf wird, wie bereits mehrfach betont, nicht mitoperiert und ohne vorangehende und/oder begleitende Therapie könnten Sie Gefahr laufen, dass Sie 20 Jahre später durch weitere sekundäre Operationen oder negative Begleiterscheinungen einen völlig ruinierten »Zombiekörper« entwickeln. Ihre Zähne könnten aufgrund einer unzureichenden Kalziumversorgung ausfallen, der Magen-Darm-Trakt könnte ruiniert werden und die geringe Muskelmasse und -qualität, die häufig durch die zu schnelle Abnahme und zu niedrige Kalorien- und Nährstoffzufuhr entsteht, wäre schon im Hautbild sichtbar. Studien zeigen, dass die Suizidalität[145] bei operierten Menschen höher ist als bei den Menschen vor der Operation. Dabei ist wieder der Kopf der entscheidende Faktor, weil Essen als Kompensation wegfällt und die Menschen dadurch mental empfindlicher werden könnten. Der Körper ist Ausdruck dafür, ob ein inneres Gleichgewicht besteht und ob ein gesunder Selbstwert sowie ausreichende Selbstfürsorge vorhanden sind.

Wenn dem nicht so ist, können Sie sich so oft operieren oder mit Wirkstoffen zur Abnahme spritzen lassen, wie Sie wollen – es wird keine dauerhafte Veränderung hervorrufen. Entscheidend wird immer sein: Wer gut mit seinem Körper umgeht, hat die beste Voraussetzung, einen gesunden Körper zu schaffen. Bei Menschen, bei denen das noch nicht der Fall ist, wäre vorab mehr therapeutische Unterstützung statt starrer restriktiver Diäten empfehlenswert. In den meisten Fällen werden in der Praxis jedoch nur wissensorientierte sowie kurzfristige Diätprogramme angeboten oder eine Adipositas-Operation sowie Abnehmspritzen empfohlen. Dabei wären mehr Prävention sowie mehr Verhaltens- und psychologische Arbeit hier ein langfristiger Ansatz in der Gesellschaft, um diesen Menschen dauerhaft zu helfen. Dies wäre eine Forderung an Politik, Verbände und Organisationen.

Zwischen diesen Beispielen gibt es viele weitere Fälle. Und die Entscheidung, wann eine Adipositas-Operation oder auch eine Abnehmspritze zu befürworten ist oder nicht, hängt von vielen Faktoren ab, wie Sie in diesem Buch gelernt haben. Holen Sie sich daher am besten professionelle Unterstützung und lassen Sie sich immer auch (ernährungs-)therapeutisch begleiten.

Der Gesundheitssektor zur Adipositas-Behandlung wird vermutlich nicht jeden Menschen helfen und heilen können. Es wird immer Menschen geben, die trotz vieler Therapieversuche, Operationen und Spritzen, nicht langfristig ihr Wunschgewicht erreichen. Das mag verschiedene Ursachen haben und oft hilft es diesen Menschen bereits, wenn sie beispielsweise einige Lebensjahre mehr Lebensqualität durch eine Operation hinzugewonnen haben.

Für Sie als Leser dieses Buches ist es vor allem entscheidend, zu wissen, dass Sie Ihren Erfolg durch selbstverantwortliches Handeln umfangreich selbst beeinflussen können! Darüber hinaus zeigen die Fallbeispiele in diesem Buch, dass sogar ohne Adipositas-Operation und Abnehmspritze ein langfristiges gesundes Gewichtsmanagement möglich ist. Entscheidend ist nämlich, dass Sie vom Kopf her wirklich bereit dafür sind und innerlich aufgeräumt haben!

Viel Erfolg!

Für interessierte Leser gibt es hier weitere Materialien zum Download, zum Beispiel ein Rezeptbuch.
Folgen Sie dafür einfach dem Link oder scannen Sie den QR-Code:

https://Mentoren-Verlag.de/neues-leben-neues-ich-das-buch/aktion/

Endnoten

1 Mierendorf, T. (2018). »Halbfettzeit: Mein neues Leben ohne Rettungsringe«, Gütersloher Verlagshaus, Gütersloh.

2 Als »Jo-Jo-Effekt« wird die schnelle und unerwünschte Gewichtszunahme nach einer Reduktionsdiät bezeichnet. Bei wiederholten Diäten bewegt sich das Körpergewicht wie ein Jo-Jo auf und ab. Dabei ist dann das Endgewicht höher als das Ausgangsgewicht. Mehr Informationen unter: https://de.wikipedia.org/wiki/Jo-Jo-Effekt; besucht am 28.11.2024.

3 »Prävalenz« bezeichnet die gesamte Anzahl der Krankheitsfälle im betrachteten Teil der Bevölkerung zu einem bestimmten Zeitpunkt oder während eines bestimmten Zeitraums. Mehr Informationen unter: https://www.bzga-essstoerungen.de/was-sind-essstoerungen/inzidenz-und-praevalenz/; besucht am 09.08.2024.

4 4 Die Größe schwankt je nach Literatur und wird auch je nach Adipositas-Klinik schwanken. Das resultierende Magenvolumen beträgt circa 100 bis 150 Milliliter.

5 Der Begriff »Anastomose« bezeichnet eine chirurgische Verbindung zweier Strukturen, beispielsweise von Magen und Dünndarm. Ethicon (2022): »Wissenswertes über die Adipositas-Chirurgie – Eine Information für Patienten«, Broschüre, S. 41.

6 Roux-Y-Bypass ist eine Operation, bei der ein Teil des Magens ausgeschaltet wird. Vom Schweizer Chirurgen C. Roux Anfang des 20. Jahrhunderts erdachte Methode zur Y-artigen Wiederverbindung von Magen und. Die Pouchgröße schwankt je nach Adipositaszentrum schwanken. Vgl. Ethicon (2022). »Wissenswertes über die Adipositas-Chirurgie – Eine Information für Patient*innen«, Broschüre, S. 43. Weitere Quelle: Begutachtungsleitfaden Medizinischer

Dienst des Spitzenverbandes Bund der Krankenkassen (2017). »Adipositas-Chirurgie (Bariatrische und Metabolische Chirurgie) bei Erwachsenen, Prüfung der sozialmedizinischen Voraussetzungen«, Stand 06.10.2017.

7 Deutsche Adipositas Gesellschaft e.V., https://adipositas-gesellschaft.de/ueber-adipositas/definition-von-adipositas/; besucht am 09.08.2024.

8 RKI (2023). »Verbreitung von Adipositas und Rauchen bei Erwachsenen in Deutschland – Entwicklung von 2003 bis 2023«; https://www.rki.de/DE/Aktuelles/Publikationen/Journal-of-Health-Monitoring/GBEDownloadsJ/Focus/JHealthMonit_2025_01_Adipositas_Rauchen.pdf?_blob=publicationFile&v=3; besucht am 09.08.2024.

9 Vgl. Schienkniewitz et al. (2018). »KIGGS Welle 2 – Gesundheitliche Lage von Kindern und Jugendlichen«, Journal of Health Monitoring 3 (3), Robert-Koch-Institut.

10 The Lancet (2024). »Worldwide trends in underweight and obesity from 1990 to 2022: a pooled analysis of 3663 population-representative studies with 222 million children, adolescents, and adults«; https://www.thelancet.com/journals/lancet/article/PIIS0140-6736(23)02750-2/fulltext; besucht am 09.08.2024.

11 Die Epigenetik ist ein Fachgebiet der Biologie. Sie beschäftigt sich mit der Frage, welchen Einfluss die Umwelt auf die Gene von Lebewesen hat. Umwelteinflüsse wie Stress können die Erbinformation (DNA) zwar nicht verändern, regulieren durch das Anhängen oder Entfernen von Molekülen aber die Genaktivität. Epigenetische Prozesse entscheiden also darüber, welche Gene abgelesen werden können und damit einen Einfluss auf den Körper haben, und welche stumm geschaltet sind. Online verfügbar unter: https://studyflix.de/biologie/epigene-tik-2666; besucht am 10.08.2024.

12 Pospisilik, A. (2024). »Epigenetischer Schalter für Übergewicht«. https://www.mpg.de/9903440/uebergewicht-epigenetik; besucht am 10.08.2024.

13 Vgl. Charité. https://www.charite.de/service/pressemitteilung/artikel/detail/nicht_nur_lebensstil_und_gene_weiterer_einflussfaktor_fuer_uebergewicht_ent-deckt/; besucht am 10.08.2024.

14 Vgl. OECD (2012). »Übergewicht und Fettleibigkeit«. In: OECD Factbook 2011- 2012: Economic, Environmental and Social Statistics, OECD Publishing, Paris, https://doi.org/10.1787/9789264125476-de; besucht am 06.12.2024.

15 Gracner, T. et al. (2024). »Exposure to sugar rationing in the first 1 000 days of life protected against chronic disease«, https://pubmed.ncbi.nlm.nih.gov/39480913/; besucht am 16.01.2025.

16 Unter »Helikopter-Verhalten« soll das Umkreisen der Kinder durch jene Eltern verstanden werden, die sich um alle Bedürfnisse der Kinder kümmern wollen, ihren Kindern das schönstmögliche Leben bieten wollen und ihre Kinder auf ein Podest stellen.

17 Vgl. https://www.gesundheit.gv.at/krankheiten/psyche/trauma/symptome.html; besucht am 10.08.2024.

18 Ketogene Diäten führen zwar kurzfristig zur Gewichtsabnahme, reduzieren Entzündungen, die mit vielen chronischen Erkrankungen in Verbindungen gebracht werden, und sind hilfreich bei Diabetes mellitus Typ II; sie sind langfristig aber schwer durchzuhalten und können zu einer Mangelernährung führen. Vgl. European Journal of Nutrition (2018). »Overweight and diabetes prevention is a low-carbohydrate-high-fat diet recommendable?«; https://doi.org/10.1007/s00394-018-1636-y; besucht am 28.11.2024.

19 Eine Formula-Diät bezeichnet eine Ernährung, bei der mindestens eine Mahlzeit pro Tag durch ein bilanziertes Produkt mit reduzierten Kalorien ersetzt wird. Dabei werden zum Ersatz vor allem industriell hergestellte Shakes, Fertiggerichte oder Pulver zum Anrühren verwendet. In der Verordnung für diätetische Lebensmittel (Anlage 17) wird genau definiert, in welchem Verhältnis Proteine, Kohlenhydrate, Fette, Vitamine und Mineralstoffe in den Ersatzprodukten enthalten sein sollten. Häufig sind Formula-Diäten Teil von Abnehmprogrammen und werden mit dem Ziel einer Gewichtsabnahme eingesetzt.

20 Die Brigitte-Diät wird seit 1969 von der Frauenzeitschrift *Brigitte* veröffentlicht. Die Ernährung ist zusammengesetzt aus »energiereduzierter Mischkost«. Mehr Information unter: https://de.wikipedia.org/wiki/Brigitte-Di%C3%A4t; besucht am 28.11.2024.

21 Bei der Ananas-Diät werden sämtliche Mahlzeiten durch Ananasfrüchte oder Ananassaft ersetzt; wobei hier nicht mehr als 1 000 bis 1 100 Kalorien pro Tag aufgenommen werden, https://www.netdoktor.de/abnehmen/diaet/ananas-diaet/; besucht am 28.11.2024.

22 Bei der Atkins-Diät werden zu Beginn die Kohlenhydrate stark reduziert; als Hauptenergieträger dient das Fett sowie Protein als Lieferant von Eiweißbausteinen. Dadurch soll die Fettverbrennung verbessert werden, https://de.wikipedia.org/wiki/Atkins-Di%C3%A4t; besucht am 28.11.2024.

23 Low-Carb-Befürworter gehen davon aus, dass eine Ernährung mit einem hohen Anteil an Kohlenhydraten negative Auswirkungen für die Gesundheit hat. Sie schränken Kohlenhydrate ein und bevorzugen Gemüse, Fette sowie tierische Produkte.

24 Der Begriff »Convenience Produkte« bezeichnet Fertiggerichte oder -produkte wie etwa Konserven, Tütensuppen, Backmischungen und Schnellgerichte zum Aufwärmen, wie zum Beispiel Tiefkühl-Pizzen.

25 Lymphödem: Anstauen von Lymphflüssigkeit in den Gliedmaßen aufgrund eines geschädigten Lymphgefäßsystems (Primäres Lymphödem: ist angeboren; Sekundäres Lymphödem: entwickelt sich bei zu viel Gewicht und Fettgewebe, das auf das Lymphsystem drückt).

26 Hashimoto: Chronische Entzündung der Schilddrüse, durch das eigene Immunsystem hervorgerufen.

27 DGE: Deutsche Gesellschaft für Ernährung.

28 Das multimodale Konzept (MMK) im Rahmen der Adipositas-Therapie vereint die Säulen Bewegungs-, Ernährungs- und Verhaltenstherapie. Laut den Adipositas-Leitlinien in Deutschland müssen diese Säulen ausgeschöpft sein, bevor eine Adipositas-Operation durch die Krankenkassen und den medizinischen Dienst genehmigt werden kann. Hierzu gibt es bestimmte Richtlinien darüber, welchen Umfang das MMK vor einer Operation umfassen muss. Menschen mit einem BMI über 50 müssen kein MMK vor der Operation machen, sondern können sofort operiert werden. Dies trifft auch auf Menschen mit einem BMI über 40 und schwerwiegenden Folgeerkrankungen wie einem Diabetes mellitus Typ II zu.

29 Dieser Begriff hat seinen Ursprung im Norddeutschen und bezieht sich auf eine Person, die wählerisch oder anspruchsvoll beim Essen ist; siehe auch: https://www.duden.de/rechtschreibung/kruesch; besucht am 21.11.2024.

30 Pudel, V., Westenhöfer, J. (1998). »Ernährungspsychologie: Eine Einführung«, 2. überarbeitete und erweiterte Auflage, S. 213-216, Hogrefe Verlag, Hannover.

31 Eine Studie, die zeigt, dass rigides Essverhalten mit einem höheren BMI und weniger Erfolg bei der Behandlung von Binge Eating Disorder (BED) ist. Vgl. 31 Westenhöfer, J. et al. (1998) »Validation of the Flexible and Rigid Control Dimensions of Dietary Restraint«, https://doi.org/10.1002/(SICI)1098-108X(199907)26:1<53::AID-EAT7> 3.0.CO;2-N; besucht am 29.11.2024.

32 Diese Diät-Methode wird auch Intervallfasten genannt: Hier darf die Person innerhalb eines Zeitfensters von acht Stunden essen und in den 16 Stunden danach nicht.

33 Pudel, V., Westenhöfer, J. (1989). »Fragebogen zum Essverhalten. Handanweisung«. Hogrefe, Göttingen.
Materialien zum Fragebogen *Essverhalten* erhalten Sie online unter: https://dorsch.hogrefe.com/stichwort/fragebogen-zum-essverhalten-fev; besucht am 29.11.2024.

34 https://de.wikipedia.org/wiki/EssstProzentC3ProzentB6rung; besucht am 12.08.2024.

35 Vgl. Diagnostische Kriterien der Essstörungen entsprechend der American Psychiatric Association (DSM-5) aus: American Psychiatric Association (2013). »Diagnostisches und Statistisches Manual Psychischer Störungen DSM-5«, Hogrefe, Göttingen.

36 Vgl. »S3-Leitlinie Diagnostik und Behandlung der Essstörungen, AWMF, Portal der wissenschaftlichen Medizin«, https://register.awmf.org/de/leitlinien/de-tail/051-026; besucht am 12.08.2024.

37 »Under-Reporting« bezieht sich auf eine Verzerrung von Daten, die entsteht, wenn die Werte niedriger angegeben werden als sie tatsächlich waren. Hier im Protokoll wird beispielsweise weniger Nahrung angegeben als tatsächlich gegessen wurde.
38 Die Energiedichte beschreibt eine Menge an Energie (Kalorien), die in einer bestimmten Menge eines Lebensmittels (meist pro 100 g gerechnet) enthalten ist. Lebensmittel mit hoher Energiedichte haben sehr viele Kalorien pro 100 g.

39 Deutsche Gesellschaft für Ernährung (DGE), https://www.dge.de/gesun-de-ernaehrung/gut-essen-und-trinken/dge-ernaehrungskreis/; besucht am 29.11.2024.

40 Vgl. https://www.dge.de/presse/meldungen/2022/ueberarbeitete-referenzw-erte/; zuletzt besucht am 29.11.2024.

41 Vgl. Renata, M. et al. (2010). »Red and processed meat consumption and risk of incident coronary heart disease, stroke, and diabetes mellitus: a systematic review and meta-analysis«, Circulation, 121(21), 2271-2283, https://doi.org/10.1161/CIRCULATIONAHA.109.924977; zuletzt besucht am 29.11.2024.
Larrson, S. et al. (2006). »Meat consumption and risk of colorectal cancer: a meta-analysis of prospective studies«. International Journal of Cancer, 119(11), 2657-2664, https://doi.org/10.1002/ijc.22170; besucht am 29.11.2024.

42 Bei der »Minus-1-Diät« geht es darum, wie sich eine kurzfristige Umstellung der Ernährung auf den Körper, die Gefühle und das Wohlbefinden auswirken. Was passiert mit dem Körper, wenn dieser eine Woche lang keinen Zucker oder Kaffee bekommt? Legen Sie großen Wert darauf, dies achtsam durchzuführen! Führen Sie dazu ein Tagebuch – welche Veränderungen fallen Ihnen auf?

43 Jakubowicz, D. et al. (2013). »High caloric intake at breakfast vs. dinner differentially influences weight loss of overweight and obese women«, Obesity 21: 2421-2603, https://doi.org/10.1002/oby.20460; besucht am 29.11.2024.

44 Keim, N.L. et al., (1997). »Weight loss is greater with consumption of large morning meals and fat-free mass is preserved with large evening meals in women on a controlled weight reduction regimen.« The Journal of nutrition 127(1): 75-82, https://pubmed.ncbi.nlm.nih.gov/9040548/; besucht am 29.11.2024.

45 Zentrale für Ernährungsberatung ZEB und FET e.V.: https://fet-ev.eu/; besucht am 29.11.2024.

46 Protonenpumpeninhibatoren, kurz PPI, sind Medikamente, welche die Abgabe von Magensäure hemmen. Siehe auch: https://flexikon.doccheck.com/de/Protonenpumpenhemmer; besucht am 29.11.2024.

47 Pepsin ist ein Verdauungsenzym zur Eiweißverdauung.

48 Trypsin ist ein Verdauungsenzym und spaltet größere Eiweißverbindungen in kleinere Eiweißbausteine.

49 Die folgenden Stoffwechselprozesse basieren auf diesen Quellenangaben: Balkau, B. et al. (2008). »Physical activity and insulin sensitivity: role of glucose transporters«, https://www.ncbi.nlm.nih.gov/pmc/articles/PMC2551669/; besucht am 29.11.2024.
Whillier, S. (2020). »Exercise and insulin resistance«, https://pubmed.ncbi.nlm.nih.gov/32342455/; besucht am 29.11.2024.
Deutsche Diabetes Hilfe (2024), https://www.diabetesde.org/; besucht am 12.08.2024 Deutsches Zentrum für Diabetesforschung DZD (2024), https://www.dzd-ev.de/; besucht am 12.08.2024.

50 GLUT-4 ist ein Glukosetransporter und regelt insulinabhängig die Glukoseaufnahme in verschiedenen Zellen

51 Bouassida, A. et al. (2006). »Leptin, its Implication in Physical Exercise and Training: A Short Review«, https://pmc.ncbi.nlm.nih.gov/articles/PMC3827558/; besucht am 30.11.2024.

52 Die »Honeymoon«-Phase beschreibt den Zeitraum nach der Operation, in der die hormonellen Veränderungen den Stoffwechsel stark verändern und das Körpergewicht massiv sinkt. Diese Phase tritt direkt nach der Operation ein und hält nicht ewig. Irgendwann kommt es zum Gewichtsstillstand.

53 Die »Selfish Brain«-Theorie beschreibt, inwiefern das Gehirn die vom Körper aufgenommene Energie primär für sich selbst nutzt. Es verbraucht im Vergleich zu anderen Organen den größten Anteil an Energie.

54 Zitat aus dem Artikel: Hackenbroch, V. et al. (2013). »Wenn die Seele dick macht«. In: *Der Spiegel,* Ausgabe 7/2013.

55 Peters, A. (2023). »Mythos Übergewicht: Warum dicke Menschen länger leben. Was das Gewicht mit Stress zu tun hat – überraschende Erkenntnisse der Hirnforschung«, C. Bertelsmann, München.

56 Glukose = Traubenzucker

57 Vgl. Hewagalamulage, S. D. et al. (2016). »Stress, cortisol, and obesity: a role for cortisol responsiveness in identifying individuals prone to obesity, Domestic Animal Endocrinology«, https://doi.org/10.1016/j.domaniend.2016.03.004; besucht am 12.08.2024.

58 Peters, A. (2023). »Mythos Übergewicht: Warum dicke Menschen länger leben. Was das Gewicht mit Stress zu tun hat – überraschende Erkenntnisse der Hirnforschung«, C. Bertelsmann Verlag, München.

59 Deutsche Gesellschaft für Allgemein- und Viszeralchirurgie, »S3-Leitlinie: Chirurgie der Adipositas und metabolischer Erkrankungen«, S. 118, https://adipositas-ge-sellschaft.de/dag/leitlinien/; besucht am 15.08.2024.

60 Stuck, B. et al. (2021). »Obstruktive Schlafapnoe«, Deutsches Ärzteblatt, Jg. 118, Heft 19-20, 17. Mai 2021.

61 Hazlehurst, J. et al. (2022). »How to manage weight loss in women with obesity and PCOS seeking fertility?«, https://www.ncbi.nlm.nih.gov/pmc/articles/PMC9541741/; besucht am 13.08.2024.

62 Barber, T. et al. (2019). »Obesity and Polycystic Ovary Syndrome: Implications for Pathogenesis and Novel Management Strategies«, https://www.ncbi.nlm.nih.gov/pmc/articles/PMC6734597/; besucht am 13.08.2024.

63 Als Androgene bezeichnet man natürliche Hormone, die die Entwicklung der 63 männlichen Geschlechtsmerkmale steuern.

64 Mullur, R. et al. (2014) »Thyroid Hormone Regulation of Metabolism«, https://www.ncbi.nlm.nih.gov/pmc/articles/PMC4044302/; besucht am 13.08.2024.

65 MSD Manual, »Cushing-Syndrom«, https://www.msdmanuals.com/de-de/heim/kurzinformationen-hormon-und-stoffwechselerkrankun-gen/erkrankungen-der-nebennieren/cushing-syndrom; besucht am 13.08.2024.

66 USZ Universitäts-Spital Zürich, »Prolaktinom«, https://www.usz.ch/krankheit/prolaktinom/; besucht am 13.08.2024.

67 Vgl. https://www.apotheken-umschau.de/medikamente/diabetes/machen-meine-pillen-dick-907363.html; besucht am 13.08.2024.

68 Bei Adipositas wird vermehrt das weibliche Sexualhormon Östrogen gebildet. Aus diesem Grund haben übergewichtige Männer häufig weniger Testosteron und stattdessen zu viel Östrogen. Folgen können unter anderem Störungen der Sexualfunktion, der Fruchtbarkeit oder eine Verweiblichung des männlichen Körpers sein. Bei übergewichtigen Frauen steigt das Risiko für Brustkrebs durch den erhöhten Östrogenspiegel. Siehe hierzu auch: https://www.gesundheits-liebe.de/gesundheit/uebergewicht-und-adipositas-unterschiede-bei-maennern-und-frauen/; besucht am 13.08.2024.

69 AWMF online Portal der Wissenschaft, *S1-Leitlinie Lipödem*, https://www.dgpraec.de/wp-content/uploads/2018/03/S1_Leitlinie_Lipo-edem.pdf; besucht am 13.08.2024.

70 Resorption bezeichnet einen Prozess, bei dem körpereigene oder auch fremde Stoffe wie Vitamine durch Zellen, Gewebe oder Organe aufgenommen werden. Bei den Vitaminen geht es um die Aufnahme vom Darm in die einzelnen Zellen.

71 Vgl. Baumann, P. et al. (2013). »Psychopharmakotherapie nach restriktiven gastrointestinalen Eingriffen«, https://www.ppt-online.de/heftarchiv/2013/01/psychopharmakotherapie-nach-restriktiven-gastrointestinalen-eingriffen-fallbe-richt-und-literaturubersicht.html; besucht am 25.11.2024.

72 Absorption bedeutet hier die Aufnahme des Medikaments.

73 Vgl. Baumann, P. et al. (2013). »Psychopharmakotherapie nach restriktiven gastrointestinalen Eingriffen«,https://www.ppt-online.de/heftarchiv/2013/01/psychopharmakotherapie-nach-restriktiven-gastrointestinalen-eingriffen-fallbe-richt-und-literaturubersicht.html; besucht am 25.11.2024.

74 Pharmakokinetik beschreibt, was der Körper mit einem Medikament macht. Wie der Arzneistoff aufgenommen, im Körper verteilt, verstoffwechselt und ausgeschieden wird.

75 Hier wird der Wirkstoff auf einmal frei gegeben.

76 NSAR bedeutet »nicht steroidale Antirheumatika«. Es sind schmerzlindernde und entzündungshemmende Medikamente, die kein Kortison enthalten, das heißt stereoidfrei sind.

77 https://www.magenzentrum-bern.ch/de/medizinisches-angebot-speiseroehre-und-magen/magen/ulkuserkrankung.html; besucht am 13.08.2024.

78 Portius, D. (2022). »Pro- und Präbiotika beim bariatrischen Patienten. Foliensatz SRH Hochschule für Gesundheit«; besucht am 22.09.2022. Adaptiert von: Valdes et al. (2018). »Role of the gut microbiota in nutrition and health«, BMJ 2018; https://www.bmj.com/content/361/bmj.k2179.

79 Shil, A., et al. (2024). »The artificial sweetener neotame negatively regulates the intestinal epithelium directly through T1R3-signaling and indirectly through pathogenic changes to model gut bacteria«, https://pubmed.ncbi.nlm.nih.gov/38721028/; besucht am 14.02.2025.

80 Ciobârc?, D. et al. (2020). »Bariatric Surgery in Obesity: Effects on Gut Microbiota and Micronutrient Status«, nutrients 2020, https://www.mdpi.com/journal/nutrients; besucht am 02.12.2024.
81 Coimbra, V. et al. (2022). »Gut Microbiota Profile in Adults Undergoing Bariatric Surgery: A Systematic Review«, https://www.mdpi.com/20726643/14/23/4979; besucht am 13.08.2024.

82 Beim Dumping-Syndrom handelt es sich um eine plötzliche Sturzentleerung nach Magenbypass-Operationen. Es wird zwischen Früh- und Spätdumping unterschieden. Beim Frühdumping geht es um eine Sturzentleerung in den Dünndarm, meist zehn bis 60 Minuten nach dem Essen, begleitet von verschiedenen Symptomen. Spätdumping wiederum hat eine Unterzuckerung zur Folge, etwa ein bis vier Stunden nach dem Essen, und wird vor allem bei einem zu hohen Anteil von zu schnell verwertbaren Kohlenhydraten (insbesondere Zucker in Getränken) ausgelöst.

83 Garvey, W. (2021). »Is Obesityor Adiposity-Based Chronic Disease Curable: The Set Point Theory, the Environment, and Second-Generation Medications«, https://pubmed.ncbi.nlm.nih.gov/34823000/; besucht am 13.08.2024.

84 Mehr Informationen unter: »Die Set-Point-Theorie«. ht-tps://de.wikipedia.org/wiki/Set-Point-Theorie; besucht am 02.12.2024.

85 Bei der ketogenen Diät handelt es sich um eine Diät mit hohem Fett-, mäßigem Eiweiß- und sehr geringem Kohlenhydratanteil, die darauf abzielt, den Körper in einen Stoffwechselzustand namens Ketose zu versetzen. Dabei wird anstelle von Kohlenhydraten das Fett als Brennstoff verwendet. Quelle: https://link.springer.com/article/10.1007/s00394-018-1636-y; besucht am 13.08.2024.

86 Reljic, D. et al. (2019). »Bioelektrische Impedanzanalyse (BIA), Grundlagen und Anwendungen«. In: Ernährungs Umschau | 8/2019. Reljic, D. et al. (2019). »Anwendung der BIA, Fallbeispiele aus der Universität Erlangen«. In: Ernährungs Umschau | 8/2019.
87 Mehr Informationen unter: seca GmbH & Co. KILOGRAMM, Hamburg, Deutschland.

88 Zentrale für Ernährungsberatung (zeb) (2021). »Viszerales Fett / ›Inneres Bauchfett‹«, www.zeb-hh.de; besucht am 12.08.2024.

89 Zentrale für Ernährungsberatung (zeb) (2020). »Faktenblatt Messung der Körperzusammensetzung mit seca mBCA 525: Phasenwinkel = ›Zellgesundheit‹«, www.zeb-hh.de; besucht am 13.08.2024.

90 Vgl. BIA Systems (2023). »Von der ›Fettwaage‹ zum Standardisierten Phasenwinkel (SPA)«, https://biasystems.de/von-der-fettwaage-zum-standardisier-ten-phasenwinkel-spa/; besucht am 13.08.2024.

91 Auf Social-Media-Kanälen wie beispielsweise *Facebook*, *Instagram* oder *TikTok* gibt es spezielle Gruppen sowie einen Austausch für Adipositas-Operierte, auf denen regelmäßig zu verschiedenen Themen rund um die OP gepostet wird.

92 Weitere Literatur zu diesem Thema finden Sie am Ende des Kapitels.

93 https://www.jameda.de/blog/koerperschemastoerung-wenn-der-eigene-koer-per-zum-feind-wird; besucht am 15.08.2024.

94 Die ICD-10 ist die 10. Version der Internationalen statistischen Klassifikation der Krankheiten und verwandter

Gesundheitsprobleme, einer medizinischen Klassifikationsliste der Weltgesundheitsorganisation, https://de.wikipedia.org/wiki/ICD-10; besucht am 15.08.2024.

95 Kinzl, J. (2016). »Adipositas: Stigmatisierung, Diskrimination, Körperimage«, in: Wiener Medizinische Wochenschrift. Volume 166, S. 117-120. Cooper, Z. et al. (2008). »Kognitive Verhaltenstherapie bei Adipositas«, Schattauer Verlag, Stuttgart. Hilbert, A. et al. (2010). »Essanfälle und Adipositas, Ein Manual zur kognitiv-behavioralen Therapie der Binge-Eating-Störung«, Hogrefe Verlag, Göttingen.

96 Körperbildtagebücher können im Rahmen der Behandlung einer Ess- und/oder Körperschemastörung angewendet werden. Dabei werden negative Wahrnehmungen, Gedanken, Gefühle und Verhaltensweisen über den eigenen Körper erfasst und positiv umformuliert. Wenn Sie zum Beispiel bislang nur Ihre Problemzonen wahrnehmen, sagen Sie bei der Umformulierung, dass Sie zukünftig Ihren gesamten Körper wahrnehmen wollen.

97 In Anlehnung an Betz, R. (2013). »Raus aus den alten Schuhen – Dem Leben eine neue Richtung 97 geben«, Integral Verlag, München.

98 FOTI vs. TOFI: »Understanding the Key Differences«, https://www.reddit.com/r/Compropedia/comments/1fjz7ci/foti_vs_tofi_understanding_the_ key_differences/; besucht am 04.12.2024.

99 »Orthorexia nervosa« oder »Orthorexie« beschreibt eine übertriebene Beschäftigung mit gesunder Ernährung und das zwanghafte Vermeiden »ungesunder« Lebensmittel. Quelle: SGES, https://sges-ssta-ssda.ch/essstoerungen/orthorexia-nervosa/; besucht am 15.08.2024.

100 Ronald Pierre Schweppe thematisiert das *Achtsames Essverhalten* sehr ausführlich in seiner Bücherreihe. Einige Auszüge werden an dieser Stelle zitiert. Schweppe, R. P. (2011-2012). »Schlank durch Achtsamkeit. Durch inneres Gleichgewicht zum Ziel.«, systemed-Verlag, Lünen. Schweppe, R. P. (2013). »Achtsam abnehmen. 33 Methoden für jeden Tag.«, systemed-Verlag, Lünen.

101 Rosinenübung, https://www.evidero.de/wp-content/uploads/2015/05/Rosinen%C3%BCbung.pdf; besucht am 05.12.2024.

102 In der »Schematherapie« geht es darum, »sich die ungünstigen Erlebens- und Verhaltensmuster, die im Lauf der Lebensgeschichte entstanden sind, bewusst zu machen und so zu verändern, dass der Betroffene seine Gefühle und sein Verhalten besser regulieren und seine Bedürfnisse auf eine günstigere Weise befriedigen kann«. Siehe hierzu: https://www.therapie.de/psyche/info/therapie/schematherapie/artikel; besucht am 15.08.2024.

103 Corssen, J. (2014). »Der Selbst-Entwickler: Die Sinn-Philosophie: Das Corssen Seminar«, S. Marix Verlag, Wiesbaden.

104 Vgl. Albers, S. (2014). »Erhöhen Sie Ihren EatQ. Intelligent mit Gefühlen umgehen und dabei abnehmen«, Knaur Menssana, München.

105 »Kognitive Dissonanz« bezeichnet in der Psychologie einen unangenehmen Gefühlszustand, der dadurch entsteht, dass ein Mensch unvereinbare Kognitionen (zum Beispiel Wahrnehmungen, Gedanken, Wünsche etc.) hat. Ein Ansatz zur Verhaltensänderung ist die Motivierende Gesprächsführung. Quelle: https://de.wikipedia.org/wiki/Kognitive_Dissonanz#Kognitive_Umstrukturierung; besucht am 11.01.2025.

106 Vgl. Albers, S. (2014). »Erhöhen Sie Ihren EatQ. Intelligent mit Gefühlen umgehen und dabei abnehmen«, Knaur Menssana, München.

107 Sonnenmoser, M. (2009). »Selbstfürsorge, eine Aufgabe fürs Leben«, Deutsches Ärzteblatt, Heft 7, Juli 2009.

108 SORKC-Modell, https://de.wikipedia.org/wiki/SORKC-Modell; besucht am 15.08.2024.

109 Bickelhaupt, S.. »Transtheoretisches Modell«, https://flexikon.doccheck.com/de/Transtheoretisches_Modell; besucht am 15.08.2024. Pérez, F.. »Das transtheoretische Modell der Veränderung von Prochaska und Diclemente«, https://gedankenwelt.de/das-transtheoretische-modell-der-ver-aenderung-von-prochaska-und-diclemente/; besucht am 15.08.2024. Wiese, S. (2015). »Ohne Rückfall kein Fortschritt? – Rückfälle und Krisen meistern!«, Seminarunterlagen VDOE, Weimar.

110 Vgl. Prof. Dr. med. Schopf, S. (2023). »Ratgeber Adipositas-OP. Dein Begleiter für die Zeit davor und danach. Endlich dauerhaft abnehmen«, humboldt-Verlag, Hannover.

111 Krankenhaus Wesseling. »Die endoskopische Naht mit dem Overstitch®-System«, https://www.krankenhaus-wesseling.de/medizinische-bereiche/medizini-sche-zentren/adipositaszentrum-wesseling/module-1; besucht am 15.08.2024.

112 Bariatric Solutions GmbH. MiniMizer Magenring, https://bariatric-soluti-ons.com/documents/brochure_patient_Minimizer-Ring_DE.pdf; besucht am 15.08.2024.

113 Vgl. Lee, W. J. et al. (2011). »Gastric bypass vs sleeve

gastrectomy for type 2 diabetes mellitus: a randomized controlled trial.« Arch Surg. 2011 Feb;146(2):143-8, 10.1001/archsurg.2010.326; besucht am 15.08.2024. Han, Y. et al. (2020). »Comparative analysis of weight loss and resolution of comorbidities between laparoscopic sleeve gastrectomy and Roux-en-Y gastric bypass: A systematic review and meta-analysis based on 18 studies.« In: International Journal of Surgery, https://www.sciencedirect.com/science/article/pii/S1743919120302004?ref=pdf_download&fr=RR-9&rr=7cc694f2ced9aca4; besucht am 16.08.2024. Salminen, P. et.al. (2022). »Effect of Laparoscopic Sleeve Gastrectomy vs Roux-en-Y Gastric Bypass on Weight Loss, Comorbidities, and Reflux at 10 Years in Adult Patients With Obesity«, The SLEEVEPASS Randomized Clinical Trial, https://jamanetwork.com/journals/jamasurgery/article-abstract/2793539; besucht am 16.08.2024. Ethicon (2022). »Wissenswertes über die Adipositas-Chirurgie – Eine Information für Patient*innen«, Broschüre.

114 Vgl. Deutsche Gesellschaft für Allgemein- und Viszeralchirurgie, »S3-Leitlinie: Chirurgie der Adipositas und metabolischer Erkrankungen«, S. 56, https://adipo-sitas-gesellschaft.de/dag/leitlinien/; besucht am 15.08.2024.

115 Vgl. Mulla, C. et al. (2018). »Mechanisms of weight loss and improved metabolism following bariatric surgery«, https://www.ncbi.nlm.nih.gov/pmc/articles/PMC5788713/; besucht am 15.08.2024. Slouha, E. et al. (2014). »Hormonal changes after bariatric surgery: Implications for weight loss and metabolic improvement«, https://www.ncbi.nlm.nih.gov/pmc/articles/PMC10729911/; besucht am 15.08.2024.

116 Zentrale für Ernährungsberatung e.V. (2024). »Essen & Trinken rund um die Adipositas-Operation«, Eigenverlag HAW, Hamburg.

117 Die Funktionstüchtigkeit der Nieren wird anhand der glomerulären Filtrationsrate (GFR) bestimmt. GFR beschreibt, wie viele Milliliter Primärharn pro Minute hergestellt werden, woran man erkennen kann, wie gut die Niere arbeitet beziehungsweise wie krank die Niere ist. Bei Gesunden liegt diese bei über 90 Milliliter pro Minute (ml/min). Quelle: https://flexikon.doccheck.com/de/Glo-merulProzentC3ProzentA4re_Filtrationsrate; besucht am 15.08.2024.

118 Die meisten Adipositas-Kliniken empfehlen diese eiweißreiche sowie stark kalorienreduzierte Diät vor der adipositas-chirurgischen Operation und unterscheiden sich nur in den Details. Ziel dieser 14-tägigen eiweißreichen Diätphase vor der Operation ist ein sicheres Gelingen der Operation. Die Reduktion von Kalorien, Kohlenhydraten und Fetten führt zur Verkleinerung der Leber, zur Reduzierung des Bauchfettgewebes, zum verbesserten chirurgischen Arbeiten und zur verkürzten Operationszeit.

119 Weitere Literatur zum Thema finden Sie am Ende des Kapitels.

120 World Health Organization (2020). »Diagnosis and Management of type 2 diabetes (HEARTS-D)«, Geneva.

121 Vgl. Deutsche Gesellschaft für Allgemein- und Viszeralchirurgie. »S3-Leitlinie: Chirurgie der Adipositas und metabolischer Erkrankungen«, S. 56, https://adi-positas-gesellschaft.de/dag/leitlinien/; besucht am 15.08.2024.

122 Vgl. Deutsche Gesellschaft für Allgemein- und Viszeralchirurgie. »S3-Leitlinie: Chirurgie der Adipositas und metabolischer Erkrankungen«, S. 56, https://adi-positas-gesellschaft.de/dag/leitlinien/; besucht am 15.08.2024.

123 Weitere Literatur zu diesem Thema finden Sie am Ende des Kapitels.

124 Vgl. Bischoff, S. et. al. »ESPEN Guideline, European guideline on obesity care in patients with gastrointestinal and liver diseases. A Joint ESPEN/UEG guideline«. In: Clinical Nutrition, https://www.espen.org/files/ESPEN-Guidelines/European_guideline_on_obesity_care_in_patients_with_gastrointestinal_and_liver_diseases-Joint_ESPEN_UEG_guideline.pdf; besucht am 16.08.2024.

125 Vgl. Deutsche Gesellschaft für Allgemein- und Viszeralchirurgie. »S3-Leitlinie: Chirurgie der Adipositas und metabolischer Erkrankungen«, S. 99, https://adipositas-gesellschaft.de/dag/leitlinien/; besucht am15.08.2024.

126 Sana-Klinikum Remscheid. »Operationsverfahren Revisionseingriffe und Umwandlungsoperationen (Redo)«, https://www.sana.de/remscheid/medizin-pfle-ge/adipositas-und-metabolische-chirurgie/operationsverfahren/revisionsein-griffe-und-umwandlungsoperationen-redo; besucht am 16.08.2024. Obesity Clinic. »Wie wird eine Revision nach einem Magenbypass durchgeführt?«, https://www.drhasanerdem.com/de/revision-nach-magenbypass/; besucht am 16.08.2024.

127 Homepage: https://drcemalkara.com/de/corporate/uber-uns; besucht am 16.08.2024.

128 Bundesinstitut für Arzenimittel und Medizinprodukte (BrArM): https://www.bfarm.de/SharedDocs/Risikoinformationen/Pharmakovigilanz/DE/RI/2024/RI-mysimba.html; besucht am 29.07.2024

129 Vgl. Hey, M. (2024). »Medikamentöse Therapie – Erfahrungen mit der ›Abnehmspritze‹«, Vortrag am 13.03.2024, Hamburg.

»Orlistat«, https://www.gelbe-liste.de/wirkstoffe/Orlistat_500; besucht am 06.12.2024. »Liraglutid«, https://www.gelbe-liste.de/wirkstoffe/Liraglutid_50661; besucht am 06.12.2024. »Mysimba«, https://www.bfarm.de/SharedDocs/Risikoinformationen/Phar-makovigilanz/DE/RI/2024/RI-mysimba.html; besucht am 06.12.2024.

130 Rückruf nach Herzklappenschäden bei Anwendung.

131 Bei GLP-1-Rezeptoragonisten handelt es sich um synthetisch hergestellte Po- lypeptide, die wie das natürliche Peptidhormon GLP-1 an den GLP-1-Rezeptor andocken, aber eine verlängerte Halbwertzeit haben. Sie stimulieren die Sekretion von Insulin und hemmen die Ausschüttung von Glucagon. Quelle: https://flexikon.doccheck.com/de/GLP-1-Rezeptor-Agonist; be- sucht am 16.08.2024.

132 »Ernährungsradar«, https://www.ernaehrungsradar.de/abnehmspritze/for-schungsstand-abnehmspritze; besucht am 08.08.2024.

133 Fachinformation Ozempic®, Novo Nordisk.

134 Fachinformation Wegovy®, Novo Nordisk.

135 Vgl. Lingvay, I. et al. (2022). »Semaglutide for cardiovascular event reduction in people with overweight or obesity«, SELECT study baseline characteristics, 10.1002/oby.23621; besucht am 16.08.2024.

136 Vgl. Garvey, W. et al. (2022). »Two-year effects of semaglutide in adults with overweight or obesity: the STEP 5 trial«, In: nature medicine, https://doi.org/10.1038/s41591-022-02026-; besucht am 16.08.2024.

137 Fachinformation Mounjaro®, Lilly Deutschland GmbH.

138 Das glukoseabhängige insulinotrope Peptid, kurz GIP, ist ein gastrointestinales Peptidhormon. GIP bindet sich an GIP-Rezeptoren auf der Zellmembran von Be- tazellen des Pankreas und fördert so die Freisetzung von Insulin. Da GIP-Rezeptoren auch im ZNS vorkommen, wird weiterhin eine zentrale Wirkung des Peptids auf das Appetit- und Sättigungsgefühl vermutet.

139 Eigene Darstellung nach Getty Images, Montage, Infografik WELT.

140 Vgl. https://www.gokapsel.de/uebergewicht/zepbound; besucht am 08.08.2024.

141 Vgl. Wharton, S. et al. (2023). »Daily Oral GLP-1 Receptor Agonist Orfor- glipron for Adults with Obesity«. In: The New England Journal of Medicine, Vol. 389, No. 10, https://pubmed.ncbi.nlm.nih.gov/37351564/; besucht am 06.09.2024.

142 Vgl. Jastreboff, A. et al. (2023). »Triple-Hormone-Receptor Agonist Retatrutide for Obesity – A Phase 2 Trial«. In: The New England Journal of Medicine, Vol. 389;6, https://pubmed.ncbi.nlm.nih.gov/37366315/; besucht am 06.09.2024.

143 Mehr Informationen zum Thema unter: DGAV. »Zentren für Adipositas- und metabolische Chirurgie«, https://www.dgav.de/zertifizierung/zertifizierte-zentren/adipositas-und-metabolische- chirurgie.html; besucht am 16.08.2024. DGAV, Ordnung. »Das Zertifizierungssystem der DGAV« (2013), https://www.dgav.de/fileadmin/media/texte_pdf/zertifizierung/Zertifizierungsordnung_DGAV_3_2.pdf; besucht am 16.08.2024

144 Bundeszentrum für Ernährung, https://www.bzfe.de/ernaehrungsberatung-vor-ort/; besucht am 16.08.2024.

145 Vgl. Deutsche Gesellschaft für Allgemein- und Viszeralchirurgie, »S3-Leitlinie: Chirurgie der Adipositas und metabolischer Erkrankungen«, S. 119, https://adipositas-gesellschaft.de/dag/leitlinien/; besucht am 15.08.2024).